膀胱癌

保留膀胱治疗学

PANGGUANGAI BAOLIU PANGGUANG ZHILIAOXUE

主审◎叶章群　黄　健　张　旭

主编◎王东文　刘　征　林天歆

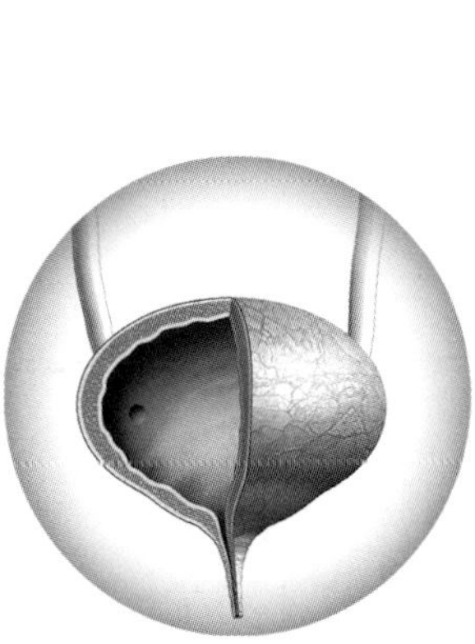

长江出版传媒
湖北科学技术出版社

图书在版编目（CIP）数据

膀胱癌保留膀胱治疗学 / 王东文，刘征，林天歆主编 . —武汉 : 湖北科学技术出版社，2024. 11

ISBN 978-7-5706-2955-8

Ⅰ. ①膀… Ⅱ. ①王… ②刘… ③林… Ⅲ. ①膀胱癌－诊疗 Ⅳ. ① R737. 14

中国版本图书馆 CIP 数据核字（2023）第 209074 号

责任编辑：李　青
责任校对：童桂清　　封面设计：胡　博　张子容

出版发行：湖北科学技术出版社
地　　址：武汉市雄楚大街 268 号（湖北出版文化城 B 座 13—14 层）
电　　话：027-87679468　　邮　　编：430070

印　　刷：武汉旭诚彩印包装有限公司　　邮　　编：430024

787×1092　1/16　13. 25 印张　320 千字
2024 年 11 月第 1 版　2024 年 11 月第 1 次印刷
定　　价：158. 00 元

《膀胱癌保留膀胱治疗学》

编 委 会

名誉主编 叶章群（华中科技大学同济医学院附属同济医院）
黄 健（中山大学孙逸仙纪念医院）
张 旭（中国人民解放军总医院）

主 编 王东文（中国医学科学院肿瘤医院深圳医院）
刘 征（华中科技大学同济医学院附属同济医院）
林天歆（中山大学孙逸仙纪念医院）

副 主 编 田 军（中国医学科学院肿瘤医院深圳医院）
王少刚（华中科技大学同济医学院附属同济医院）
邢金春（厦门大学附属第一医院）
李炯明（昆明医科大学第二附属医院）

编 委（按姓氏笔画排序）
马金亮（中国医学科学院肿瘤医院深圳医院）
瓦斯里江·瓦哈甫（中国医学科学院肿瘤医院）
文 博（深圳市中西医结合医院）
史颖花（中国医学科学院肿瘤医院深圳医院）
刘 毅（中国医学科学院肿瘤医院深圳医院）
刘浩然（香港大学）
李江涛（深圳市中西医结合医院）
李海涛（中国医学科学院肿瘤医院深圳医院）
李 震（华中科技大学同济医学院附属同济医院）
吴 芃（南方医科大学南方医院）
吴晓琳（中国医学科学院肿瘤医院深圳医院）
何 玮（华中科技大学同济医学院附属同济医院）
宋 文（华中科技大学同济医学院附属同济医院）

宋晓东（华中科技大学同济医学院附属同济医院）
张文珏（中国医学科学院肿瘤医院深圳医院）
张　朋（四川大学华西医院）
陈　旭（中山大学孙逸仙纪念医院）
陈俊星（中山大学附属第一医院）
金　璐（华中科技大学同济医学院附属同济医院）
胡志全（华中科技大学同济医学院附属同济医院）
胡恒龙（华中科技大学同济医学院附属同济医院）
姜焕荣（中国医学科学院肿瘤医院深圳医院）
祖雄兵（中南大学湘雅医院）
秦　燕（中国医学科学院肿瘤医院深圳医院）
贾杰东（中国医学科学院肿瘤医院深圳医院）
原小斌（山西医科大学第一医院）
郭文敏（中国医学科学院肿瘤医院深圳医院）
梅红兵（深圳市第二人民医院）
彭衍立（中国医学科学院肿瘤医院深圳医院）
翟廷帅（中国医学科学院肿瘤医院深圳医院）
编写秘书　龙恭伟（中国医学科学院肿瘤医院深圳医院）

主编简介

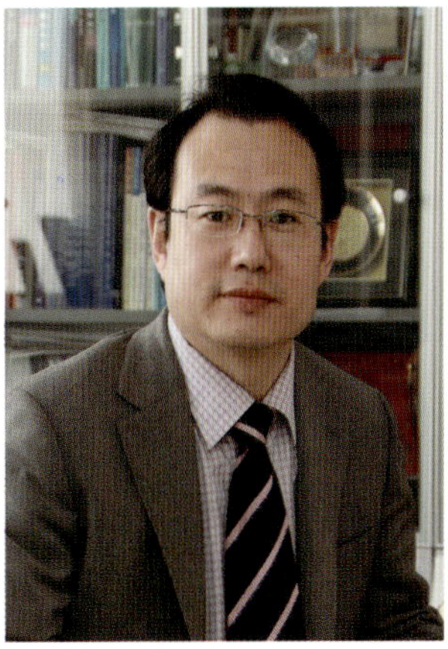

王东文， 王东文，男，山西临猗人，现任中国医学科学院肿瘤医院深圳医院副院长。国家二级教授，博士生导师。新世纪“百千万”人才国家级人选，卫生部有突出贡献中青年专家，享受国务院政府特殊津贴专家，深圳市国家级领军人才。

曾任中华医学会泌尿外科学分会（CUA）全国常委（兼肿瘤学组秘书长）、中国医师协会泌尿外科医师分会全国常委。现任亚洲男科协会（AAA）副主席（兼前列腺健康咨询委员会副主任）、中国医学装备协会泌尿外科分会（CUEA）副主任委员，中国医疗保健国际交流促进会泌尿健康促进分会副主任委员、深圳市抗癌协会泌尿生殖系统肿瘤专委会主委。《中华腔镜泌尿外科杂志（电子版）》副总编，《现代泌尿生殖肿瘤杂志》副主编，《中华泌尿外科杂志》、*Journal of Endourology*、《中华男科学杂志》等杂志编委。

从事泌尿外科临床工作35年余，擅长泌尿系统肿瘤、泌尿系疑难杂症的诊治，完成男性泌尿生殖系统微创手术6000余例，多种经典手术被收入《中国当代医学名家经典手术》和《中国泌尿外科名家腹腔镜手术作品典藏》。连续5年入选“中国名医百强榜”及“中国最具影响力医生排行榜”。

近年来，以第一或通讯作者在国内外核心期刊发表学术论文200余篇。主编《三维重建技术辅助下3D腹腔镜肾脏及肾上腺手术》、《泌尿外科专家说病说保健》等专著多部。参编及参译《吴阶平泌尿外科学》《坎贝尔－沃尔什泌尿外科学》（第11版）等专著及教材20余部。

先后以第一完成人荣获教育部等十余项科技进步奖，以第一承担人获得包括国家自然科学基金、卫生部科研基金项目、国家科技支撑计划专项等国家及省部级基金资助28项。曾荣获尿控学杰出贡献奖、2014年度吴阶平医学奖、2014年度中华医学会泌尿外科学分会（CUA）“大禹奖”、中国首届“白求恩式好医生”提名奖等多项荣誉。

近年来主要聚焦于泌尿系肿瘤防治领域，担任国家癌症中心膀胱癌质控专委会副主委，牵头成立深圳市膀胱癌保膀胱规范化诊疗联盟，获批深圳市恶性肿瘤临床医学研究中心“揭榜挂帅”膀胱癌项目。

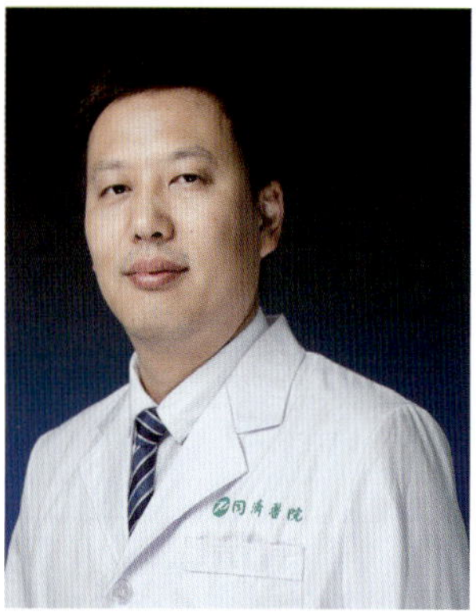

刘征， 男，湖北武汉人，现任华中科技大学同济医学院附属同济医院泌尿外科主任医师，硕士研究生导师。2007年毕业于华中科技大学同济医学院，获得博士学位，师从叶章群教授，2007年在德国国立肿瘤研究中心做访问学者。

现任中华医学会泌尿外科分会工程学组委员、中国自动化学会机器人专业委员会委员、中国医疗保健国际交流促进会泌尿男性生殖医学分会常务委员，中华医学会中国泌尿外科和男科疾病诊断治疗指南膀胱癌指南编委，现代泌尿生殖肿瘤杂志编委，临床泌尿外科杂志通讯编委，临床外科杂志编委。

从事泌尿外科临床工作20年，擅长泌尿系肿瘤的诊治，包括腹腔镜和机器人手术，特别是膀胱癌的精准化诊疗，比较系统的研究膀胱癌腔内手术治疗，较早提出了基于影像分型的膀胱癌个体化整块切除方式，改进和推广以整块切除为主的膀胱癌保膀胱手术，并多次在全国泌尿外科年会上进行现场手术演示，在国内也较早开展机器人辅助全腔镜下原位膀胱手术，在中部地区较早开展和推广膀胱癌的免疫治疗，也获得人民日报第三届人民好医师称号。

主持湖北省自然科学基金项目2项、华中科技大学自主创新研究基金重点项目等科研项目。近年来，以通讯作者或第一作者发表SCI论著20余篇，在*Chemical Engineering Journal*，*International Journal of Surgery*，*NPJ Precision Oncology*，《中华泌尿外科杂志》等杂志发表关于膀胱癌精准诊疗的论文。也作为编委参加人民卫生出版社《膀胱癌精准诊断与治疗》，《尿路改道学》等书籍的编写。

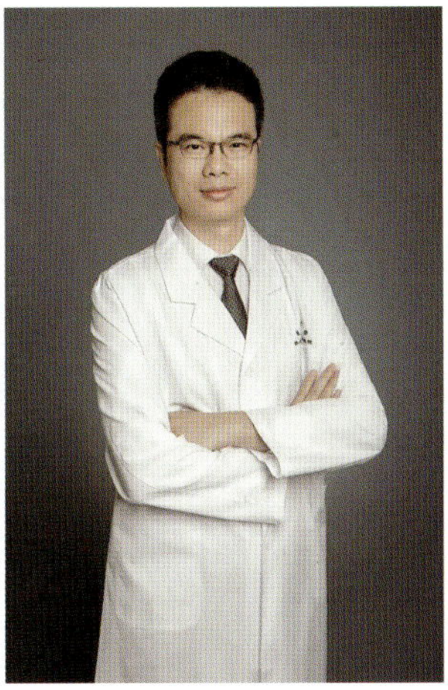

林天歆，男，广东汕头人，现任中山大学校长助理、中山大学附属第五医院院长、中山大学医学部副主任。二级教授、一级主任医师、博士生导师。国家杰出青年科学基金获得者、国家重点研发计划（合成生物学）首席科学家、国家卫健委突出贡献中青年专家、中组部“万人计划”科技创新领军人才、科技部中青年科技创新领军人才。

现任中华医学会泌尿外科学分会（CUA）常委兼秘书长、中国医师协会泌尿外科医师分会（CUDA）副会长、中国医师协会机器人分会常委、广东省医学会泌尿外科学分会主任委员兼肿瘤学组组长、中国医院协会大学附属医院分会副主任委员。

从事泌尿外科临床和科研工作25年余，擅长泌尿系统肿瘤，尤其是膀胱癌的微创和精准诊疗。以“膀胱癌微创、精准、智能诊疗体系”为研究主线取得系列创新性成果。林天歆团队与国际同步、在国内首先开展腹腔镜根治性膀胱切除—原位回肠新膀胱术，制定手术步骤并证实微创手术的可行性和疗效，现已成为我国膀胱癌治疗主流术式。多年来，在肿瘤精准智能诊断、膀胱癌淋巴转移、免疫治疗抵抗机制领域开展了系列研究并取得突破。

近年来，以通讯或第一作者发表SCI论著100余篇，代表性论著发表在*Cell*、*Science*、*Cancer Cell*、*Nature Cancer*、*Lancet Oncology*、*Nature Biomedical Engineering*、*European Urology*、*Journal of Clinical Investigation*等国际顶级期刊上。主编《肿瘤科普百科丛书——膀胱癌》（人民卫生出版社）、《基层全科医师手册》（科学出版社）等专著。先后以第一完成人荣获国家科技进步二等奖、广东省科技进步一等奖、广东医学科技一等奖等。主持国家重点研发计划、国家杰出青年科学基金、国自然联合基金重点项目、国自然重点专项等多项基金。获得授权专利6项。曾荣获全国创新争先奖、广东省丁颖科技奖、广东省五一劳动奖章、吴阶平泌尿外科医学奖等多项荣誉。

序　一

随着社会经济发展，我国疾病谱发生了重大变化，肿瘤性疾病的疾病负担在不断加重，对人民群众的生命健康构成了严重威胁。膀胱癌是常见的恶性肿瘤之一，随着科技进步，我们对膀胱癌的认识日益深入，治疗方法也日新月异，尤其是近年来，保留膀胱治疗理念兴起，成为膀胱癌诊疗的重要组成部分。但具体至临床实践，如何选择合适的诊疗技术和应用人群，为膀胱癌患者带来更好的整体获益，仍是我们面临的挑战。将膀胱癌保留膀胱治疗的研究热点与前沿问题进行系统性地归纳总结，对膀胱癌的科学研究和临床诊疗具有重要意义。

主编王东文教授、刘征教授及林天歆教授长期以来致力于泌尿生殖肿瘤的相关研究，牵头国内多家单位编写了这本《膀胱癌保留膀胱治疗学》。本书系统性总结了膀胱癌保膀胱治疗的发展与现状，对目前国内外最前沿、先进的治疗理念和治疗策略进行深入剖析和解读，有助于读者迅速全面了解该领域的诊疗现状，更好地理解疾病的临床特点、诊断治疗方案选择及预后评估。此外，书中还介绍了国内外各中心的特色保膀胱治疗模式，有助于读者了解保膀胱治疗领域的最新发展动态，从而更好地应用于临床实践。

本书的出版对于推动膀胱癌保膀胱治疗技术的广泛应用和前沿研究具有重要意义。相信本书的面世，将使临床一线医生获得一部有价值的参考书，为临床实践中的疑难病诊治提供思路。

中国科学院院士
国家癌症中心主任
中国医学科学院肿瘤医院院长
中国医学科学院肿瘤医院深圳医院党委书记

序　二

膀胱癌是我国最常见的泌尿系恶性肿瘤之一，其远期预后差、患者生活治疗低、经济负担重。传统治疗方式上，外科手术、内科化疗、放射治疗均对部分患者有效，但整体治疗效果仍不够令人满意。近年来，治疗手段日趋先进，治疗效果大大改善，保留膀胱治疗效果更加明确，已经成为了临床可选方案之一。同时，保膀胱治疗从以往单一科室主导的治疗逐渐过渡至多学科合作，对治疗团队提出了更高的要求。基于不同学科背景，将膀胱癌保留膀胱治疗的理念和方法进行系统性地归纳总结，使不同临床科室达成共识，合理选择诊疗技术及规划疾病管理过程，对膀胱癌保膀胱规范诊疗具有重要意义。

有鉴于此，主编王东文教授、刘征教授及林天歆教授作为泌尿生殖肿瘤领域的资深研究者，牵头国内多家单位、多个学科专家编写了这本《膀胱癌保留膀胱治疗学》。本书系统性总结了目前国内外最先进的膀胱癌保膀胱治疗方案，由不同学科专家进行阐述和解读，有助于读者客观全面了解该领域的诊疗现状，更好地理解不同治疗方式的优势和不足。结合国内外各中心的特色保膀胱治疗模式，能为临床实践提供参考，有助于本领域团队精准化、个性化制订保膀胱治疗策略。

本书的出版可以为从事膀胱癌治疗和研究的泌尿外科医师、肿瘤内科医师、放射治疗医师、专科护理人员等提供宝贵参考，对于推动膀胱癌保膀胱治疗的多学科合作和规范诊疗具有重要意义。

中华医学会放射肿瘤治疗学分会前任主任委员

中国医学科学院肿瘤医院深圳医院院长

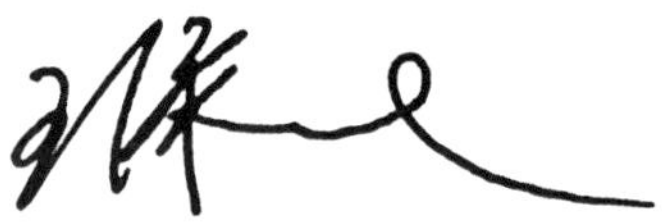

前　言

膀胱癌是泌尿系统最常见的恶性肿瘤之一，造成了沉重的疾病社会负担和经济负担。尤其是中晚期膀胱癌，其传统治疗手段并发症多、患者生活质量差，治疗效果难以令人满意。近年来膀胱癌保留膀胱治疗技术逐渐得到了发展，但各中心经验异质性大，尚无相对统一的标准和方案。本书正是为弥补这一领域空白进行编撰，展示和总结了当前世界范围内的保膀胱治疗先进手段，系统全面地阐述了保膀胱治疗的新理念和新策略。

基于现代医学科学技术和手段的发展，膀胱癌的诊疗水平有了长足的进步。近年来，随着免疫治疗等新兴系统治疗的普及和传统外科、放疗技术的进步，膀胱癌的治疗新技术、新疗法也蓬勃发展，为保膀胱治疗提供了更加丰富的选择。一方面，保留膀胱治疗已经积累了相当丰富的经验，逐渐成为临床常用的诊疗策略之一。对于部分满足客观可行条件的患者，在基于充分的患者意愿的基础上，保膀胱治疗可以更好地提高生活质量，满足患者要求，得到了更多患者和医师的青睐。另一方面，保膀胱治疗也展现了膀胱癌诊疗技术由以外科治疗为主，向综合治疗的转变，体现了疾病管理由外科管理转向慢性病管理模式的发展，对泌尿肿瘤专科医师提出了更高的要求。

本书大致分为 3 个部分。第一部分系统性概述了保膀胱治疗的理念、历史和发展，厘清了保膀胱治疗在膀胱癌治疗管理中的重要地位。第二部分从疾病管理的角度出发，综述了保膀胱治疗各个阶段可选的治疗技术及其发展，同时也介绍了治疗过程中护理配合、多学科团队协作对保膀胱治疗的重要性。第三部分则从不同医学中心的临床实践出发，介绍了国内外众多具有特色的保膀胱治疗手段，为从事本领域诊治和研究的同仁打开思路，为复杂病例的诊治提供参考。

本书的撰写得到了众多许多专家、同行的无私帮助。本书的成书有赖于参与和指导编写的各位专家的无私分享，在此，我们对他们表示最诚挚的感谢！尤为荣幸的是，国家癌症中心主任赫捷院士、中国医学科学院肿瘤医院深圳医院院长王绿化教授为本书的编写提供了很多宝贵建议并欣然作序。由于我们学识有限，编撰过程中难免疏漏，祈盼广大读者和同行不吝赐教指正。

编者

2024 年 11 月

目　录

第一章　概　　述

第一节　膀胱癌保留膀胱治疗的概念与意义

膀胱癌是泌尿系统最常见的恶性肿瘤之一，居我国男性泌尿系统肿瘤发病率的第 1 位。在西方国家其发病率仅次于前列腺癌，居第 2 位。流行病学的调查结果显示，膀胱癌的发病率近年来有增加的趋势。2015－2019 年膀胱癌发病率从每年 0.6%增加到每年 1.8%。世界卫生组织（World Health Organization，WHO）的统计显示，2020 年全球新增膀胱癌病例 57.3 万人，因膀胱癌死亡 21.3 万人，发病率在全世界恶性肿瘤发病率中排第 10 位。中国国家癌症中心 2022 年 2 月发布的全国癌症统计数据显示，膀胱癌发病率居全身恶性肿瘤第 7 位，在男性肿瘤中位居第 6 位。膀胱癌是危害人类健康的重要问题之一，是一个重大的、全球性的健康问题。

膀胱癌患者中，绝大部分为尿路上皮癌，约占 90%。根据肿瘤浸润程度，临床上又将膀胱癌分为肌层浸润性膀胱癌（muscle invasive bladder cancer，MIBC）和非肌层浸润性膀胱癌（non-muscle invasive bladder cancer，NMIBC）。如果膀胱癌没有侵犯肌层，在膀胱镜下将肿瘤切除并辅助膀胱灌注治疗，即可获得良好效果。然而在初诊的膀胱癌患者中，25%～30%的已经侵犯肌层，可能需要将膀胱全部切除。目前，根治性膀胱切除（radical cystectomy，RC）依然是 MIBC 患者的标准治疗手段，需要将患者的整个膀胱和周围组织切除，并用其他方式重建尿路。对于高危 NMIBC 患者，经尿道膀胱肿瘤电切术（transurethral resection of bladder tumor，TURBT）联合卡介苗（bacillus calmctte-guerin，BCG）灌注治疗后，若失败，也建议选择 RC。

RC 虽然是 MIBC 患者的标准治疗手段，可以有效地切除肿瘤，使得患者的 5 年肿瘤特异性生存率达到 62%，但是存在以下几个主要问题。

（1）膀胱是一个负责储存并排空尿液的器官，其他的人体组织器官都无法替代其功能。

（2）膀胱切除后，无论采用何种改道方式都会在一定程度上对患者的排尿习惯、性功能及身心健康造成损害，严重影响患者术后的生活质量，如造口护理、定时排尿等，而且人格尊严也将受到影响。通常只有失去排尿能力的时候，才会怀念能够正常排尿的日子，大部分患者难以接受膀胱切除。

(3) 根治性膀胱切除术（RC）是泌尿外科最复杂的手术之一：手术步骤多、时间久、风险大，对术者技术要求高，术后恢复时间长，围术期并发症发生率可以达到58%～67%，死亡率为1.5%～4.2%，术后90天的死亡率达到2.3%～8.0%。

(4) 无论采用何种技术手段，绝大多数患者术后可能都避免不了尿失禁、性功能障碍、感染等并发症的发生，还有可能出现肾功能损害、结石形成以及尿液梗阻等并发症，给患者带来很大的创伤，同时使生活质量下降。

(5) 部分合并自身基础疾病的患者或老年患者，无法耐受或不适合该手术方式。

基于以上，寻找根治性膀胱切除术以外能够在治愈的同时保留膀胱的治疗方案显得极为重要。

随着“肿瘤是一种全身性疾病”的观点被越来越多的研究证实，“减少手术创伤和整体综合治疗”的理念被越来越多的人接受。综合治疗，如手术联合放化疗、免疫治疗、靶向治疗等在膀胱癌治疗中的应用日益增多。基于以上，对于身体无法耐受或不愿意接受根治性膀胱切除术的膀胱癌患者，保留膀胱的综合治疗就显得极为重要。它既能减轻患者及家属的痛苦，又能在保留膀胱的同时达到和RC相同的肿瘤治疗效果。

保留膀胱的综合治疗是指任何一种尝试保留MIBC患者的膀胱或BCG灌注治疗失败、无应答的高危NMIBC患者的膀胱，使其免于膀胱全切的治疗方法。这种方法是在尽量保留患者正常膀胱功能的前提下，通过手术、放疗、化疗等多种方式联合治疗肿瘤，达到控制疾病和提高生活质量的目的。由于单一的治疗手段难以理想地保留膀胱，因此保留膀胱的治疗方法有多种，其中，三联疗法（trimodality treatment，TMT）是现阶段循证医学证据最充分的保留膀胱治疗方案，即最大限度经尿道膀胱肿瘤切除联合系统化疗和局部放疗。

TURBT最大化是TMT治疗的关键，手术的首要目的是在保证安全的前提下，尽可能彻底切除肿瘤组织，再评估患者是否适合保留膀胱。手术切除的深度建议达到膀胱周围脂肪层。为了确保肿瘤彻底切除，必要时可进行二次TURBT。标准的放疗方案为外照射放疗（external beam radiation therapy，EBRT)，起始剂量为膀胱与盆腔淋巴结40 Gy，后续膀胱单独增量至46～54 Gy，最后肿瘤瘤床增量至64～65 Gy。单独的EBRT可使70% MIBC患者达到完全缓解（complete response，CR)，但是超过50%的患者会发生转移，

5 年生存率仅为 20%～30%，因此，放疗需要联合其他方式进行系统治疗。化疗能够杀死可能存在的微小转移灶或预防复发。放疗增敏可以增强局部控制和减少远处转移。医生通常会根据患者的情况，选择合适的化疗药物。免疫治疗时代，PD-1/PD-L1 抗体成为保留膀胱策略的重要组成部分。随着手术器械及能量设备的不断更新，激光类手术及光动力技术也为保留膀胱治疗提供了一把利器。

保留膀胱的综合治疗不仅可以避免患者膀胱切除的痛苦，极大地提高患者的生活质量，同时也能够取得良好的社会效益。

（1）保留膀胱的综合治疗可以使 75%的患者维持正常的膀胱功能，大多数男性患者可以保留性功能，约 89%的女性患者可以维持良好的控尿功能。对于符合优势患者标准的 MIBC 患者，保留膀胱治疗可明显提高生活质量，获得与 RC 相似的远期预后。对于 BCG 灌注治疗失败或无应答的患者，保留膀胱治疗也已显示一定前景。

（2）保留膀胱的综合治疗相比根治性膀胱切除术，在精神、心理、社会功能等方面有一定优势。

（3）节省医疗成本和资源。保留膀胱的综合治疗比根治性膀胱切除术具有成本-效果比优势，而且可以避免根治性膀胱切除术带来的长期尿路重建、维护的费用和负担。

虽然，保留膀胱的综合治疗可以带来多方面益处，但是该方案的选择指征必须严格控制。保留膀胱治疗对患者有较高要求，患者必须具有良好的依从性，具备良好的合作意识和耐受力，以完成复杂的治疗和定期的随访检查，患者必须有终身膀胱镜随访以及浸润性复发时接受膀胱切除的心理准备。

此外，保留膀胱治疗对医疗咨询有更高的要求。成功的膀胱保留策略需要有成熟的多学科团队（multidisciplinary team，MDT）并得到经验支持。治疗中需要医生根据患者的情况，选择合适的新辅助治疗方案和剂量，以避免过度治疗或欠治疗；治疗中需要医生具备高超的手术技术和放疗技术，以确保肿瘤的彻底切除和放疗的精确照射；随访中需要医生密切监测疗效和副作用，及时调整治疗方案或转换为根治性膀胱切除术。而且患者必然要承担出现疾病进展和疾病转移的风险，相应的经济负担也会加重，所以患者要充分知情，综合利弊，自行做出选择。

第二节 膀胱癌保留膀胱治疗的指征与适应证

膀胱癌保留膀胱治疗是膀胱癌综合治疗策略的一个重要组成部分。不同于根治性膀胱切除术，这种治疗方式的主要目标是在清除肿瘤的同时，尽量保留膀胱的结构和功能。然而，保留膀胱治疗并不适用于所有膀胱癌患者。以下是主要的保留膀胱治疗指征。

一、膀胱癌保留膀胱治疗的评估基础

1. 精准诊断

早期诊断不仅限于初次发现的膀胱癌。对于已经接受初步治疗但复发的患者，如果复发肿瘤仍然是非浸润性、处于早期以及部分侵及膀胱肌层的 T2 期肿瘤，保留膀胱治疗同样可行。

2. 肿瘤特性

除了肿瘤的大小、形态等基础特性外，病理学特点如肿瘤分级和是否为原位癌（carcinoma in situ，CIS）也是影响决策的重要信息。较低分级的肿瘤可能更适合保留膀胱治疗。

3. 年龄和健康状况

年龄和健康状况不仅影响手术风险，还可能影响患者接受其他辅助治疗（如化疗或免疫治疗）的能力。全面的健康评估是制订治疗方案的关键。

4. 患者意愿

患者的心理状况，包括对治疗过程的恐惧、对生活质量的重视程度以及对可能的手术后遗症的接受度，都应纳入考虑范围。

5. 综合评估和多学科讨论

在制订治疗方案过程中，需要多学科团队（包括泌尿科医生、肿瘤科医生、病理科医生和放射科医生等）综合评估和讨论。这样可以确保从多个角度全面评估患者的病情，制订出最符合患者需求和病情的个性化治疗方案。

6. 随访和监控

即使成功进行保留膀胱治疗，仍需要定期随访和监控，包括尿液检查、影像学检查和内窥镜检查等，以早期发现可能的复发或进展。

通过以上多个维度的综合评估，医生和患者可以更加明确是否应进行保留膀胱治疗，以及如何更精准地执行这一治疗策略。在这个过程中，患者的知情同意和主动参与是非常关键的，以确保治疗方案真正符合他们的需求和预期。

二、膀胱癌保留膀胱治疗的适应证

各种膀胱癌保留膀胱治疗方式具有不同的适应证，应根据疾病的严重程度、患者的总体健康状况以及其他相关因素来选择治疗方式。

（1）TURBT：主要适用于 Ta、T1 期膀胱癌患者，也就是肿瘤局限在膀胱黏膜和黏膜下层。对于深度侵犯膀胱肌层或更深组织的肿瘤，无法完全切除。

（2）化疗：通常用于 T2～T4 期膀胱癌患者，即浸润性或更高阶段的病例。不适用于心、肝、肾功能严重不全的患者。

（3）免疫治疗：通常适用于 NMIBC 患者，尤其是那些经过 TURBT 后面临高风险复发或进展的病例。不适用于免疫功能低下或有严重活动性感染的患者。

（4）放疗：用于无法手术治疗或拒绝手术的局部晚期膀胱癌（T3、T4 期）患者。不适用于有严重放射性皮炎或其他放疗禁忌证的患者。

1. MIBC 患者保留膀胱治疗决策的影响要素

需要综合考虑两方面因素，即患者因素及肿瘤因素。

（1）保留膀胱治疗优势患者。

患者因素：①良好的依从性，可接受长期的密切随访；②膀胱功能和容量良好。

肿瘤因素：①T2 期，无区域淋巴结转移，无远处转移；②TURBT 彻底；③无肿瘤原因导致的肾积水；④无原位癌；⑤无弥漫性生长的肿瘤。

（2）保留膀胱治疗非优势患者。

患者因素：①依从性不佳；②膀胱功能不佳。

肿瘤因素：①T3～T4 期，区域淋巴结转移；②TURBT 无法彻底切除；③肿瘤原因导致的肾积水；④原位癌；⑤肿瘤弥漫性生长；⑥盆腔放疗史。

优势患者和非优势患者为相对而言，需要根据患者实际情况综合决策。研究表明，非优势患者若采取保留膀胱治疗，疗效无法达到最佳，RC 仍为首选方案。

2. MIBC 患者保留膀胱治疗方案

（1）TMT 方案是一种包含最大化 TURBT、系统化疗以及局部放疗在内的综合治疗方案，它是目前循证医学证据最充分的保膀胱治疗方法。适用于

MIBC 的患者，特别是那些 T2～T4 阶段的患者。适用于那些经过全面评估，被认为是保留膀胱的理想候选人。如果患者有严重的心、肝、肾功能不全，或者疾病已经有远处转移，该方案则不适用。

（2）TURBT 联合化疗的保留膀胱方案是一种结合了 TURBT 和化疗（通常是静脉或动脉灌注）的治疗方案。适用于未经选择的 MIBC 患者，尤其是 T2 期患者。不适用于有严重的心脏或肾脏问题，或者肿瘤具有高度侵袭性的患者。

（3）基于新辅助治疗的保留膀胱方案是一种包括新辅助化疗和 TURBT 的综合治疗方案。适用于那些经过新辅助化疗后疾病阶段可达到 pT0 的 MIBC 患者。如果患者对化疗药物有明显不良反应，或者有其他严重健康问题，该方案则不适用。

这些方案都需要个体化的评估和治疗，因此，在任何治疗决策做出之前，都需要详细的诊断和 MDT 团队的综合评估。

每一种治疗方案都有其适应证和不适应证，具体的治疗选择应该由患者的主治医生根据患者的整体状况和疾病阶段来定。

第三节　膀胱癌保留膀胱治疗的循证医学证据

循证医学是一种基于最新科学证据的医疗决策方法。它强调使用最优的临床研究结果来指导医疗实践，以确保患者获得最佳的治疗结果。在膀胱治疗中，循证医学数据有助于确定哪种治疗方法更有效，哪种方法的风险更低。

一、疗效

从总体或长期的疗效来看，保留膀胱治疗的效果或许并不劣于根治性膀胱切除术。

2015 年来自意大利学者的一项大型荟萃分析，回顾和比较了总计超过 13 000 例膀胱癌患者的 5 年总体生存率。比较对象分别为接受经典的 RC 手术的患者和接受保膀胱 TMT 的患者。RC 分组纳入了 10265 名患者，TMT 分组纳入了 3131 名患者。经过随机效应模型的整合分析，发现 TMT 组的中位 5 年总体生存率为 57%，相比之下，仅接受 RC 的整组患者的生存率为 52%。接受保膀胱三联治疗的患者相对于仅接受根治性切除（HR＝1.22，95% CI：

1.12～1.32）和根治性切除联合化疗的患者（HR＝1.22，95% CI：1.09～1.36）其死亡风险明显降低。

2021 年来自法国学者的一项回顾性研究，汇报了接受保留膀胱 TMT 治疗患者的长期疗效观察。该研究纳入 1988 年至 2013 年间，适合根治性膀胱切除实际接受保膀胱治疗的 313 名 MIBC 患者，其中 83%患者临床分期为 T2，17%为 T3。中位随访时间为 59 个月，平均年龄为 67 岁。经 TURBT 后同步放化疗后，组织学应答率为 83%。约五年观察期，患者总体生存率为 69%，无病生存率为 61%，保留膀胱的完整生存率为 69%。经 TURBT 后同步放化疗后达完全缓解的患者治疗结局明显更好。严重的肾毒性和消化道副损伤是可控的，当然，研究结论亦支持对持续进展肿瘤患者进行挽救性全膀胱切除术。

二、生活质量

从生活质量来看，保留膀胱治疗存在一定优势。有研究表明，肌层浸润性膀胱癌患者在保守治疗过程中，由于接受放射治疗和/或化学治疗，可能会出现消化道反应、放射性直肠炎、放射性膀胱炎等毒副作用，对生活质量产生一定影响。但绝大多数患者在治疗结束后的 6 个月左右，能够恢复到治疗前的水平，相比 TMT 而言，根治性膀胱切除术后患者的精神、心理、社会功能出现了进行性下降。

三、卫生经济学效益

从成本-效果分析来看，保留膀胱 TMT 相比 RC 更有优势。一项研究使用 Markov 模型，模拟临床分期为 T2～T4aN0M0 期的 MIBC 患者应用 TMT 对比 RC 或 RC 联合新辅助化疗后的结局。尽管该模型显示两者具有相同的生存时间，但 TMT 治疗患者的质量调整寿命年（quality-adjusted life years，QALYs）比 RC 增加了 0.59 年（QALYs 分别为 7.83 年和 7.42 年）。虽然 TMT 相比 RC 在生活质量、成本-效果比方面有一定优势，但在临床实践中面临诸多挑战和争议，尚缺乏 TMT 与 RC 头对头比较的大样本随机对照研究的证据。

然而，需要注意的是，循证医学数据虽然是指导治疗决策的有力工具，但它们也不提供完美结论。每位患者都是独特的，治疗决策应该综合考虑患者的个体情况、偏好和临床经验。此外，循证医学数据在不断演变，因此我们需要持续更新自己的知识，以确保为患者提供最新的治疗选择。

参考文献

[1] Arcangeli G, Arcangeli S, Strigari L. A systematic review and meta-analysis of clinical trials of bladder-sparing trimodality treatment for muscle-invasive bladder cancer (MIBC) [J]. Crit Rev Oncol Hematol, 2015, 94 (1): 105-115. DOI: 10.1016/j.critrevonc.2014.11.007.

[2] Babjuk M, Böhle A, Burger M, et al. EAU Guidelines on Non-Muscle-invasive Urothelial Carcinoma of the Bladder: Update 2016 [J]. Eur Urol, 2017, 71 (3): 447-461. DOI: 10.1016/j.eururo.2016.05.041.

[3] Babjuk M, Burger M, Capoun O, et al. European Association of Urology Guidelines on Non-muscle-invasive Bladder Cancer (Ta, T1, and Carcinoma in Situ) [J]. Eur Urol, 2022, 81 (1): 75-94. DOI: 10.1016/j.eururo.2021.08.010.

[4] Griffiths G, Hall R, Sylvester R, et al. International phase Ⅲ trial assessing neoadjuvant cisplatin, methotrexate, and vinblastine chemotherapy for muscle-invasive bladder cancer: long-term results of the BA06 30894 trial [J]. J Clin Oncol, 2011, 29 (16): 2171-2177. DOI: 10.1200/jco.2010.32.3139.

[5] Necchi A, Anichini A, Raggi D, et al. Pembrolizumab as Neoadjuvant Therapy Before Radical Cystectomy in Patients With Muscle-Invasive Urothelial Bladder Carcinoma (PURE-01): An Open-Label, Single-Arm, Phase Ⅱ Study [J]. J Clin Oncol, 2018, 36 (34): 3353-3360. DOI: 10.1200/jco.18.01148.

[6] Royce T J, Feldman A S, Mossanen M, et al. Comparative Effectiveness of Bladder-preserving Tri-modality Therapy Versus Radical Cystectomy for Muscle-invasive Bladder Cancer [J]. Clin Genitourin Cancer, 2019, 17 (1): 23-31.e23. DOI: 10.1016/j.clgc.2018.09.023.

[7] Royce T J, Liu Y, Milowsky M I, et al. Trimodality Therapy With or Without Neoadjuvant Chemotherapy for Muscle-Invasive Bladder Cancer [J]. Clin Genitourin Cancer, 2021, 19 (4): 362-368. DOI: 10.1016/j.clgc.2021.03.007.

[8] 中国肿瘤医院泌尿肿瘤协作组. 中国膀胱癌保膀胱治疗多学科诊治协作共识 [J]. 中华肿瘤杂志, 2022, 44 (3): 10. DOI: 10.3760/cma.j.cn112152-20220113-00035.

[9] 中华医学会泌尿外科学分会, 中国膀胱癌联盟. 肌层浸润性膀胱癌保留膀胱综合治疗专家共识 [J]. 中华泌尿外科杂志, 2022, 43 (06): 401-406. DOI: 10.3760/cma.j.cn112330-20220629-00394.

(吴晓琳　贾杰东　郭文敏　王东文)

第二章　膀胱癌保留膀胱治疗的起源、历史及现状

第一节　膀胱癌保留膀胱手术治疗

一、开放手术

膀胱癌保留膀胱的开放手术指的是膀胱部分切除或者节段性切除。这种方式从 19 世纪就开始了，到 20 世纪初才开始盛行，当时还未广泛开展经尿道膀胱镜下切除术（TURBT），相较于全膀胱根治术，风险较低，手术医师会更愿意开展此手术。但 20 世纪 80 年代双极电切术成熟后，TURBT 术成为非肌层浸润性膀胱癌和部分肌层浸润性膀胱癌手术的主要手术方式，同时大家认为，尿路上皮癌有很高的复发率，很多患者需要多次手术，该术式就开展较少了。但是，因为膀胱部分切除术不光可以得到完整肿瘤和完整肌层，还可以行盆腔淋巴结清扫，能做更好地进行病理分期，还能保留膀胱和性功能，随着最近几年治疗膀胱癌药物和方法的进展，这种膀胱部分切除的手术方式又值得关注。

1. 适应证和禁忌证

膀胱功能正常且膀胱容量良好，首次肿瘤复发但为单发肿瘤，手术可切除肿瘤边缘 2 cm 正常膀胱壁还可以保留大部分膀胱，最佳部位为顶壁和前壁的肿瘤。还有患者本身情况不适合做全膀胱切除和经尿道电切者，大于 6 cm 的肿瘤、有严重尿道狭窄无法经尿道操作、无法行截石位者和膀胱憩室内肿瘤患者。笔者认为，输尿管膀胱壁内段肿瘤及其他病理类型的膀胱肿瘤比如脐尿管腺癌、膀胱内的副神经节瘤和骨肉瘤等，也是开放膀胱部分切的适应证。

膀胱部分切除的绝对禁忌证为膀胱多发肿瘤特别是有原位癌的病理类型。相对禁忌证为高级别浸润性、位于膀胱三角区、位于膀胱颈部及很难从膀胱外定位的肿瘤。

2. 术前准备

术前充分评估肿瘤情况，了解肿瘤具体部位，以期能做；术中在膀胱外，能有肿瘤位置准确定位，这是最关键的准备。为此，需要完善影像检查结合膀

胱镜检和体格检查。影像学检查首选多参数磁共振，可了解肿瘤大小位置有无肌层浸润和基底形状，CT 增强是备选，也可以通过 CT 增强数据做虚拟膀胱镜完成术前模拟手术。膀胱镜和多点活检是必需的，可以排除多发肿瘤和原位癌。体格检查包括双合诊，了解肿瘤活动度。

术前可以行膀胱化疗药物灌注，或行新辅助治疗。

纠正贫血，备血，准备术中化疗药物冲洗。

3. 手术流程

男性患者平卧位，女性患者截石位，消毒铺巾后上气囊导尿管，这样术中可以更方便更换尿管。

从脐下到耻骨联合做纵行切口，切开皮肤、皮下浅筋膜，打开腹直肌前鞘，剪开弓状鞘，进入腹膜外间隙。

于脐侧找到脐尿管和脐侧韧带，抓住该结构向下分离至膀胱，尽量将腹膜和膀胱间游离，必要时切除和肿瘤区域粘连的腹膜，游离的目的是部分切后剩下的膀胱能无张力缝合，可以先将化疗药物灌注入膀胱充起膀胱有利分离。

当游离足够多膀胱壁后，定位肿瘤位置，在离肿瘤相对位置 2 cm 处切开膀胱全层，需要做好防止尿液渗出污染的保护，建议在逐层切开膀胱肌层保留最后一层即黏膜层前，打开尿管将膀胱内液体排空再打开膀胱黏膜。在打开膀胱后，用组织钳夹住膀胱全层提起观察膀胱内肿瘤情况，沿肿瘤周边环形切除肿瘤和周边一圈正常组织。这个过程体现开放手术优势，比较腹腔镜气腹下切开膀胱，人们对充气和放气可能将肿瘤细胞带入气体溶胶中再扩散出去更担心，开放手术能更好地控制和预防肿瘤的扩散。术中要避免挤压和夹持肿瘤本身，避免夹碎肿瘤或者通过挤压造成肿瘤扩散。并且建议在肿瘤切除后，再取切口周边组织送冰冻活检。

如果冰冻活检是阴性，则关闭膀胱切口，建议用可吸收线双层缝合，第一层连续缝合黏膜，第二层间断缝合肌层。注意放置引流管于膀胱缝合处。再逐层关闭切口，不做膀胱造瘘。

对于三角区的单发膀胱肿瘤，需要做开放膀胱手术的病例，可以按以下流程进行：经腹膜外间隙显露膀胱后，不要过多游离膀胱，即打开膀胱顶壁，用纱布保护切口，充分暴露膀胱内，找到肿瘤，用 10 ml 注射器将吉西他滨溶液送达肿瘤基底部黏膜下层，这样可以抬高肿瘤蒂部和周围黏膜，再用电刀将肿瘤连同其黏膜下层从膀胱肌层表面游离，或者担心是肿瘤侵犯肌层将肿瘤连同下方黏膜层和浅肌层一起游离，将肿瘤切除后，用可吸收线间断缝合创缘。再将蒸馏水 200 ml 倒入膀胱内浸泡 5～10 min，多冲洗几次，关闭膀胱切口。

4. 术后处理和并发症

该手术大部分是腹膜外进行，故术后早下床，早恢复肠道通气后进食。保留尿管1～2周，到确定膀胱切口愈合拔除尿管。

术后围术期首先碰到的并发症为出血，可以持续生理盐水冲洗膀胱；最常见的并发症是尿瘘，因为连续缝合影响血供或者感染等因素造成膀胱切口愈合慢，再因为过早拔除引流管或者尿管，造成膀胱切口裂开，可以延长尿管留置时间，如果是腹膜面尿瘘应该早行二次修补手术。笔者遇过用倒刺线连续缝合膀胱切口，因为倒刺线断裂造成膀胱切口裂开的病例，早判断早修补。再就是膀胱容量变小造成尿液储存困难引起相应症状。还是建议术前准备评估选择合适病例避免膀胱切除过多。还有伤口感染、切口疝、肿瘤种植等并发症。晚期并发症是肿瘤复发和肿瘤扩散。有报告行开放膀胱部分切除的病例有38%的复发率。

5. 展望

从1980年左右因为经尿道膀胱镜下电切术的普及，开放膀胱部分切除手术极少使用了。经尿道膀胱镜下电切术使用灵活，可以处理多发肿瘤，可以应用于所有可见瘤体的清除，术后恢复也快，故而基本取代了开放膀胱部分切除。但是，随着对保膀胱治疗的重视，对于合适的病例特别是肌层浸润性膀胱癌病例，选择开放膀胱部分切除术，可以取得肿瘤的完整切除，也可以行淋巴结清扫，这样可以比TURBT获得更好的肿瘤切除（肿瘤部分完整肌层切除）和得到更准确的肿瘤分期，这也更符合目前肌层浸润性膀胱癌保膀胱治疗TMT模式中的最大程度切除肿瘤，再进行药物治疗和放疗。

但是膀胱部分切需要高度精选的患者来进行，实际符合条件的MIBC患者可能仅为10%，选择标准包括肿瘤位置可及、无多灶性CIS、无肾积水、充分的膀胱功能、无残留肿瘤。一项由Knoedler等人所做的研究表明膀胱部分切除与根治性切除在肿瘤学结果上，10年无转移生存率（分别为61%和66%）以及肿瘤特异性生存率（分别为58%和63%）并无显著差异，因为从早期复发部分切除术后到挽救性RC的中位时间为1.6年，大约有10%的接受TMT治疗的患者需要行挽救性RC。

膀胱部分切除以后的模式可能从开放到机器人辅助腹腔镜模式，再有双镜联合下定位肿瘤，可能对一些不适合做全膀胱根治性切除的病例，也是个替代方案。

二、腹腔镜手术

（一）腹腔镜手术治疗膀胱癌的起源和发展历史

腹腔镜手术治疗膀胱癌的起源可以追溯到20世纪末微创外科技术发展过程中，腹腔镜手术治疗膀胱癌的发展历程与医学及外科技术的进步紧密相连，标志着治疗手段的重大变革。

1. 发展历程

20世纪70年代：早期的腔镜技术在泌尿外科手术中的应用相对有限，但在20世纪70年代初开始出现了膀胱镜辅助的经尿道膀胱肿瘤切除术（transurethral resection of bladder tumor，TURBT）。这种技术将腔镜技术应用于经尿道的膀胱肿瘤切除，有助于减少术后并发症和提高手术效果，直到现在，TURBT仍然是膀胱癌诊断和治疗的基石。

20世纪末：腹腔镜技术的应用开始逐渐扩展到泌尿外科领域。最初，腹腔镜主要用于进行腹腔内器官的检查和探查性手术，但随着技术的进步和医生对腹腔镜操作的熟练程度提高，开始探索其在泌尿系统疾病治疗中的应用。

2000年后：随着腹腔镜技术的进步和泌尿外科医生对技术熟悉程度的增加，腹腔镜下膀胱部分切除术（laparoscopic partial cystectomy，LPC）开始得到应用。相比于开放手术，腹腔镜下膀胱部分切除术给患者带来更小的创伤、更短的恢复时间和更好的术后生活质量。

2010年及以后：随着机器人辅助技术的兴起，机器人辅助腹腔镜手术（robot-assisted laparoscopic surgery）逐渐成为治疗膀胱癌的一种先进手术方式。这种技术结合了腹腔镜和机器人技术的优势，为术者提供更精准的操作、更广阔的术野和更精细的组织处理能力。

如今：腹腔镜手术已经成为治疗膀胱肿瘤的重要手段之一，其在膀胱部分切除术、根治性膀胱切除术以及双镜联合手术等术式中都有应用。腹腔镜手术相比传统的开放手术具有许多优势，包括创伤小、术后恢复快、术后并发症较少等，因此在一定的适应证下受到广泛应用。

2. 膀胱癌腹腔镜下膀胱部分切除术重新受到重视

在泌尿外科领域，膀胱癌的治疗策略经历了显著的演变。最初，膀胱部分切除术因其操作较为简单、术式简便、创伤小而被视为一种潜在的膀胱癌治疗手段。然而，由于肿瘤复发率及肿瘤种植转移等问题较为显著，根治性膀胱切除术（radical cystectomy，RC）逐渐成为治疗肌层浸润性膀胱癌（muscle-invasive bladder cancer，MIBC）的金标准。根治性手术涉及整个膀胱的切除以及盆腔淋巴结清扫，尽管它在肿瘤控制方面更为彻底，但是对术者手术经验、例数及中心规模有较高的要求；同时由于手术创伤相对较大，可能对患者的生活质量会造成一定程度的影响。

近年来，随着腹腔镜技术的不断进步和患者对术后生活质量要求的提高，膀胱部分切除术重新受到重视。美国国家综合癌症网络（NCCN）指南作为肿瘤治疗领域的权威指南，也逐渐重视推动和指导腹腔镜下膀胱部分切除术的临床应用。腹腔镜辅助的膀胱部分切除术以其创伤小、术中出血少、术后恢复快等优点，开始被应用于特定的患者群体。更重要的是，随着膀胱肿瘤多模式治疗、个体化治疗策略的实施以及新辅助治疗和靶向治疗的发展，膀胱部分切除术在特定情况下可以取得与根治性手术相似的肿瘤控制效果，同时显著提高患者的生活质量。此外，快速康复外科（enhanced recovery after surgery，ERAS）治疗方案的实施也有助于减少并发症并加快患者恢复。尽管部分切除术的复发率相对较高，但通过严格的患者筛选、精确的手术操作以及术后的辅助治疗，可以有效地控制这一风险。特别是对于那些不适合或不愿意接受根治性手术，或者对生活质量有较高要求的患者，膀胱部分切除术为他们提供了一个可行的治疗选项。

因此，腹腔镜下膀胱部分切除术在经历了一段时间的沉寂之后，因其微创性和对生活质量的潜在优势，结合现代医疗技术的发展，正在重新获得泌尿外科医生和患者的青睐，对其临床讨论以及基础研究也逐渐受到重视。

（二）腹腔镜下膀胱部分切除术适应证

1. 膀胱尿路上皮癌

根治性膀胱切除术和盆腔淋巴结清扫是治疗肌层浸润性膀胱癌的金标准。然而，良好的治疗效果与患者对生活质量的期冀使得膀胱保留成为根治性膀胱切除术的一个值得考虑的替代方案。膀胱保留的选择适用于严格筛选的患者，腹腔镜下膀胱部分切除术对于筛选后的肌层浸润性膀胱癌患者具有降低手术并发症发生率、维持尿路连续性和保留性功能的优点，该术式尤其适用于不能耐受膀胱全切术，或保留膀胱意愿强烈并能配合进行术后维持治疗的患者，同时满足以下条件：①肿瘤数目≤3 个、肿瘤边缘距离输尿管开口＞2 cm。②MRI 检查临床分期为 T2a～T2b 期。③膀胱内肿瘤≤膀胱面积的 25%，且未侵及膀胱颈和三角区。

2. 膀胱憩室肿瘤

膀胱憩室肿瘤（intradiverticular bladder tumours，IDBT）发病率低，仅占膀胱肿瘤的0.8%～10.8%，其发病主要是由于膀胱憩室肌纤维排列异常或肌层缺如，膀胱收缩力小引起憩室内尿液淤滞，造成长期感染、结石的慢性刺激或致癌物质与膀胱憩室的接触时间延长，使憩室内膀胱黏膜发生鳞状或腺性化生，继而发生癌变。

膀胱憩室肿瘤普遍被认为是膀胱癌的一种，但由于膀胱憩室不存在肌层，因此憩室内肿瘤缺乏T2期，不适合分为MIBC与NMIBC，因此大多数学者是通过对膀胱癌的分期进行改动后用于憩室肿瘤分期。

对于膀胱憩室肿瘤，当肿瘤局限于憩室内并未侵及深层肌层时，可以考虑采用膀胱部分切除术，这种方法在减少手术风险的同时，也有利于完整去除肿瘤、使病理分期更加准确，同时维持患者的排尿功能和生活质量。然而，选择这种治疗方案时，必须经过严格的患者筛选，确保肿瘤的局限性和手术的可行性，并在术后进行密切的监测和必要的辅助治疗，以确保对肿瘤的控制效果。

膀胱憩室肿瘤在腹腔镜膀胱部分切除术的适应证如下。

（1）高级别T1肿瘤，不存在膀胱主体的原位癌及外生型肿瘤时，可以行膀胱部分切除术＋盆腔淋巴结清扫＋膀胱内灌注化疗/卡介苗。

（2）憩室切除术适合经尿道电切无法切除的憩室颈狭窄情况，而且可以避免膀胱穿孔的风险。

（3）憩室较大，膀胱排尿功能较差时，可行憩室切除术根除肿瘤、改善膀胱排尿功能。

3. 脐尿管癌

脐尿管癌起源于胚胎期脐尿管残留的黏膜上皮，是一种较为罕见的膀胱肿瘤。尽管根治性手术是治疗许多膀胱肿瘤类型的首选方法，但考虑到脐尿管癌的独特性和患者对生活质量的要求，腹腔镜下保留膀胱的手术方法可能在特定情况下成为合适的选择。有文献报道通过Kaplan-Meier分析显示，对于脐尿管癌Ⅲ期及以下患者，扩大部分膀胱切除术（EPC）和根治性膀胱切除术（RC）的5年无复发生存率（$P=0.282$）和总生存率（$P=0.673$）没有统计学差异。同时在早期患者中不需要双侧盆腔淋巴结清扫术。另外，结合术后辅助化疗可显著降低复发率，提供更好的生存结局，然而目前国内外并没有统一的化疗标准，化疗方案也各不相同。一项针对1010例脐尿管癌患者的荟萃分析显示，以顺铂为基础的联合治疗（顺铂联合多柔比星或吉西他滨）作为膀胱尿路上皮癌的一线化疗方案，也可以作为脐尿管癌的常规治疗方案。其中，5-

氟尿嘧啶（5-FU）联合顺铂的缓解率与5-FU单药治疗相似，但联合治疗的进展率低于5-FU单药治疗。因此，5-FU联合顺铂治疗可能对大多数脐尿管癌患者更有益。

4. 膀胱良性肿瘤

膀胱神经鞘瘤：神经鞘瘤在组织学上来源于周围神经施万氏细胞。膀胱神经鞘瘤是临床上少见的一种膀胱肿瘤，可起源于膀胱和尿道的自主神经丛或神经节。其临床表现无特异性，不能通过临床症状进行初步诊断，需要膀胱镜检查、彩色多普勒超声和CT检查等影像学检查帮助鉴别诊断。而诊断依据组织病理学，S100阳性表达为特异性标志物。虽然膀胱神经鞘瘤是良性疾病，但存在恶变的可能，因此推荐积极进行手术干预。当肿瘤位于膀胱前壁或外壁并突出膀胱时，经腹膜外间隙行腹腔镜膀胱部分切除术是安全可行的。

儿童良性肿瘤：大多数儿童良性膀胱肿瘤生长在膀胱三角区外。儿童腹腔镜下膀胱部分切除术仅适用于少数肿瘤局限在膀胱顶部或侧壁且不浸润膀胱壁的患儿。儿童膀胱良性肿瘤泌尿刺激症状不明显，症状出现较晚，肿瘤向肌肉层浸润较早，肿瘤生长快。在一项单中心回顾性研究中，患儿病史在7～15 d时，肿瘤大小已达到2.5～4.5 cm，因此患儿常常由于肿瘤的大小和浸润程度错过经尿道切除的机会。然而腹腔镜下膀胱部分切除术可以作为替代方案，其作为一个精细的手术创伤小，出血少，术后恢复时间快，瘢痕小，对患儿的生长发育影响较小，这些特点使其适用于小儿膀胱肿瘤的治疗。

5. 禁忌证

腹腔镜下膀胱部分切除术的禁忌证包括多发性膀胱肿瘤、累及膀胱颈、后尿道或三角区的肿瘤或合并原位癌（CIS），需要利用远端尿路上皮冷杯活检用于排除高级别尿路上皮癌的CIS，多灶性移行细胞癌（TCC）伴或不伴CIS的病史或当前证据也是膀胱部分切除术的禁忌证。

（三）腹腔镜下膀胱部分切除术手术方法

1. 术前准备

（1）完善术前相关检查，评估患者泌尿系统及全身状况。

（2）手术前晚行普通灌肠。

（3）围术期使用抗生素预防感染。

2. 麻醉与手术体位

（1）患者全身麻醉，气管插管。

（2）患者取30°～45°头低脚高仰卧位。双侧手臂内收紧贴躯干两侧，确保患者的手和肘部得到适当的垫护。肩部置软垫并用肩托固定。显示器置于患者双下肢之间，术者站于患者左侧，助手站于患者右侧，持镜者站于患者头侧。

3. 手术步骤

膀胱尿路上皮癌腹腔镜下膀胱部分切除术。

（1）建立气腹部及放置套管针：脐上缘做一 2 cm 切口，置于气腹针，连接气腹机，维持气腹 13～15 mmHg。钝性置入 12 mm 套管针，通过此套管置入腹腔镜检查肠管有无损伤。在腹腔镜监视下，避开腹壁下动脉，分别在脐左、右 5 cm 稍下方穿刺，置入 12 mm 套管针。于麦氏点及反麦氏点位置穿刺，置入 5 mm 套管针。

（2）游离膀胱：将小肠向上腹部牵拉，充分暴露手术视野，检查小肠有无损伤。在膀胱轮廓外缘，紧贴腹前壁切开腹膜和脐正中韧带，入膀胱前间隙，充分分离脂肪组织至膀胱壁。

（3）膀胱部分切除：根据术前膀胱镜及影像检查结果，定位膀胱病变部位大概位置。此为术中关键步骤，可采用输尿管软镜等冷光源照射指示标记办法。使用超声刀切开膀胱壁，暴露肿瘤位置。如靠近输尿管口处肿瘤，可术前插入输尿管导管作为标记。沿距肿瘤边缘 2 cm 处切除膀胱壁和肿瘤，随即将标本置入标本袋，可暂时置于髂窝处。

（4）缝合膀胱，取出标本：仔细检查膀胱内有无肿瘤组织残留，使用 3-0 号可吸收线全层连续缝合膀胱壁切缘，再用 2-0 号可吸收线加固缝合膀胱肌层和腹膜。膀胱内注水试验，从导尿管内注入 200 ml 水，证实膀胱缝合处有无漏水。放置盆腔引流管，于膀胱肿瘤切除处膀胱壁外侧，取出标本袋，逐层缝合切口。盆腔引流管接袋，干洁辅料覆盖伤口，胶布固定。

膀胱憩室癌腹腔镜下膀胱部分切除术：

（1）肿瘤靠近输尿管口时需先行输尿管镜下膀胱憩室同侧留置输尿管支架以预防输尿管损伤，排空膀胱。

（2）术中憩室定位可采用憩室内置放导尿管办法予以指示标记，但有可能破坏肿瘤组织，增加腔内种植风险；也可采用输尿管软镜等冷光源照射指示标记办法，更加清晰明确、容易辨识操作。

（3）腹腔镜下切开腹膜，适当分离膀胱周围间隙，充分暴露膀胱憩室，在输尿管软镜引导下，沿憩室颈部周围 1～2 cm 处（若肿瘤距离憩室颈部<1 cm，适当扩大切除范围）超声刀环形切除包括憩室在内的部分膀胱，切除部分直接装袋封闭，仔细检查肿瘤组织及憩室无遗漏，输尿管无损伤。

（4）若憩室与输尿管口距离较近，无法避免损伤输尿管，则同时行同侧输尿管再植术。

（5）膀胱内注水试验，无漏液，则撤出输尿管软镜，置入导尿管。

（6）憩室旁置引流管，可吸收线关闭腹膜，取出标本，检查腹腔内脏器组织无损伤，放气腹，取出器械，缝合切口。

盆腔淋巴结清扫：目前临床上一般认为膀胱尿路上皮癌膀胱部分切除术无需同时行盆腔淋巴结清扫。由于 IDBT 发病率低，目前仅有的《膀胱憩室肿瘤指南》为法国泌尿外科协会癌症分会（Cancer Committee of the French Association of Urology，CCAFU）指南，指南建议单病灶高级别憩室肿瘤在无原位癌的情况下可以考虑行憩室切除＋盆腔淋巴结清扫。

术后处理：

（1）术后活动：患者术后即可下床活动。鼓励患者早期活动，以减少深静脉血栓和肺栓塞的风险，有助于促进血液循环和预防肺部并发症。

（2）抗生素使用：抗生素管理遵循当前推荐的标准，主要围手术期预防性感染。

（3）术后尿管护理：术后留置尿管 10～14 d，关注尿液颜色。

（4）盆腔引流管护理：没有盆腔引流液或盆腔引流液较少时，拔除引流管。

（5）疼痛管理：术后患者可能会经历一定程度的疼痛，可根据实际情况给予镇痛药物，通常给予口服或注射非甾体类镇痛药，若必要可予镇痛泵。

（6）营养支持：术后患者可能需要营养支持及维持水电解质平衡，以帮助恢复体力和促进伤口愈合。

（7）伤口护理：定期换药并检查伤口愈合情况，观察有无红肿、渗液等感染迹象。

（四）并发症

出血：在手术过程中可能发生出血，特别是在切除肿瘤时或在术后恢复过程中出现出血情况。

感染：手术切口或术后引流管可能导致感染，需要及时处理和抗生素治疗。

尿路感染：术后可能出现尿路感染的情况，尤其是对于需要导尿的患者。

膀胱穿孔：在手术过程中或术后可能发生膀胱穿孔，需要及时处理并避免进一步感染。

尿道狭窄：术后可能导致尿道狭窄，若影响尿液排出，需要进行相应的治疗。

肠道损伤：在术中可能损伤到周围肠道组织，导致肠道并发症，如肠梗阻或出血等。

深静脉血栓形成（DVT）：术后长时间卧床或活动不足可能导致深静脉血栓形成的风险增加。

术后疼痛：术后可能出现术后疼痛，需要合理的镇痛治疗和管理。

功能障碍：术后可能影响膀胱功能，包括尿潴留、尿失禁等问题，需要进行康复训练和治疗。

（五）腹腔镜下膀胱部分切除术与其他膀胱肿瘤术式的对比

1. 膀胱癌根治术

长期以来，根治性膀胱切除术＋盆腔淋巴结清扫一直被认为是 MIBC 的标准治疗方法，其局部肿瘤控制效果得到了大量实验数据的支持。但由于手术复杂，时间长，创伤大，正常生理结构改变大，术后生活质量差，且患者多为高龄（与术后并发症密切相关），术后并发症及死亡率较高。因此，部分 MIBC 患者希望在保证治疗效果的前提下保持更高的生活质量。腹腔镜下膀胱部分切除术具有手术创伤小、无需尿流改道、保存性功能等优点，是提高患者生活质量的前提条件。

同时，膀胱部分切除术患者在手术时间、术中出血量、术中及术后输血需求、术前准备时间、总体住院时长、术后恢复时间、手术费用及手术并发症等方面，均显示出显著的优势。对于有保留膀胱需求的患者，这种手术方式是一个可考虑的选择。

然而恶性肿瘤的显著性问题是其进展快、易转移、易复发，不同患者的进展风险不同，因此不能对所有膀胱患者进行膀胱保留治疗，术前需要对患者进行个性化评估，严格选择患者。一些符合筛选条件的患者可以获得与根治性切除术相同的局部治疗效果。

尽管膀胱部分切除术因其微创性和对生活质量的潜在优势正在重新获得泌尿外科医生和患者的青睐，膀胱根治性切除仍然是 MIBC 的标准治疗方法。虽然根治术可能会导致生活质量的降低，但其被广泛证实有助于防止肿瘤扩散和转移，显著延长患者的生存时间。Xiao 等报道接受膀胱部分切除术的肌层浸润性膀胱癌患者面临肿瘤残留风险，可能导致术后复发，而接受根治性膀胱切除术治疗的患者平均生存时间延长了 22.5 个月，生存分析也显示两组的预后差异有统计学意义。

2. 开放性膀胱部分切除术

腹腔镜下膀胱部分切除术被认为是传统开放切除术的一种安全可行的替代选择。

腹腔镜手术中得以获得清晰的术野在膀胱癌手术中尤为关键。借助腹腔镜有助于观察到手术区域的细节，包括肿瘤的边界、周围组织结构及可能影响手术决策的血管和神经。精确的手术操作对于减少术后复发和提高患者的生存率具有重大意义，减少术中出血和术后并发症的风险。

术中出血量是腹腔镜手术相较于传统开放手术的一个显著优势。在传统开放手术中，由于手术切口较大，广泛的组织分离和切除使出血量可能更加显著。统计数据显示，腹腔镜手术的术中出血量通常只有传统开放手术的一半甚至更少，在J. Lisinski等的临床研究中，腹腔镜下膀胱切除术术后出血率和输血率都较低，血红蛋白降低仅为0.9 mmol/L，与开放性手术具有显著差异。同时腹腔镜手术术中输血率为11.8%，而开放性膀胱切除术组为34.8%，两组有显著差异。

有研究表明，无论膀胱癌处于何种分期，采用腹腔镜下膀胱部分切除术的肿瘤学结果与开放手术相当。在一项RCT研究中，腹腔镜下膀胱部分切除术和开放性膀胱部分切除术分别有58%和55%的患者在最终病理检查中存在低于pT2的残留病灶；28%和33%患有pT3或更高的残留病灶，两种手术方式在阳性手术切缘比例上观察到相似的结果。由于开放手术需要较大的切口，可能会伴随周围组织更大的损伤，其相较腹腔镜手术术后恢复时间长，也会有更高的并发症风险，包括感染、出血、深静脉血栓等。

对比开放手术，腹腔镜手术在肿瘤切除中的效果已经得到了广泛的研究。一些研究表明，腹腔镜手术在早期肿瘤的治疗中可以提供与传统开放手术相似的肿瘤学效果，同时具有创伤小、恢复快等优势。然而，对于进展期或复杂病例，腹腔镜下手术由于其局限，可能会伴有更大的肿瘤种植风险，开放手术在此时可以提供更好的手术控制和更彻底的肿瘤切除。

3. 三联疗法（trimodal therapy，TMT）

与腹腔镜下膀胱部分切除术相同，三联疗法是针对膀胱癌的一种重要的保留膀胱治疗，它联合了最大化的经尿道膀胱肿瘤切除术（TURBT）、化疗和放疗，提供了一种新的保留膀胱的治疗策略选择。三联疗法在特定的患者中可获得与根治性手术相同的肿瘤预后，患者的生活质量更好，为MIBC患者提供了新的治疗选择。通过结合化疗、放疗和手术，三联疗法提供了一种多模式的治疗手段，尤其在对化疗和放疗敏感的肿瘤中可能获得良好的治疗效果，肿瘤预后更理想。一项临床荟萃分析共纳入 10265 例 RC 患者和 3131 例 TMT 患者。结果显示，TMT 组 5 年生存率为 57%，RC 组为 52%，三联疗法与根治性全膀胱切除术的死亡率风险比为 1∶22。

然而三联疗法具有诸多局限性。三联疗法涉及的治疗较为复杂，包括外科手术与放疗、化疗，这可能导致更多如恶心、疲劳、脱发等副反应。同时由于其包含了多种治疗手段，需要更多的时间来完成整个治疗过程，治疗周期较长，需要患者有更强的依从性，以及外科医生、放射科医生和肿瘤学家之间密切的多学科合作和长期监测，这些苛刻的条件导致术后的随访难以严格执行，复发的可能性仍然很高。此外，并非所有膀胱癌患者都适合接受三联疗法，需要根据患者的具体情况如肿瘤的分期、患者是否能耐受放化疗等方面进行评估。相比之下，腹腔镜下膀胱部分切除术的适应证更加广泛，同时避免了化疗和放疗带来的全身性副作用，为无法耐受或不愿意接受化疗和放疗的患者提供了更好的选择。

（六）腹腔镜下膀胱部分切除术术后肿瘤学随访

肿瘤学的随访是评价手术方式优劣的重要手段，其不仅能揭示不同治疗方法的潜在长期效果和患者生活质量的影响，还可以为医疗专业人员提供了关于患者术后恢复和长期生存的数据。随访数据的收集和分析，对于改进手术技术、优化治疗方案、提高患者生存率和生活质量具有重要意义。同时，在考虑腹腔镜手术治疗膀胱癌时，患者的生活质量是一个不可忽视的因素。因此，在手术随访过程中，仍需要综合考察患者的生活质量是否符合预期，以便对术后治疗方案做出调整。

目前对膀胱部分切除术的随访方案仍未形成共识，但 NCCN 指南建议，在膀胱部分切除术术后 2 年内，进行膀胱镜检和（或）选择性定位活检，以及检查尿细胞学、肝功能、血肌酐及电解质；2 年后根据临床指征检测及复发风险，每 3～6 个月进行胸部、上尿路、腹部及盆腔影像学检查；后续根据临床指征进行检查可以考虑每 6～12 个月进行尿液细胞学检查，特别是对于膀胱或前列腺尿道存在原位癌患者。

（七）腹腔镜下膀胱部分切除术的进展

1. 机器人辅助手术

近年来，机器人辅助腹腔镜手术提供了超越传统腹腔镜的手术精确性和控制性，为腔镜手术注入了新鲜血液，目前已经普遍运用于包括膀胱癌在内的多种疾病治疗。

一系列病例报告提示了机器人辅助的膀胱部分切除术（RAPC）作为微创方法的可行性。2010 年，Kim 等报道了他们对 4 例良性脐尿管疾病患者进行 RAPC 治疗的初步经验，Allaparthi 等描述了一项小规模的试点研究，其中 3 例患者因尿路上皮癌或脐尿管癌接受了 RAPC 治疗，中位随访时间为 6 个月。在 2016 年的一项单中心回顾性分析中，David M. 等对 29 例原发性膀胱肿瘤患者进行了机器人辅助的膀胱部分切除术，中位年龄为 75 岁，其中 18 例患者 ASA 分级≥3 级。RAPC 后患者住院的中位时间为 1 天。出院前出现围手术期并发症 2 例。显示了癌症复发的 7 例患者。2 例患者单独出现局部复发，并能够通过 TURBT 和膀胱内灌注卡介苗进行治疗。1 例 RAPC 手术切缘阳性的患者发生复发性 MIBC，需要新辅助化疗，随后进行了挽救性的机器人辅助根治性膀胱切除术。此分析和上述提到的其他研究得出的结论相同，机器人辅助的膀胱部分切除术降低了复发率、住院时长，同时在年龄较大的高风险患者中也保持了相同的肿瘤学效果。

2. 双镜联合

双镜联合手术是一种创新性结合腹腔镜和膀胱镜的微创技术，适用于多种泌尿外科手术，包括膀胱部分切除、膀胱憩室切除等。

在传统的膀胱部分切除术中，作切口前需要触诊肿块或事先了解肿瘤位置。然而，触诊对已经接受了 TURBT 治疗的患者并不有效，因此，相关研究提出了不同的方式以更好地在术中标识肿瘤位置：病例报告在一例子宫内膜异位症累及膀胱患者的手术过程中，使用了膀胱镜照明光源来指示肿瘤位置。Gofrit 等将这一技术扩展到膀胱癌。Kim 等将墨汁染色技术引入膀胱部分切除手术，使用墨汁在病变外缘 1 cm 处进行注射，深度达深层肌肉层，继而在腹腔镜下通过识别染色区域引导精确切除病灶。

双镜联合手术结合了膀胱镜和腹腔镜在膀胱内外的视野。腹腔镜通过腹壁切口进入腹腔，提供了腹腔内器官的全面视图，允许医生在腹腔内进行精细操作；而膀胱镜通过人体自然腔道进入膀胱内，医生直接观察膀胱内部，定位膀胱肿瘤的位置、大小以及边界，为腹腔镜操作及精确切除病变提供了更好的视角和信息。值得注意的是，双镜联合技术通常会联合使用激光技术标记，在激光的引导下通过腹腔镜整体切除肿瘤。

双镜联合技术的特点包括微创性、双重视角，能精确定位肿瘤。但由于双镜联合手术需要医生同时具备使用两种内镜的经验，手术操作更加复杂，因此对医生技术要求较高，需要医生具备熟练的内镜手术技能和丰富的经验。双镜联合手术的优点在于能精准把握肿瘤的边界，提高手术安全性，更好地控制肿瘤，提高患者生活质量，减少术后疼痛，缩短住院时间。

3. 激光技术

激光技术被广泛应用于包括膀胱癌手术的各种腹腔镜手术中。激光的精确性还有助于保护肿瘤周围的健康组织，加快术后恢复。

绿激光（532 nm）由于其稳定的能量传递被认为非常适合软组织光气化，具有更精确地切割和凝固血管的能力，减少了术中出血。Fan 等创新性地使用了绿激光（green-light laser）标记膀胱癌病灶切缘，随后通过腹腔镜对膀胱病灶进行切除。激光标记技术在手术中为非接触性手段，避免了诱发闭孔神经反射，同时由于激光的物理性质，提供了更好的腹腔镜视觉。这项技术不仅有助于准确切除膀胱并将损伤降至最低，而且还可以提供对肿瘤分期和淋巴结转移的准确评估。值得注意的是，绿激光辅助的腹腔镜下膀胱部分切除术并不适用于多灶性疾病（≥2 个部位的肿瘤）患者，因为在这一类患者中术后复发率较高。此外，由于膀胱血液供应的分支位于侧壁，且此处周围脂肪和疏松的结缔组织较多，对于位于侧壁的肿瘤该技术并不作为首选。因此，这一项技术主要推荐用于位于膀胱上壁和后壁的病变。

钬激光（holmium laser）在泌尿外科手术中因其独特的物理特性而受到青睐，为膀胱切除术提供了精确的切除手段。钬激光能够在水环境中有效吸收，产生强烈的光热效应，使得组织切割同时伴随精确的凝固，减少术中出血。此外，钬激光还具有穿透深度浅、对周围组织损伤小的优点，适用于膀胱肿瘤的精确切除，尤其是在腹腔镜下进行的经尿道手术中。

（八）腹腔镜下膀胱部分切除术在膀胱癌治疗中的发展前景与展望

随着腹腔镜技术的不断发展和外科器械的进步，微创手术在膀胱癌治疗中的地位可能会得到进一步确认和加强。腹腔镜下膀胱部分切除术作为微创手术的一种，有望成为膀胱癌治疗中的重要选择。关于功能保留治疗的策略，传统上，膀胱癌的治疗主要依赖于全膀胱切除术，但这会影响患者的膀胱功能和生活质量。腹腔镜下膀胱部分切除术的发展使得保留膀胱功能的治疗策略得到了加强，未来可能会更加重视功能保留型的治疗方式。同样，随着对膀胱癌分子生物学和肿瘤特征的认识不断加深，未来可能会更加注重制订个体化的治疗方案。腹腔镜下膀胱部分切除术作为一种手术方式，可能会根据患者的具体情况和肿瘤特征进行精准选择和应用。

目前，微创手术在膀胱癌治疗中的应用逐渐增加，相关的临床实践和研究也日益受到重视。这可能会引发膀胱癌治疗指南的更新和改写，以反映最新的治疗进展和最佳实践。腹腔镜下膀胱部分切除术会得到更多关注和推荐。

三、经尿道手术

经尿道膀胱肿瘤切除术（transurethral resection of bladder tumor，TURBT）是通过手术对内镜可见所有膀胱肿瘤行深达肌层切除，可进行病理诊断、制订灌注治疗方案及随访策略，是膀胱肿瘤治疗过程中一个重要的步骤，尤其对于低级别非肌层浸润性肿瘤更是如此。

（一）手术技巧

施行TURBT前应该进行全面彻底的体格检查，并应包括腹部及耻骨上触诊，注意任何可触及的包块。男性的直肠指诊（DRE）可以提供前列腺是否受累的信息，同样，女性的双合诊可以明确阴道前壁是否受累。同时应进行常规实验室检查，包括完整的血细胞计数、生化全项、凝血功能及尿常规、尿培养，如果存在活动性感染，手术应推迟到通过适当的方法清除细菌以后再进行。术中首先应全面地检查尿道、前列腺和全部膀胱黏膜，明确膀胱肿瘤的大小、数目、位置，肿瘤的形态是乳头状、菜花状或绒毛状，肿瘤有清晰的蒂还是宽基底，膀胱颈和输尿管口有无肿瘤侵犯。肿瘤以外是否存在可疑原位癌病变，有些原位癌似天鹅绒样的红色斑点，有时原位癌可能位于三角区，白色增厚似鳞状上皮化生，手术时应注意切除。

膀胱容量的变化可以改变肿瘤的位置，因此术中膀胱内灌注液量宜保持稳定，使膀胱处于亚充盈状态，以便于暴露全部膀胱壁，但应避免过度充盈使膀胱壁变薄。对于1 cm以内的肿瘤，可将其与基底部分膀胱壁同时切除进行病理诊断；对于较大的肿瘤，建议不要从蒂部开始切除，以保证在切割时有对抗牵引力，否则易使后续的手术步骤变得困难。切除时应推开肿瘤，使其边缘远离膀胱逼尿肌以减少穿孔风险，可以选择分块切除直至显露出正常的膀胱及组织。TURBT术应完全切除肿瘤的瘤体和基底部，直至暴露出膀胱肌层；肿瘤切除后，建议进行基底部组织活检，便于病理分期和确定下一步治疗方案。若切除时反复缓慢以电灼破坏组织，则会影响病理科医师的评估。运用膀胱肿瘤整块切除能够获取较多的逼尿肌组织，从而提高病理标本的质量。

（二）手术方式

1. 经尿道膀胱肿瘤电切术

经尿道电切术是临床最常用的方式，可以用单极或者双极电切术进行肿瘤切除，单极电切需要使用非导电溶液，山梨糖醇或者1.5%甘氨酸，而在双极电切术中冲洗液可以用0.9%生理盐水，这可以降低膀胱侧壁肿瘤闭孔反射的发生率，以及术后电切综合征的发生，这种综合征主要的原因是膀胱穿孔导致腹膜吸收了渗出的液体。

任何电切术的目标都是肉眼所见的所有肿瘤彻底切除，同时保证足够的切除深度。利用切割电流，采用环形电极进行切割，包括黏膜固有肌层，组织学上，膀胱肿瘤范围往往超越可见的肿瘤边缘，因此，切除范围应包括肿瘤周围约 2 cm 的正常膀胱黏膜。无论肿瘤是宽基底的生长方式还是触须样方式，这种扩大的肿瘤切除方式都能够确保肿瘤彻底清除。当肉眼可见的肿瘤被彻底切除后，应在排空膀胱行双合诊检查，当触及任何病灶时，该肿瘤的临床分期应至少为 cT3b 期。

当肿瘤生长在膀胱前壁，可以在耻骨上对膀胱施加外部压力进行切除；如果肿瘤难以触及，则应进一步排空膀胱以便于触及肿瘤；位于膀胱穹顶附近的肿瘤，由于电切镜与膀胱肿瘤的潜在距离，可能会增加切除的难度，同时因该部位的肿瘤靠近腹膜及肠道，因此，可以通过排空膀胱以便于切除肿瘤及减少风险；当肿瘤位于输尿管口附近，应注意不要过度凝血，以防止瘢痕形成或者输尿管口堵塞，在需要切除输尿管口的肿瘤时，使用纯切割电流进行清晰切割减少过度凝血可能有助于预防肾积水。关于是否留置输尿管支架目前仍存在争议，研究表明输尿管支架引起的膀胱输尿管反流可能增加上尿路肿瘤的风险，但也有研究者认为二者之间并没有差异，推荐如果可以看到清澈的尿液自输尿管口排出，可不留置输尿管支架。肿瘤位于外侧壁时，电流可能刺激闭孔神经引起闭孔反射，造成同侧大腿向内收缩，这可能导致电切环不自主地向外侧偏转，引起膀胱壁穿孔。为了减少这种风险，应尽可能减少膀胱的充盈程度到能完成手术的最小情况，其次选用双极电刀可以减轻或者消除这种闭孔反射。如果患者是全身麻醉，可以应用肌肉松弛药来减小闭孔神经反射引起的肌肉运动。当肿瘤位于膀胱憩室，由于憩室通常不具有固有肌层，导致了膀胱穿孔的风险增加，并且使从膀胱憩室切除的肿瘤的病理学评估也具有挑战性，因此，对于浸润性肿瘤患者，与经尿道切除术相比，完全憩室切除术（考虑孔口切缘阴性的重要性）或者根治性膀胱切除术可能提供更好的肿瘤学结果。

2. 激光切除术

由于激光设备气化效果良好、凝固层薄、能对组织精确切割、无闭孔神经反射、出血和膀胱穿孔并发症发生率低，近年来，各种激光常被应用于整块切除膀胱肿瘤（完整切除肿瘤 瘤体、基底部以及深肌层）。

钕激光是最早应用于治疗膀胱肿瘤的激光，其波长为 1064 nm，照射组织后可引起组织表面气化、深部组织变性凝固坏死，其穿透深度较深，在离体组织中可达 7～14 mm 以上。但由于其工作能量不仅可以穿透膀胱全层，甚至可引起肠道的损伤，术中不易控制，因此目前在膀胱肿瘤治疗中已逐渐被淘汰。

钬激光是膀胱肿瘤整块切除最常用的激光之一，其波长为 2100 nm，是一种脉冲式激光，在水中可被大量吸收，因此在富含水的表层组织中，能量聚集较好，从而获得很好的切割能力。钬激光对组织的穿透深度较浅，在切除膀胱及前列腺组织时，常常只有 0.4 mm 左右，其对于直径为 1 mm 的血管也可以起到良好的止血效果。另外，在切除肿瘤时对周围组织的热损伤较小，能起到较精确的切割和良好的止血效果。但钬激光的脉冲式特点在整块切除，操作精准度及止血效果方面略逊于铥激光。

铥激光波长为 1.75～2.2 μm，平均为 1.908 μm，故又称 2 μm 激光。铥激光波长基本接近组织中的水对激光的吸收峰（1.92 μm），使其获得对组织更有效的切割气化能力和止血功能。铥激光穿透深度为 0.2 mm，热损伤区域更小，铥激光在低功率状态下能迅速止血而不会的导致组织气化。

Vela 激光是第二代 2 μm 激光，水的吸收比率可达到铥激光的 2.5 倍，组织气化切割速度可媲美传统的等离子电切。在良性前列腺增生手术中，已证实其具有功率最强、手术时间短、治疗效果好、噪声小、对组织碳化小的优势。目前已有学者开始探索其在膀胱肿瘤中的应用。

绿激光是钕激光经过磷酸钛氧钾（KTP/LOB）晶体时，其频率加倍，波长缩短（532 nm）转化而来的，该波长为绿色可见光，因此而得名。组织穿透深度为 0.8 mm，水的吸收相对较少，但可被氧合血红蛋白高度吸收，具有较强的止血效果，其一大优势在于能达到不出血切割，故而在平素凝血功能受损的患者可能有独特优势；绿激光没有电磁场效应，因此可以安全地处理任何部位的肿瘤，而不用担心闭孔反射导致的膀胱穿孔问题。

半导体激光（diode laser）可高度被血红蛋白和水联合吸收，具有更好的组织消融能力和止血功能，穿透深度约 3 mm。半导体激光器相对于其他激光的一个优势在于其体积小（约 30 kg）无须使用高电压线路，方便运输携带，甚至可门诊局麻下直接气化处理中低危的膀胱肿瘤。

双子星激光（Ho and Nd：YAG）是一种双波长激光，由钬激光与钕激光组合而成，结合钬激光切割和钕的止血优势。

3. 光动力学治疗

光动力学治疗（photodynamic therapy，PDT）是基于光敏化原理利用电切镜将激光与光敏剂相结合的治疗方法。其原理是肿瘤细胞摄取光敏剂后，在特定波长的激光照射下发生光化学反应，产生强活性单态氧和/或自由基，使肿瘤细胞产生细胞毒性作用而引起细胞凋亡或死亡；同时诱发毛细血管内皮细胞的损伤和血管内栓塞，肿瘤组织局部微循环障碍，进而导致肿瘤组织缺血性坏死。肿瘤多次复发、不能耐受手术治疗、膀胱原位癌、控制膀胱肿瘤出血和BCG免疫治疗失败等情况可以选择此疗法。

临床常用膀胱内灌注的光敏剂有5-氨基乙酰丙酸（5-aminolevulinic acid，5-ALA）、氨基酮戊酸己酯（hexaminolevulinate，HAL）等，较早期光敏剂血卟啉衍生物（HPD）等相比不良反应较小，疗效尚待大样本的多中心临床研究证实。

（三）二次电切

首次电切术后由于肿瘤可能残留在切除边缘或者基底部，或因切除标本中没有足够肌层组织来判断是否有肌层浸润，导致肿瘤的病理分期可能存在偏差，因此对于一些高危患者，如较大的、多发的、高级别的、怀疑手术没有彻底切除的或者标本中未见肌层组织的非肌层浸润性膀胱癌，或者局部进展明显但是保膀胱意愿强烈的肌层浸润性膀胱癌患者，应进行二次电切。二次电切可以更精准地对肿瘤病理进行分期，可以降低术后肿瘤复发和进展率，提高患者的生存率和改善总体预后。二次电切的适应证：①首次电切不充分；②首次电切标本中没有肌层组织（除外低级别/G1 Ta期肿瘤和原位癌）；③所有高级别或T1期肿瘤。

二次电切术的时机目前无一致的观点，由于首次电切术后间隔时间过长可能会影响后期膀胱灌注化疗，而间隔时间过短则会因膀胱内黏膜炎性水肿易与肿瘤病变混淆而影响术者判断，目前多数文献报道和诊疗指南均推荐术后2～6周行二次电切。二次电切的范围应包括原肿瘤基底部位（包括周围黏膜炎性水肿区域）、其他的可疑肿瘤部位，必要时还应做随机多点活检，术中应特别注意切除至深肌层。

（四）扩大电切

由于患者自身基础疾病技术导致的生活质量下降，许多患者不适合或者拒绝行根治性膀胱切除术，因此，寻找根治术以外能够达到治愈、保留膀胱的治疗方案显得极为重要，最大限度经尿道膀胱肿瘤切除术（cTURBT）是MIBC保膀胱综合治疗的首选方式，也是最常用的一种方式。

cTURBT要求完全切除肉眼可见的病灶，并且切缘、基底、可疑病灶活检都要阴性，也就是说没有残留的肿瘤细胞。cTURBT要尽量深入到肌层甚至膀胱外脂肪层，以确保彻底切除肿瘤。cTURBT 要同时进行膀胱可疑病灶黏膜活检，以排除原位癌等其他类型的癌变。cTURBT 要至少取 1 处、3 处或 5 处基底肌层组织活检，以评估肿瘤是否浸润到肌层。cTURBT 后要根据情况进行二次 TURBT，以确认是否有遗漏或复发的肿瘤。cTURBT 的好处是可以减少手术创伤和并发症，提高局部控制率，并增强放化疗的效果。但是，cTURBT 也有一些局限性，比如不能适用于所有的 MIBC 患者，不能清扫淋巴结，有可能造成肿瘤播散等。

（五）经尿道膀胱肿瘤整块切除术

与传统的分段切除相比，经尿道膀胱肿瘤整块切除术（en-bloc resection of bladder tumoe，ERBT）是经尿道将膀胱肿瘤外生部、壁内部连同基底部整体切除，主要目的是：①坚持完整切除的肿瘤外科原则，确保膀胱肿瘤完全并整块切除；②提供充足的标本，保证疾病准确的局部病理诊断；③避免肿瘤的切开与播散，降低肿瘤种植的风险。

目前国内外的指南和专家共识：对于 NMIBC（包括 pTa、pT1，不包括 MIBC、Tis）应始终考虑行 ERBT，膀胱肿瘤的数量和位置不是行 ERBT 的主要限制；对于＞3 cm 的膀胱肿瘤，可以考虑改良的 ERBT。ERBT 切除的边缘应该距任何肉眼可见的肿瘤至少 5 mm，ERBT 的标本可以评估浸润深度和切缘，所以 ERBT 术后不用常规进行肿瘤边缘或肿瘤基底的额外活检。对于 ERBT 标本，病理应报告肿瘤位置、肿瘤等级、分期、淋巴血管浸润（LVI）、异常组织结构以及 Tis 和 DM 的存在，且必须评估 T1 亚期和周围、深部切除的边缘。ERBT 术后立即给予膀胱内单剂量化疗、二次电切、膀胱内给予卡介苗（BCG）灌注治疗也是安全可行的。

经过多年发展，目前 ERBT 存在多种手术方式，如单极、双极、针状电极电刀、海博刀以及包括钬激光、铥激光、绿激光在内的激光 ERBT。研究证明，多种 ERBT 手术操作方式在安全性及有效性上都是可行的，但同时也存在诸多限制。

单极或双极电刀 ERBT 利用常规电切环逆向推切可实现肿瘤的完整切除，其直接从肿瘤基底周围正常组织开始利用电切环电切及机械力将肿瘤组织整体切除。逆推法 ERBT 无需采购新的医疗器械，耗材廉价、易于推广，但在实际工作中，逆推法首先受限于肿瘤体积，适用于小体积肿瘤，对于较大肿瘤仍需要配合分层切除；其次，逆推法并不能降低单极或双极电切环引起闭孔神经反射甚至膀胱穿孔的风险；最后，组织热损伤仍会导致标本病理分期困难，并在处理输尿管口周围肿瘤时继发输尿管狭窄、肾积水等并发症。

等离子针状电极 ERBT 是在原有等离子电切能量平台的基础上额外配备一个“L”形刀头，治疗成本较低，并且“L”形刀头更易处理膀胱正后壁、顶侧壁等特殊部位肿瘤。等离子针状电极 ERBT 通过电切及推压结合的方法更容易在术中识别膀胱壁组织层次，有利于准确切除逼尿肌层，避免肿瘤分期被低估。但是，因为针状电极刀尖精细、体积较小，切除较大肿瘤所需手术时间较长，效率相对偏低，甚至需要更换常规电切环才能将标本完整取出。此外，其仍不能完全避免闭孔神经反射的发生，但膀胱穿孔的风险已较单极或双极电切降低。

海博刀是通过经尿道膀胱黏膜下整体水剥离技术进行 ERBT，将介质注入膀胱黏膜下染色并增加黏膜下层与逼尿肌层间的操作间隙，再应用电刀将组织切开、剥离。较小的电极操作和因黏膜下介质内注水隆起增厚的膀胱壁可降低闭孔神经反射甚至膀胱穿孔的发生概率，大大提高了组织切除的精细化及手术操作的安全性。

ERBT 应用范围的局限：目前缺乏对直径＞3 cm 和膀胱顶壁等特殊位置肿瘤的有效切除方法。ERBT 在病理学、预后和复发方面是否优于 cTURBT，以及在 ERBT 后的二次电切作用尚未明确。ERBT 之间不同器械和能量的疗效及安全性比较，也需要更高质量的临床研究及长期随访予以进一步验证。

（六）并发症

膀胱穿孔：在大多数研究中，穿孔的患病率＜5%的患者，老年患者，尤其是体重指数低的女性，膀胱穿孔的风险会增加。此外，穿孔的风险受肿瘤大小和肿瘤侵袭程度的影响。位于侧壁的肿瘤与闭孔神经反射的风险增加有关，导致膀胱穿孔。膀胱穿孔可能导致肿瘤细胞溢出、腹膜癌、出血和稀释性低钠血症（TUR 综合征）。通常，膀胱穿孔是腹膜外的，不需要手术修复。一旦外科医生发现膀胱穿孔，应尽快完成手术，并注意减少冲洗液，以防止大量冲洗液外渗。对于腹膜外穿孔患者，尿管应至少保留 7 d，并在拔除导管前进行膀胱造影，同时预防性使用抗生素（如氟喹诺酮类药物）。在大量腹膜外冲洗液的情况下，应考虑放置引流。腹膜内穿孔一般难以自愈，需要开放或者行腹腔镜手术进行修补。

出血：出血是最常见的并发症，但是极少数患者需要输血，术中通过对术区进行细致的止血可以有效防止出血，术后进行膀胱冲洗可以避免血块堵塞尿管加重出血。膀胱颈的出血可以通过牵拉尿管起到止血作用。如果保守治疗失败或者血流动力学不稳定，则应立即进行内镜检查止血。

其他并发症包括肿瘤切除不完全、损伤膀胱颈、输尿管开口、尿道、闭孔神经损伤等。切除与输尿管口相近处的肿瘤时建议用电切，尽量不使用电凝以避免损伤输尿管口，若损伤输尿管口应及时留置输尿管支架管。

第二节　膀胱癌保留膀胱治疗手术器械及能量设备的发展演进

一、单极及双极电流

1910 年，Beer 首次运用电流能量设备实施了经尿道膀胱肿瘤电切术（transurethral resection of bladder tumor，TURBT），开启了电能作为能量工具完成保膀胱手术治疗的经典时代。传统而言，TURBT 在发明之初多使用单极能量装置（monopolar TURBT）实施。单极电流平台的原理为：工作电极为电切环，回路电极为贴于人体皮肤表面的负极板，手术时高频电流通过电切环、患者身体以及负极板形成电流回路。由于人体在形成电流回路过程中必不可少，电切环在切割肿瘤组织时局部温度可达到 300℃以上，容易出现组织热损伤及神经刺激；另一方面，单极电流平台需要高压电流和非导电性冲洗溶液（例如甘氨酸、山梨醇和甘露醇）以防止电流耗散，局部高温刺激和高压电流均可能导致闭孔神经刺激增加，进而引起闭孔肌痉挛或内收肌痉挛，导致闭孔神经反射发生，增加膀胱穿孔的风险。

与此同时，由于在运用单极电流能量平台实施 TURBT 期间，需要同时使用低渗非导电性冲洗溶液作为介质，创面局部吸收过量的低渗溶液所可能导致的 TUR 综合征，需要引起格外重视。

实施 TURBT 的另一个目标是提供足够的肿瘤组织样本进行病理学评价。在这一点上，由于单极电流切除肿瘤组织时局部温度较高，会发生明显的穿透性组织损伤以及样本组织炭化，进而形成焦痂，影响术后病理分级的准确判定。

正是由于单极电流能量平台存在以上诸多技术限制及固有缺陷，双极电流装置在 TURBT 中的应用逐渐走入了人们的视野。1983 年，Rothenberger 首次报道了运用双极高频电流设备能够安全有效地完成膀胱肿瘤的经尿道手术治疗。经过几十年的发展，双极电流设备不断完善与改进，已被全球大量循证医学证据证实能够安全有效地用于 TURBT 手术的实施。双极电流平台的原理为：电流在位于电切环上的两个电极之间形成回路，电流不通过患者。工作手件包括工作电极及回路电极，电切时高频电流在工作手件中的工作电极及回路电极中形成电流回路，不需要人体形成电流回路。这对于患有膀胱肿瘤的高危患者（如植入起搏器的患者或孕妇）更为安全。环形电极周围导电溶液的蒸发，射频能量将导电介质转换成高度电离的粒子的等离子体场，从而在 40～70℃的低得多的温度下破坏组织之间的有机分子键，减少对周围组织的热损伤的同时，最终可起到能量流阻力的作用，这反过来又允许较低的电压和能量输送，从而只需要更低的电压和能量就能发挥更好的切割和电凝特性。

双极电流能量平台的主要优点是能够在等张溶液介质中实施肿瘤切除，相较于单极电流设备要求的低渗溶液介质，可以有效预防 TUR 综合征的发生。单极电流止血的凝固层深度约为 0.1～0.3 mm，较为表浅，而双极电流止血的凝固层深度为 0.5～1 mm，相较单极电流设备凝血表现更好。与单极电凝止血相比，双极电凝的止血更准确，对周围组织的损伤也较小。双极电凝与组织接触面积小，可以做到精确的烧灼，安全性更高。

另一方面，在初始激活之后，双极电流能量平台可产生高压电流，其可在周围导电介质中产生等离子体层，在仅需较小能耗即可实现组织预期切割效果的同时，也意味着对闭孔神经更低程度的刺激，从而导致膀胱穿孔伴内收肌痉挛的风险大幅降低。

除了肿瘤切除的安全性和有效性良好之外，双极电流能量平台的另一个突出优势在于切除创面基底部产生焦痂较之单极电流能量平台显著减少，进而可为病理学家提供高质量的组织标本，这对于正确的肿瘤分级和分期至关重要。

总之，尽管随着新的能量技术及平台的不断问世与更新迭代，膀胱肿瘤的腔内治疗已进入了更为绚烂夺目的激光时代，但电流作为经典的能量形式，目前以及将来很长一段时期仍将在膀胱肿瘤微创治疗领域中占有不可或缺的一席之地。

二、等离子体

1998 年英国佳乐（GYRUS）公司将一种全新的等离子体技术（plasma kenitic 技术）用于泌尿外科手术，在国内称呼这种技术为 PK 技术。这种电刀在 2000 年左右开始陆续进入中国市场，并开始广泛应用。2005 年左右，佳乐（GYRUS）公司推出了具有划时代意义的 SP 超脉冲等离子电刀，型号：

744000。这种等离子电刀基于超脉冲技术，起弧迅速，切割顺畅，并且凝血也很优秀，一经推出，就在国内市场获得了巨大好评，到今天还有很大数量的医院还在使用这种电刀。2008 年，奥林巴斯收购佳乐（GYRUS）后，推出自己的 UES-40 电刀，并慢慢被后面推出的 ESG-400 替代。同期也涌现了许多其他优秀的等离子电刀，比如马丁（Martin）、宝娃（Bowa）、爱博（Erbo）、Storz、爱惜康等，这些等离子电刀都有各自的优点。2009 年，以做佳乐等离子电刀销售开始的珠海司迈公司亦推出了自己的等离子电刀。近几年，国内等离子电刀迅速崛起。

等离子电极为双极电极，该技术的原理是双极电极的等离子在局部区域内构成闭合回路，在通电的情况下会促使氯化钠溶液形成等离子球体，进而打断分子中的离子键、氢键及化学键，破坏其分子结构，从而导致病灶组织消融直至与基底脱离。工作时理论上不会有电流经过人体而对深部神经肌肉产生电刺激，加上其功率小、产生的温度低（组织表面温度仅为 40～70℃）、对组织热损伤小，实际应用中也发现，其虽不能完全消除闭孔神经反射，但对闭孔神经刺激大大降低。宋伟宁等在 2013 年首次提出用等离子针状电极行膀胱肿瘤的整块切除术，指出等离子针状电极在处理侧壁的肿瘤时，可以将针尖插入膀胱肌层将肌纤维挑起后切段，使闭孔神经反射更为可控。门群利等在利于针状电极性膀胱肿瘤整块切除术时也获得较好的效果，并且发现由于针状电极与组织接触面小，操作精准，可实现“雕刻式”手术；另外针状电极与镜鞘呈直角，即可以将组织挑起切割，使在闭口神经及输尿管口位置时可以尽量避免附带损伤，也可以比较容易地处理顶部、后壁等特殊角度处的肿瘤，还可以对瘤体进行逆推，利于保持正确的剥离平面。祝子清等着眼于基层医院，选择直接将原有的等离子“U”形电极在一定的模具中钳夹成“V”形电极，在不需要重新购置针状电极的情况下，达到和针状电极相似的临床应用效果。其他诸如柱状电极、杆状电极等也在尝试应用于临床。翟超等的研究显示，等离子整块切除肿瘤患者手术时间、术中出血量、膀胱冲洗时间、导管留置时间、肉眼血尿时间及住院时间等优于传统电切患者（$P<0.05$）。张修诚等的研究中，接受等离子切除术治疗的试验组膀胱冲洗时间、尿管留置时间、住院时间、肉眼血尿时间优于对照组传统电切患者（$P<0.05$），并发症率、复发率低于对照组（$P<0.05$），两组手术时间差异无统计学意义（$P>0.05$）。王伟等人的研究也与翟超等人的研究结果趋于一致。

虽然激光在膀胱肿瘤整块切除术中有良好效果，目前等离子并不是该术式的首选，但陈思阳等在针状电极和铥激光的对比研究中发现其基本可以达到与激光相当的效果。此外，荧光引导下的等离子切割能够清楚地将肿瘤组织和正常膀胱黏膜对比，增加完整切割率，减少切割副损伤。另外，等离子电刀的直角电极在处理膀胱后壁及顶部肿瘤时有也有独特的优势，也让那些仅配备有等离子设备缺乏激光设备的基层医院行膀胱肿瘤整块切除术成为可能，值得我们继续探索。

虽然临床上也曾利用普通电切环充当铲状电极对直径＜2 cm的肿瘤逆向推切实现了肿瘤的整块化切除，但对于较大的肿瘤仍需要分块切除，而且电切工作时，组织表面的温度可达100～300℃，对周围组织热损伤较大，切割肿瘤基底时存在破坏肿瘤或切割过深甚至穿孔的风险，处理输尿管口位置的肿瘤容易损伤输尿管口导致狭窄，最重要的是处理侧壁下方肿瘤易发生闭孔神经反射。所以，除肿瘤较小的或带蒂肿瘤外，一般不推荐使用电刀反复推切来进行膀胱肿瘤的整块切除。等离子是在电切的基础上进行的改革，虽不能完全消除但可以使闭孔神经反射的发生更为可控。等离子起初也是对肿瘤进行直接切割，但学者们发现原本用于治疗其他疾病如膀胱颈硬化切开的针状电极，在应用到膀胱肿瘤整块切除术时，也取得较好的临床效果，其直角电极在处理后壁及顶壁肿瘤具有独特的优势，此外也使得没有配备大型激光设备的基层医院行膀胱肿瘤整块切除术成为可能。

总之，目前等离子技术仍是膀胱肿瘤临床治疗中的重要微创治疗手段。等离子技术与激光手术相比，由于电极的针状装置能够极大缩小与肌肉组织的接触面，因而能够使临床操作更为精准，从而极大地减少了不必要的手术创伤。此外，该技术更有利于主刀医生处理特殊区域、角度的肿瘤，因此从理论上来说能够最大限度地切除病灶组织。我国等离子技术整块切除膀胱肿瘤起步相对较晚，但是近几年临床有诸多关于等离子技术的研究发表，在一定程度上增加了人们对于等离子技术的认识。相对于传统电切手术，等离子技术的疗效明显。但是，相对于激光手术，两者就各有千秋。

三、激光

激光技术在医学领域发挥着重要作用，参与着包括眼科，皮肤科等专科的临床实践。在泌尿外科，由于微创技术的发展和需要，激光也作为一个有效的工具得到了广泛的运用。

1. 激光手术的历史

1917年，阿尔伯特·爱因斯坦发现，高能级上的粒子受到某种光子的激发，会从高能级跃迁到低能级上同时辐射出与激发它的光相同性质的光，而且在某种状态下，能出现一个弱光激发出一个强光的现象。受激辐射理论被提出，为激光的产生奠定了理论基础。在40多年后的1960年，在众多物理学家包括爱因斯坦，Gorden等人的工作基础上，美国物理学家Maiman发明了世界上第一台激光器。而仅在激光发明的一年后，激光就已运用在医学领域中。

泌尿外科中激光的使用最早可追溯到1966年，Parsons等人最早报道了在犬类动物膀胱中的激光使用。到20世纪80年代，美国食品药品监督管理局就批准了钕激光和绿激光等在泌尿外科中的使用。至此，激光手术在泌尿外科开始得到广泛运用。

2. 激光手术的物理原理

激光作用于生物组织的作用称为激光生物效应，其中最为主要的效应为光热效应，光机械效应和光化学效应。

光热效应在临床使用最多，组织的消融、切割、止血均是利用其光热效应。在激光作用下，生物组织表明温度逐渐升高，最终不同温度使组织发生水肿、蛋白凝固，乃至于气化等变化，从而实现组织的止血及切割等功能。由于激光切割时同时伴有凝固效果，良好的止血性能使其受到青睐，因此被较为广泛地运用于外科手术中。

光机械效应是指生物组织吸收激光能量，当能量密度达到一定程度，组织便会发生气化并产生机械波的效应。光机械效应产生的冲击波是激光碎石的主要原理之一。

光化学效应是指以光能为激活能，在组织及细胞内引起化学反应，光动力疗法即是利用光化学效应。当光敏剂聚集在病理组织处时，光敏剂分子可以吸收合适波长的光照，并在氧气参与下促进细胞的死亡。光动力疗法在皮肤科的如基底细胞癌治疗等具有较好的临床疗效。在包括泌尿外科在内的其他专科领域，尤其是肿瘤疾病的相关治疗中，光动力疗法也是研究的热点，在相关报道中对于肿瘤治疗具有一定的临床作用。

3. 激光手术的优势

相较于传统的外科工具器械，激光具有其独特的优势。一方面，激光手术的精准切割使得损伤减小，在手术安全性上具有优势。激光的生物效应主要由激光光束本身的强弱以及相应的吸收介质对激光的吸收系数所决定。而目前外科手术所用的激光如铥激光和钬激光多数是以水为吸收介质，由于组织中含水量较为丰富，这使得激光对于组织的穿透效应小，损伤也相应较小。绿激光则以血红蛋白为吸收介质，这使得水吸收热量少，组织间的热传递更弱，且能够发挥更好的止血效果。更精准的切割及更小的损伤使得激光手术在保留功能手术及功能重建等操作中更有优势。在一些有特殊要求的手术中，激光手术的精准切割性能也能发挥出优势，如非肌层浸润性膀胱癌（NMIBC）手术中肌层的获取更方便，膀胱穿孔的风险也更减小。

激光的另一优势在于其优秀的止血性能。电切手术中，切割与止血往往使用的是不同的工作功率，在有明显出血时需要转换功率后分别进行切割和凝固。不同于电切手术切割与止血相分离的模式，由于激光与组织的相互作用原理不同，激光在气化或者切割后，会在创面形成一层凝固层，可以发挥良好的止血效果。切割与止血同步一方面使得手术视野也更加干净清晰，便于手术操作，此外也可以减少手术时间，降低麻醉相关风险。而且由于凝固层存在，术后的出血也相应减少，术后冲洗等的需求及时长也有减少，也可以降低再次手术进行止血的风险。

再者，激光手术不同于电切手术，切割过程中无电流的参与，因此能够完美地避免电切手术中一些难以克服的缺点。如膀胱癌手术中，电切环容易对电切组织造成灼伤，导致病理样本质量不合格，即使是使用双极电极也难以克服此缺点。激光手术的热损伤相对较小，标本的质量可以更符合要求。另一方面，NMIBC 手术中常因电流引发闭孔神经反射，容易造成膀胱穿孔等严重手术并发症，而激光手术则可以完美地避免此类事件发生。而且，电切由于导电性的原因，含有离子的冲洗液无法采用，只能使用含有甘露醇等成分的冲洗液。激光手术中则没有特殊要求，冲洗只需使用生理盐水即可，降低了发生经尿道电切综合征的风险。

此外，由于激光可通过软光纤传输，可以减少损伤的同时获得更完整的视野。同时光纤可重复使用，且石英光纤成本不高，手术的成本也可以大大降低。这些优点为激光手术的推广奠定了坚实的基础。

4. 常用手术激光的类型

激光技术发展至今，其种类已非常丰富。根据激光的增益介质、输出功率、输出波长、工作方式、脉冲宽度等可以对激光进行不同的分类。例如，根据输出方式，激光可分为连续激光和脉冲激光，且各具特点。连续激光具有稳定输出的特性，因此具有切割平顺、止血性能优异等特点，更加适合切割，止血等操作。而脉冲激光可以爆破式输出能量，因此是非常理想的碎石术工具。

根据增益介质又可以将激光器分为气体、液体和固体激光器，其中现今外科手术使用的多为固体激光器。固体激光器的增益介质多是将具有能产生受激发射作用的金属离子掺入晶体类基质中，其中基质晶体较为常用的是钇铝石榴石（Yttrium Aluminum-Garnet，YAG）。根据需要可掺入钕（Neodymium，Nd）、钬（Holmium，Ho）或铥（Thulium，Tm）等金属离子，最终组成掺钕（Nd：YAG）、掺钬（Ho：YAG）及掺铥（Tm：YAG）钇铝石榴石晶体。

钕激光通过 Nd：YAG 晶体中 Nd^{3+} 离子受激辐射产生，输出波长为 1064 nm，输出形式可以是连续激光和脉冲激光。由于其波长在血红蛋白和水的吸收峰之外，因此临床上穿透深度可达到 5～6 mm。早在 1983 年，Watson 等人使用脉冲 Nd：YAG 激光尝试了碎石，之后 Nd：YAG 激光更是在阴茎癌、膀胱癌、良性前列腺增生（benign prostatic hyperplasia，BPH）等方面得到了使用。但是 Nd：YAG 激光的能量利用效率极低，90%的能量以无用的热能方式散发了，又加之组织穿透深度过大，安全性不佳，现已逐渐被其他新型的激光所取代。

绿激光是 Nd：YAG 激光的衍生产品。通过增加一个磷酸氧钛钾（potassium-titanyl-phosphate，KTP）或三硼酸锂（lithium triborate，LBO）晶体转换的步骤，1064 nm 波长的 Nd：YAG 激光可被转换为 532 nm 的绿激光。不同于钬激光或铥激光以水为吸收介质，绿激光的波长为 532 nm，与血红蛋白的吸收波长接近，因此水吸收热量少，组织间的热传递更弱，止血效果较为满意。绿激光的组织穿透深度约为 0.8 mm，安全性相较于 Nd：YAG 激光大为改善，因此被广泛的运用于血供丰富组织如前列腺的手术中。

钬激光器通过激发 Ho：YAG 中 Ho^{3+} 离子，从而释放出波长为 2100 nm，脉冲时长为 350 ms 的激光。由于波长接近水的吸收波峰，因此钬激光产生的热量可以迅速被水吸收，从而使水膨胀，气化，产生破坏力。尤其是其脉冲释放的模式，使其成为激光碎石的极佳工具，并在临床实践体现出良好的疗效，将结石清除率提升至 90%以上。

由于热量被水迅速吸收，因此钬激光的组织穿透深度仅 0.4 mm，且只对 0.5～1 mm 的邻近组织产生热损伤。因为穿透深度较浅，钬激光拥有更好的精确度，因此从 20 世纪 90 年代初开始，钬激光在 BPH、输尿管狭窄、恶性肿瘤等泌尿系统疾病中得到了广泛使用，是现今泌尿外科使用最普遍的激光工具。

铥激光则是继钬激光之后的又一代激光工具，释放波长为 1940 nm，组织穿透深度仅 0.2 mm。2004 年，夏术阶等率先将其应用于前列腺增生的手术治疗。2005 年高旭等人将铥激光膀胱肿瘤整块切除术（thulium laser en bloc resection of bladder tumor，TmLERBT）应用于 NMIBC 的治疗。不同于钬激光的脉冲释放，铥激光可作为连续激光使用，且其组织穿透深度仅 0.2 mm，具有极高的精准度、止血效果好以及平顺切割等特点。因此，铥激光很快在结石，BPH 以及 NMIBC 等治疗领域得到了使用并显示出良好的临床效果。

5. 激光用于膀胱癌治疗

现今激光手术已经得到了广泛的使用，并在泌尿外科的临床实践中占有重要地位。在欧洲泌尿外科协会（European Associate of Urology，EAU）指南中，钬激光碎石系统是推荐的最有效的体内碎石术。对于 BPH，激光气化可以减少术后留置尿管时间以及住院时间，也被指南推荐作为一种可选的手术方式。在 NMIBC 等泌尿系统肿瘤中，研究者们也在不断探索激光手术的适用性。

在新发膀胱癌病例中，约 75%为 NMIBC。NMIBC 推荐的治疗方式是外科手术治疗，其中 TURBT 是众多指南推荐的标准术式。但在行 TURBT 的患者中，4%～6%的患者会出现术后并发症，最常见的包括泌尿系感染及血尿。此外，在行 TURBT 切除侧壁肿瘤时，高达 20%～30%的患者可能会出现闭孔神经反射，引发大腿内收肌群的剧烈收缩，甚至可能因此导致膀胱穿孔。为了克服电切术的这些缺点，泌尿外科医师引入了激光手术。

在激光发明不久后的 20 世纪 60 年代，Parsons 等人就使用激光在狗的膀胱中进行了手术操作以探索激光手术的适用性。到 70 年代，Staehler 等人系统性地在动物模型上探索了氩气激光和 Nd：YAG 激光对膀胱组织的切割功效和组织学改变，之后更是在 15 例患者中使用 Nd：YAG 激光进行了膀胱癌的切除。之后 Staehler 等扩大了病例数，在 39 例患者共 83 个膀胱病灶中进行了切除，充分阐明了激光手术在膀胱癌中的安全性及有效性。

继钕激光之后，钬激光作为新一代激光被得到了广泛使用。Johnson 等人使用钬激光在动物器官上做了前期研究，发现钬激光在肾脏、膀胱、前列腺手术中均显示出精准切割，止血性能优异等特点。1992 年，Johnson 在 15 个患者身上使用钬激光切除了 52 个复发的表浅型膀胱肿瘤病灶，阐明了激光切除在膀胱肿瘤治疗中的适用性和临床疗效。在钬激光之后，2005 年，铥激光开始在 NMIBC 的手术治疗中得以使用。迄今为止，钬激光、绿激光和铥激光都在 NMIBC 手术治疗中得到比较广泛的使用。

无论是钬激光还是铥激光，都具有激光系统的普遍优点。由于手术中无电流产生，因此避免了闭孔神经的反射，降低了膀胱穿孔的风险。另外，由于激光优越的止血性能，术后膀胱灌洗的时间也得以缩短，同时术后留置尿管和住院时间都相应减少。

与其他肿瘤有区别的是，NMIBC 的传统手术方式 TURBT 采用的是碎片式的切除，这造成了组织病理样本质量的不足。而激光手术一方面由于切割精准，所以更容易完成对肿瘤的整块切除（En bloc），从而使得标本完整，更加利于病理学分级。另外由于没有热灼伤等对样本切缘造成损坏，因此激光手术在获取包含肌层的优质病理样本方面具有一定优势。

碎片式切除带来的另一个问题是肿瘤控制效果。研究也表明，TURBT 手术可能导致肿瘤细胞在膀胱以及循环系统中播散，这可能是膀胱癌高复发率和高进展率的原因之一。而激光手术往往使用的 En bloc 切除方式，一般不直接切割肿瘤组织，而是将肿瘤及边缘组织整块地剜除，这一方面使得样本质量更高，利于组织病理学分级，另一方面也减少了肿瘤细胞播散的可能性。部分荟萃分析的结果提示，激光手术可能拥有更好肿瘤控制效果，但由于纳入研究质量及数量的不足等原因，结论尚需更多证据佐证及明确。

在 NMIBC 的手术治疗推荐中，激光手术本身的价值在于为 En bloc 切除提供合适的工具，其是否本身优于传统的电刀以及哪种激光最为合适尚存在争议，需要将来的研究来明确各种手术工具的适用范围。

6. 膀胱癌激光治疗的未来

现今激光手术在泌尿外科得到了较为普遍的运用，并体现出其独特的优势。在碎石术中，钬激光系统击败了其他对手，成为指南推荐的最佳碎石工具。在 BPH 的治疗中，钬激光和铥激光也被推荐作为一线治疗的手段适用于大体积前列腺的手术治疗。这些成果充分肯定了激光工具的优势及地位，但现今对于膀胱癌的激光治疗研究仍旧存在一些问题，对激光研究领域中的一些关键问题无法做出回答。

缺乏高质量的研究是膀胱癌激光手术发展的主要障碍。激光手术在临床的推广使用需要高质量临床研究的支持，如钬激光在碎石和 BPH 治疗中的地位是通过多项 RCT 研究的共同支持建立的。现有的在膀胱癌等领域的激光研究多是回顾性的研究甚至是临床前研究，证据强度不足以证实激光手术的优势。

一方面，需要总结现有回顾性研究的特点及不足，分析激光手术优势不明显的可能原因从而在将来的研究中进行改进。例如在 NMIBC 中，激光手术的肿瘤控制效果改善有限，其中可能是低危性的患者纳入过多，使得复发结果难以产生显著区别。通过限定纳入标准，不同手术方式之间的远期效果可能会不同，从而进一步地确认激光手术的适用区间。

另一方面，需要科学合理地设计证据等级更高的前瞻性的 RCT 研究，以提供最充足的证据来支持激光手术的可能优势。再进一步，多中心的大样本的研究有利于确认具体哪些亚组的患者更易从激光手术受益，而哪些患者激光手术与普通手术方式并无差异，从而可以指导科学的临床诊疗方案的制订，节省医疗资源和经济成本。

激光手术在泌尿外科的诸多领域得到了较为广泛的运用，并且在碎石、BPH 治疗等方面成为一线治疗方法。研究者们也在不断探究不同的激光能否改善现有外科手术治疗方式的不足，并取得了一定的进展。现在尚需更多的研究来进一步改善各类激光工具的性能，另一方面也需要更多临床研究，来确认不同激光的优势及适用范围。

四、光动力技术

光动力疗法（photodynamic therapy，PDT）作为一种现代医学治疗手段，其历史可以追溯到 20 世纪初。最早的研究工作主要集中在如何使用光敏剂和特定波长的光来治疗细菌感染。然而，真正推动这一领域进展的是 20 世纪 70 年代末和 80 年代初的一系列突破性研究。这些研究主要集中在如何利用光动力技术来治疗癌症，特别是皮肤癌。

随着更多光敏剂（如 5-氨基乐伏林酸）和更高效的光源的开发，光动力技术逐渐获得了更广泛的应用。更进一步地，对于光动力机制的深入理解，使科学家们能够更精确地定位肿瘤细胞，并在治疗中达到更高的准确性和效果。

由于光动力技术在皮肤癌等方面的成功，它很快就被引入到更多的医学领域中，包括消化系统疾病、呼吸系统疾病和眼科疾病。特别是在消化系统和呼吸系统的癌症治疗中，光动力技术由于其微创性和高效性而受到高度关注。

光动力疗法已被认可为癌症治疗的一种替代治疗。与传统治疗手段（例如手术、化疗和放疗）相比，光动力疗法具有以下优点：①高度的肿瘤破坏选择性；②非侵入性和低副作用；③无明显的药物耐受性；④易于与其他治疗手段结合。

（一）光动力疗法的基本原理

在光动力疗法中，肿瘤是通过活性氧（reactive oxygen species，ROS）如羟基自由基（·OH）、单线态氧（$^1O_2$）和超氧自由基（·O_2^-）来破坏的，这些 ROS 是由激发态的光敏剂（photosensitizers，PSs）和氧（O_2）反应产生的。这是一种高度局部化的效应，因为 ROS 具有高反应性和短寿命。

详细的光化学过程：光敏剂（PS）吸收一个适当波长的光子，并从其基态（S_0）跃迁到第一单线态激发态（S_1）或第二单线态激发态（S_2）。S_2 会通过内部转换（internal conversion，IC）迅速衰减（约为飞秒级）到 S_1。S_1 也是不稳定的，具有纳秒级的寿命，因此会在 IC 过程中失活，或者作为光发射（荧光）或产生热量。同时，S_1 也可能经历系统间跃迁（intersystem crossing，ISC）形成更稳定的三线态激发态（T1）。T1 具有较长的寿命（约为微秒级），并可以经历一系列光化学反应，如磷光发射，以及能量转移给 O_2 以产生 $^1O_2$（称为Ⅱ型光动力疗法过程）。此外，T1 还可以通过电子转移机制与细胞内底物（例如核酸、蛋白质和脂质）反应，形成自由基，这些自由基进一步与 H_2O 或 O_2 反应，产生其他 ROS，如 $\cdot OH$ 和 $\cdot O_2^-$。这个过程被定义为Ⅰ型光动力疗法过程。

半导体纳米材料在光照射下可以产生电子-空穴对，分离出的电子和空穴进一步与 H_2O 和 O_2 反应，生成 $\cdot OH$ 和 $\cdot O_2^-$。最近，还报道了一种新的 ROS 生成机制，即热诱导形成 ROS。极端的热量增加了热电子发射，这些电子进一步与周围介质反应，产生 ROS。此外，一些具有大 π 共轭结构的有机分子被证明能够在低温下通过形成内过氧化物储存 $^1O_2$，而在热条件下，储存的 $^1O_2$ 可以被释放以杀死癌细胞。目前使用的大多数 PS 主要通过Ⅰ型机制起作用，而且普遍认为 $^1O_2$ 主要负责对生物组织和细胞的光动力破坏。

光动力技术中所描述的光细胞毒反应仅发生在病理组织内，即光敏剂分布区域，实现了选择性的破坏。光敏剂在癌细胞中的浓度明显高于正常细胞。这种生物分布的原因可能是光敏剂倾向于与低密度脂蛋白（LDL）优先结合。LDL 的作用是向组织供应必要的胆固醇，以在细胞分裂期间形成细胞膜。急剧分裂的癌细胞显示对 LDL 脂蛋白的增加摄取，LDL 脂蛋白充当光敏剂运送到癌组织的“运输者”。此外，具有增加有丝分裂活性的组织在细胞表面表现出过多的 LDL 脂蛋白受体表达。光敏剂对血清脂蛋白，尤其是 LDL 的亲和力，在将这些药物传递到肿瘤组织中起着重要作用。现在已知光动力疗法会导致系统性的抗癌反应。光动力疗法影响肿瘤的血管系统并刺激免疫系统。不适当组织的破坏过程由凝血过程的激活（肿瘤血管的阻塞）和炎症细胞的局部积聚予以补充。逃脱了光动力疗法直接光细胞毒作用的癌细胞仍然可以通过光动力疗法对肿瘤血管的间接影响来破坏。活性氧物质损害血管内皮细胞，激活凝血过程，促使血小板聚集并通过形成血栓堵塞血管。由于血管阻塞，肿瘤组织持续低氧导致细胞死亡。此外，光动力疗法方法的有效性与机体的系统性抗癌免疫反应相关。光动力疗法破坏了肿瘤的结构，从而促使免疫细胞与癌细胞之间的直接互动。在肿瘤组织中的直接破坏导致强烈的炎症反应和白细胞浸润。膜的光损伤导致磷脂酶的激活，然后是环氧合酶，引发了炎症介质-脂质水解产物和花生四烯酸代谢产物的大规模释放。血管壁的光损伤吸引了中性粒细胞和巨噬细胞。中性粒细胞脱颗粒以及溶酶体酶和趋化因子的释放进一步有助于破坏肿瘤组织，加剧了早期照射引发的破坏过程。

（二）光敏剂

光动力疗法的3个关键元素之一，除了光和氧气外，就是光敏剂的存在。这些染料被定义为能够吸收特定波长的光，触发光化学或光物理反应的物质。就像每一组药物一样，可以区分出描述理想光敏剂的一组特性和条件。

（1）高度的化学纯度。

（2）室温下的稳定性。

（3）只在特定波长存在时有光敏效应。

（4）高光化学反应性。

（5）最大光吸收应在600～800 nm的波长范围内，超过800 nm的波长的光吸收不提供足够的能量来激发单线态的氧和其他活性氧种的产生。

（6）在400～600 nm范围内的最小吸收。这可以防止可能由阳光引起的过度光敏性。

（7）吸收带不应与体内其他物质（包括内源性染料如褪黑素、血红蛋白或氧合血红蛋白）的吸收带重叠。

（8）在黑暗中的最小细胞毒性。

（9）在体内组织中易溶解。

（10）对肿瘤组织的高选择性：光敏剂应在受影响区域内缓慢移除，至少停留几个小时，但应从健康组织中快速排除，从而最小化治疗的光毒性副作用。

（11）价格便宜，合成简单，易于获取。

1. 第一代光敏剂

光敏剂与光结合的第一个应用可以归因于一名来自慕尼黑的医学生奥斯卡·拉布。在用吖啶染料进行实验时，拉布注意到用染料处理然后照射过的原生动物中出现了荧光。这一现象触发了氧气的消耗和有毒效应，导致原生动物死亡。拉布将他的观察结果呈现给塔皮纳教授，后者在1904年解释并描述了这一现象，称之为“光动力效应”。不久之后，在1905年，使用5%的曙红溶液进行了首次有效的皮肤癌治疗尝试。然而，这种治疗没有得到广泛关注，并被遗忘了几十年。

光敏剂在20世纪70年代首次由托马斯·多尔赫蒂博士及其同事在商业规模上引入治疗。他们测试了一种名为“血卟啉衍生物”（hematoporphyrin derivative，HpD）的水溶性卟啉混合物。HpD 是通过纯化和化学修饰第一个用作 PS 的卟啉-血卟啉（Hp）获得的。与 Hp 相比，HpD 显示出更好的肿瘤组织选择性和更低的皮肤光敏潜力。随后，从 HpD 中分离出的卟啉二聚体和寡聚体在商业上以“Photofrin”为名推出。目前，Photofrin 仍然是最常用的 PS。尽管在光动力疗法中有广泛的应用，该制剂由于以下性质有一些临床应用的局限性：低化学纯度（它是超过 60 种分子的混合物）或由于在相对短的波长 630 nm处的最大吸收而导致的组织渗透性差。此外，由于 PS 的长半衰期和其在皮肤中的高积累，光动力疗法后皮肤对光的过敏反应可能持续数周。第一代光敏剂的这些缺点促进了对新化合物的研究，并促成了第二代光敏剂的发展。

2. 第二代光敏剂

早在 20 世纪 80 年代，就开始了对下一代光敏剂的研究。数百种具有潜在光敏特性的物质被提出，其中只有少数几种用于临床试验。正式获得用于抗癌光动力疗法的临床使用批准的物质数量更少。目前，第二代光敏剂的组成包括血卟啉衍生物和合成光敏剂，如 5-氨基乐伏林酸、苯卟啉衍生物、德萨菲林、硫嘌呤衍生物、氯素以及细菌氯素类似物和酞菁。5-氨基乐伏林酸（ALA）的使用被证明是一个重要的发现——前体是原卟啉Ⅸ。ALA 是一种前药，只有在转化为原卟啉后才成为活性 PS。因此，ALA 或其酯可以在许多临床应用中局部或口服使用。第二代光敏剂的特点是具有更高的化学纯度，更高的单线态氧生成率，以及由于其在 650～800 nm 波长范围内的最大吸收而更好地渗透到深层组织。此外，由于对癌组织的更高选择性和从体内更快地排除，它们显示出更少的副作用。第二代 PS 的主要缺点是其在水中的溶解性差，这在其静脉给药中是一个显著的限制因素，迫使寻找新的药物传递方法。

3. 第三代光敏剂

第三代光敏剂的发展基于合成具有更高亲和力的物质到肿瘤组织，从而减少对周围健康组织的损害。光动力疗法在肿瘤学中广泛临床应用的问题还包括制备能够进行光敏剂的肠外给药的药物程序的困难。新的药物传递系统正在出现，有效地增加了光动力方法的生物利用度。为了增加药物的选择性，采用了以下光动力疗法的修饰。

（1）将第二代光敏剂与针对目标受体的分子结合。

（2）将光敏剂与 LDL 脂蛋白结合，由于增殖的肿瘤细胞需要更多的胆固醇用于细胞壁的合成。

（3）将光敏剂与针对癌细胞特异性抗原的单克隆抗体结合。

（4）使用肿瘤表面标志物，如生长因子受体、转铁蛋白受体或激素（例如胰岛素）。

（三）光动力光源性质

光动力治疗（光动力疗法）中，光敏剂（PS）是核心元件，其内在特性对治疗效果产生重要影响。然而，临床上使用的 PS，包括卟啉和酞菁（Pc）衍生物，存在一个主要限制，即它们的主要吸收带位于紫外-可见（UV-vis）范围，其中光在组织中的穿透深度较浅。光源必须具备两个关键特性：首先，它必须有适合的光谱范围，以匹配所使用的光敏剂的吸收峰波长；其次，它必须具备足够的组织穿透深度和最小的能量损失。大多数用于光动力冷疗法的光敏剂在可见光范围内具有最大的吸收。然而，生物组织中存在许多内源性色素（如细胞色素），它们也可以吸收可见光。此外，生物组织的异质结构导致了光的散射，使得光变得分散并失去方向。通常情况下，可见光中的长波长红光只能在组织中穿透几毫米深，这使得 PDT 对于深层肿瘤具有挑战性，因此需要采用一些方法，如组织内光传递。较长波长的近红外光相对于可见光来说，能够最小化组织的散射，同时具有超过 1 cm 的穿透深度。因此，科学家们致力于设计和合成近红外（NIR）光激发的光敏剂，因为与紫外和可见光相比，NIR 光可以提供更大的穿透深度，并对正常组织产生较低的光毒性。

然而，大多数具有强吸收在光动力疗法光学窗口（700～1000 nm）内的有机 PS 通常表现出疏水性，导致在水溶液中的聚集状态和单线态氧（$^1O_2$）生成及荧光量子产率的降低。为解决这个问题，双光子激发（TPE）技术采用 NIR 脉冲激光作为激发光源，具有吸引力。在 TPE 光动力疗法中，通过吸收两个具有相同频率的光子，PS 的一个电子从其基态（S_0）激发到一个激发电子态（S_1或 S_2），然后通过 I 型或 Ⅱ 型过程杀死癌细胞。这种方法具有以下独特的优势：①由于 NIR 激光具有更好的光穿透能力，TPE 光动力疗法可以破坏更深层的肿瘤；②TPE 光动力疗法提供比传统单光子激发（OPE）光动力疗法更精确的光疗法和更高的荧光成像空间分辨率。

另外，上转换纳米颗粒（UCNPs）是一种应用于光动力疗法的新兴技术，它们由稀土元素和镧掺杂物构成，可以吸收多个光子，进一步产生高能量的反斯托克斯荧光。UCNPs 已经应用于生物传感、生物成像和光动力疗法等领域。然而，在设计具有特定特性的 PSs 方面仍然存在挑战，包括在活体内适当地保留时间、出色的生物相容性和光稳定性、在光动力疗法光学窗口内的高吸收性能，以及高 ROS 生成效率。

在选择光源方面，蓝光在组织中的穿透效率最低，而红光和红外辐射能更深入地穿透组织。600～1200 nm 之间的区域通常被称为组织的光学窗口。然而，只有大约到 800 nm 的光才能产生$^1O_2$，因为更长的波长没有足够的能量来引发光动力反应。因此，在不同光动力疗法适应证下，需要选择适当的光源，考虑 PS 的吸收谱、疾病特性、成本和大小等因素。

最后，光动力疗法的临床效果受剂量学影响，包括总光剂量、光暴露时间、光传递模式和光通量率等参数。因此，选择最佳的 PSs、光源和治疗参数组合对光动力疗法的成功至关重要。

（四）器械演变

1. 第一代设备和其局限性

最早期的光动力疗法设备（第一代设备）是在 20 世纪 80 年代首次引入医学领域的，它们主要依赖传统的光源，如汞氙灯或氩激光，来激活光敏剂。然而，这些设备在实际应用中暴露出一系列明显的局限性。首先，它们通常体积庞大、笨重，难以灵活地应用于内腔治疗，如膀胱癌等。这使得治疗程序复杂且不太适合一些临床场景。其次，这些第一代设备的能量输出和波长范围相对有限，限制了其在不同类型的疾病治疗中的应用。特别是在需要深层组织治疗的情况下，这种局限性变得尤为显著。

2. 第二代、第三代设备的改进和优势

随着光学和生物医学工程领域的不断进步，第二代和第三代光动力疗法设备应运而生，为该领域带来了革命性的变化。这些新一代设备采用了更为先进的光源技术，例如半导体激光和 LED 光源。相较于第一代设备，它们展现出明显的优势。首先，这些设备更加便携和灵活，使得治疗过程更容易进行和控制。其次，它们具备更大的能量输出和更广泛的波长范围，从而扩大了光动力疗法的应用范围。例如，一些第三代设备已经可以通过纤维光导管直接将光传递到膀胱或其他体腔内部，实现了治疗的高度精确性。

（五）当前和未来可能的技术革新

当前，研究人员积极探索着如何进一步优化光动力疗法的治疗效果。一个有潜力的方向是利用纳米技术来实现更为精确的药物输送。这意味着将光敏剂封装在纳米粒子中，使它们能够精确地传递到病变组织区域，以增强治疗效果并减少对正常组织的损伤。未来，我们可能会看到更先进的实时成像技术的应用，以更精确地监测光动力疗法治疗的效果。这些实时成像技术可以帮助医生更好地控制光源和药物之间的相互作用，确保治疗目标得以高效达成。

光动力技术结合了特定波长的激光和光敏药物，能够在相对较低的副作用

下，有效地消除或缩小肿瘤。更重要的是，这项技术在保膀胱治疗中的应用，为避免全膀胱切除术带来的生活质量损失提供了新的可能性。膀胱癌是 Photofrin 首个获得批准用于治疗的疾病，这一批准由加拿大卫生部在 1993 年颁发，用于治疗复发性的浅表性乳头状膀胱癌。然而，由于可能导致膀胱收缩和纤维化等不良反应，该方法在这一应用场景中受到了限制。更进一步，一个三期临床试验显示，单次应用 Photofrin 进行的光动力疗法并没有比现有的非肌肉侵袭性膀胱癌患者的卡介苗（BCG）灌注治疗更有效。尽管如此，包括 5-氨基乐伏林酸和己氨醇在内的其他光敏剂作为灌注剂的开发，重新引发了人们对使用光动力疗法治疗膀胱癌的兴趣。在临床研究中，利用 HAL 进行蓝光照明的光诊断方法已被证明能提高膀胱癌标准膀胱镜检查的诊断准确性。这一诊断手段 2004 年在瑞典、2006 年在整个欧洲以及 2010 年在美国获得了批准。另外，TLD-1433 作为首个进入人体临床光动力疗法试验的钌基光敏剂，目前正在进行二期临床试验，该试验旨在通过膀胱内灌注来治疗非肌肉侵袭性膀胱癌。

光动力疗法有望持续改进，以满足更多种类型和阶段的膀胱癌患者的需求。作为一种较为温和、创伤小且恢复快的治疗方法，它可能会逐渐替代或补充传统的治疗方式，从而在保膀胱治疗领域产生长远影响。

第三节　诊断技术发展在膀胱癌保留膀胱治疗中的作用和价值

一、影像技术

1. 影像学诊断方法概述

影像学检查在膀胱癌的临床诊疗中发挥重要作用，准确的肿瘤术前分期对于患者治疗方式的选择及预后评估至关重要。目前，影像学检查方法主要包括：超声、计算机断层扫描（computed tomography，CT）和核磁共振成像（magnetic resonance imaging，MRI）。膀胱肿瘤术前影像评估内容主要包括局部区域分期和远处转移。

CT 检查具有空间分辨率较高及成像速度快的特点，曾被作为膀胱癌诊断和分期常用的影像学检查方法，但其软组织分辨率相对较低，在膀胱癌评估中受到限制，尤其是小的病灶，且无法区分残存肿瘤与炎性病变及活检治疗后的变化。CT 扫描的目的通常是评估区域淋巴结受累情况和远处器官转移情况，其在膀胱癌局部 T 分期中价值非常有限。

近年，MRI 在膀胱癌诊断中越来越受到重视，其不仅具有较高的软组织分辨率，且功能成像的应用可进一步提高诊断准确性，如扩散加权成像（diffusion weighted imaging，DWI）、动态对比增强（dynamic contrast enhancement，DCE）等。目前在临床实践中，以包含常规平扫（T2WI）、DWI 及 DCE 的多参数磁共振成像（multiparametric MRI，mpMRI）在膀胱癌诊疗中应用最为广泛，具有不可替代的地位。MRI 显示出良好的安全性、较高的软组织分辨率，并可多方位、多层面、多序列成像，较好地区分肌层浸润、周围组织侵犯、局部或远处转移情况，明显提高了膀胱癌术前分期的诊断准确率及疗效评估价值。

2. CT 的优势和局限性

CT 对软组织的分辨率有限，无法清晰显示膀胱壁肌层，在 NIMBC 诊断中存在 T 分期不足的风险；对于 MIBC，可同时评估膀胱及上尿路的病变、邻近器官（前列腺或精囊等）以及周围脂肪的受侵情况、是否存在淋巴结转移和远处转移等。研究报道，CT 诊断膀胱癌周围组织或周围脂肪受侵的敏感度和特异度较高，但在 TURBT 术后疗效评估中价值有限。

3. MRI 在膀胱癌诊疗中的应用进展

MRI 是一种无创成像技术，具有较高的软组织分辨率，能够准确显示膀胱及膀胱肿瘤局部解剖结构和组织层次，显示出在其在膀胱癌诊断及预后评估方面的巨大优势，因而被作为术前诊断、局部分期的可靠评估工具，成为不可替代的影像学检查方法。

T2WI、DWI 和 DCE 是 mpMRI 的关键序列，扫描图像范围应包括整个膀胱、近端尿道、盆腔淋巴结等。膀胱属于中空的盆腔器官，约 1/3 的肿瘤来自三角区、膀胱颈区和输尿管口，更多的肿瘤来自侧壁，而常规轴位的扫描图像对膀胱颈区和后壁的肿瘤基底部显示欠佳，因此推荐在扫描序列中至少包括两个扫描方位，保证获得垂直于肿瘤基底的切面。建议使用高场强 MRI（1.5 T 或 3.0 T）扫描，以实现适当空间分辨率和信号噪声比，还建议使用至少 16 个通道的多通道相控阵体部线圈。但如果扫描范围或成像平面不合理，2D 的 T2WI 不允许进行回顾性后处理，3D FSE 采集可以依据阅读者需要重建垂直于肿瘤基底的任意平面，这将有助于提高检查效率和诊断效能。

正常膀胱壁由 5 层结构组成，分别包括：黏膜层、固有膜、黏膜下层、固有肌层和浆膜层。在 b 值为 800～1 000 s/mm^2 时，膀胱癌与周围组织存在明显的信号对比，并保持较高的图像质量。MRI 空间分辨率允许区分膀胱“内层”（黏膜和固有层）、“外层”（固有肌层）和膀胱周围脂肪组织。固有肌层构成膀胱壁的主体，在T2WI序列中呈低信号，在DWI序列中呈轻度高信号，在DCE动脉期图像上，黏膜层和黏膜下层表现为早期强化，而在静脉期和延迟期中，固有肌层表现为延迟均匀强化；在常规T2WI和DWI图像上无法显示黏膜层、固有膜层和黏膜下层。

膀胱癌病灶多位于膀胱腔内，在T2WI序列上呈稍高信号，DWI序列中肿瘤呈明显高信号，同时具有低信号蒂或低信号内层增厚，DCE序列可见与肿瘤相邻的完整的黏膜下连续的线性强化，上述影像特征的出现可诊断为NMIBC；带蒂肿瘤的瘤柄由水肿的黏膜下层、纤维组织和毛细血管的混合物组成，DWI表现为低信号，这种肿瘤的蒂是NMIBC的特征之一，典型的带蒂乳头状肿瘤显示为“C”形高信号区域，同时具有低信号蒂或黏膜下增厚，被称为“尺蛾”征，且T1期膀胱癌此征象的缺失是肿瘤进展的独立危险因素。当膀胱癌侵犯膀胱壁肌层，在T2WI序列上表现为低信号的肌层连续性中断，DWI呈高信号，增强则表现为局部肌层早期强化，强化幅度与瘤体强化相当。明确每个序列的特征，在术前应用合适的MRI检查方案对于治疗策略的制定至关重要。上述3个序列联合应用作为主观评价肌层浸润的依据，可获得较高的诊断准确性（AUC=0.96），结合形态学的mpMRI已被证明可作为膀胱肿瘤检测和准确分期的检查方法。

除mpMRI各序列形态学特征外，定量的MR参数对膀胱癌的诊断亦可提供帮助。DWI反映了水分子的扩散程度，以非侵入性的方式提供了组织的生理学特征，其对比度来自水分子布朗运动的差异，可作为生物标志物用于定量反映肿瘤的病理、生理学信息。通过定量功能参数的测定及不同数据处理模型、影像组学的应用，DWI不仅可实现膀胱肿瘤术前分期及分级的诊断，同时可一定程度上区分肿瘤残留与术后反应，优于T2WI和DCE序列；还可实现膀胱癌生物学侵袭性及预后的评估。DCE通过静脉注入造影剂，动态观察肿瘤的强化，可用于评估肿瘤的血管生成、肌层侵犯以及膀胱外侵犯范围。肿瘤强化归因于血管密度、平均血管直径和血管壁通透性增加，膀胱癌中的微血管密度和肿瘤的分级、分期及潜在的恶性程度相关，是评估肿瘤血管生成活性和肿瘤新血管形成的有价值指标，该技术无创且快速，具有一定的优势。

2018年由欧洲泌尿学会、欧洲泌尿影像学会和日本腹部放射学年会多学者利用现有文献达成共识，制定膀胱影像报告和数据系统（vesical imaging-reporting and data system，VI-RADS），旨在标准化膀胱肿瘤的MR扫描协议、提供结构化的报告系统和肌层浸润的风险评分，重点是实现可重复的且准确的局部肿瘤分期方法。VI-RADS 评分的基础序列为 T2WI 不压脂序列，该序列可清晰显示肿瘤及邻近膀胱壁的形态学特征，评估膀胱固有肌层的连续性；主要功能序列为 DWI，正常的膀胱肌层呈连续的中等信号，当肌层受肿瘤浸润时，可表现为中等信号连续性中断或消失，被高信号的肿瘤组织替代；在 DWI 序列诊断不理想或不明确的情况下，DCE 可作为补充序列用以评估膀胱肌层的连续性。该共识分别详细概述了肿瘤 T2WI、DWI 和 DCE 的评分依据，依据评分流程最终获得总体的 VI-RADS 评分，生成肌层浸润的概率（1，可能性极低；2，可能性低；3，可能性中等；4，可能；5，极可能）。VI-RADS 系统的诊断依赖于专家视觉感知判断，仍属于一种半定性的诊断方法（VI-RADS 分类评估标准及评分流程图、病例图如表 2-1、图 2-1 及图 2-2 所示）。

表 2-1　MRI 序列的 VI-RADS 分类评估标准

VI-RADS	T2WI	DWI	DCE
1	连续的低信号线代表完整的固有肌层（病灶直径 < 1 cm，外生性肿瘤有/无蒂，有/无内层增厚）	固有肌层呈连续的中等信号（病灶直径 < 1 cm，DWI 呈高信号，有/无蒂，有/无低信号的内层增厚）	固有肌层早期未强化
2	连续的低信号线代表完整的固有肌层（病灶直径 > 1 cm，外生性肿瘤有蒂，伴或不伴高信号内层增厚；无蒂的肿瘤存在内层增厚）	固有肌层呈连续的中等信号（病灶直径 > 1 cm，DWI 呈高信号，有蒂，有/无低信号的内层增厚；或伴低信号内层增厚的无蒂性肿瘤）	固有肌层早期未强化，内层早期强化
3	不符合 2 类评分标准，无蒂的外生性肿瘤或宽基底肿瘤不伴内膜层增厚，固有肌层低信号连续	缺乏 2 类表现，但固有肌层呈连续的中等信号	缺乏 2 类表现，但固有肌层早期未见强化
4	低信号线中断提示肿瘤延伸至固有肌层	肿瘤呈高信号，延伸至固有肌层	肿瘤早期强化局部延伸至固有肌层
5	中等信号的肿瘤延伸至膀胱外，提示整个膀胱壁和膀胱外组织的浸润	肿瘤呈高信号，延伸至整个膀胱壁及膀胱外脂肪	肿瘤早期强化可扩展至整个膀胱壁及膀胱外脂肪

注：T2WI，T2 加权成像；DWI，扩散加权成像；DCE，动态对比增强。

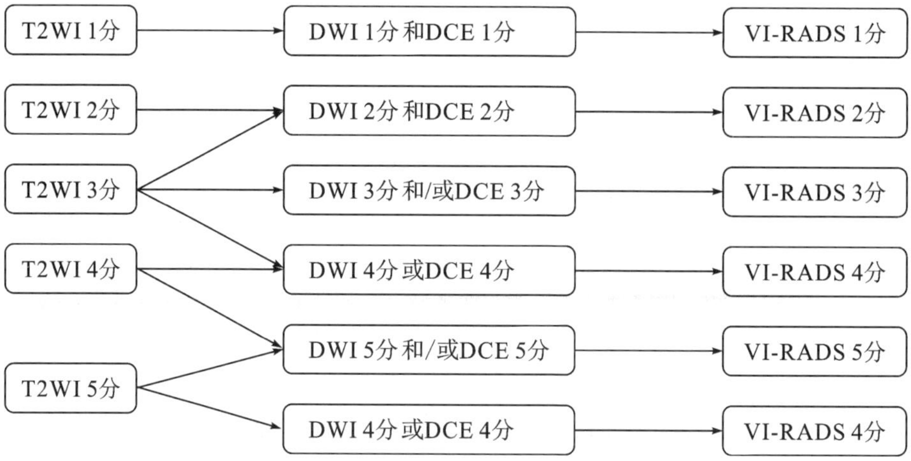

图 2-1 VI-RADS 评分流程图

VI-RADS 评分在检测膀胱癌肌层浸润方面显示出良好的诊断效能，证实了该系统的诊断准确性和可重复性，成为未经治疗的膀胱癌患者肌层浸润评估的有效手段，使用 VI-RADS ≥3 和≥4 作为截断值评估肌层浸润的诊断效能，均可获得较高的诊断准确性，应根据个体化条件选择性地利用。基于双平面小视野扩散加权成像（reduced field of view DWI，rFOV DWI）的 VI-RADS 提高了膀胱癌肌层浸润的预测能力，双平面 DWI 扫描可能比单平面扫描提供更多的诊断信心，且图像质量得到明显的改善，适于广泛推广应用。多项研究证实，由 T2WI 和 DWI 组成的双参数 MRI（bpMRI，T2WI＋DWI）方案对于检测膀胱癌肌层浸润的诊断效能与 mpMRI 方案相仿，省去 DCE 序列则避免了含钆造影剂的使用，降低检查费用的同时缩短检查时间。在考虑单一序列时，DWI 在诊断肌层浸润中的诊断效能很高，同时，阅读者的诊断经验不会显著影响诊断效能，且阅读者间一致性非常好，肿瘤大小及形态对 bpMRI 的准确性影响很小。

VI-RADS 对于膀胱癌肌层浸润评估的准确性得到认可，但仍属于主观评分，不同专业水平的放射科医师仍具有良好的一致性。然而对于小病变的评估，阅读者之间有显著差异。VI-RADS 广泛应用不仅限于放射科医师，泌尿外科医师对于其接受程度和熟练应用对于患者的管理和治疗方式的选择至关重要。有研究结果显示，放射科医师和泌尿外科医师的观察者间一致性良好，泌尿外科医师对 DCE 序列评分的敏感度和特异度明显低于放射科医师，然而整体 VI-RADS 评分的准确度没有显著差异。因此，非对比增强的 VI-RADS 更值得在泌尿外科医师中广泛推广和应用。同时，VI-RADS 评分的使用适合多

VI-RADS 1

VI-RADS 2

VI-RADS 3

VI-RADS 4

VI-RADS 5

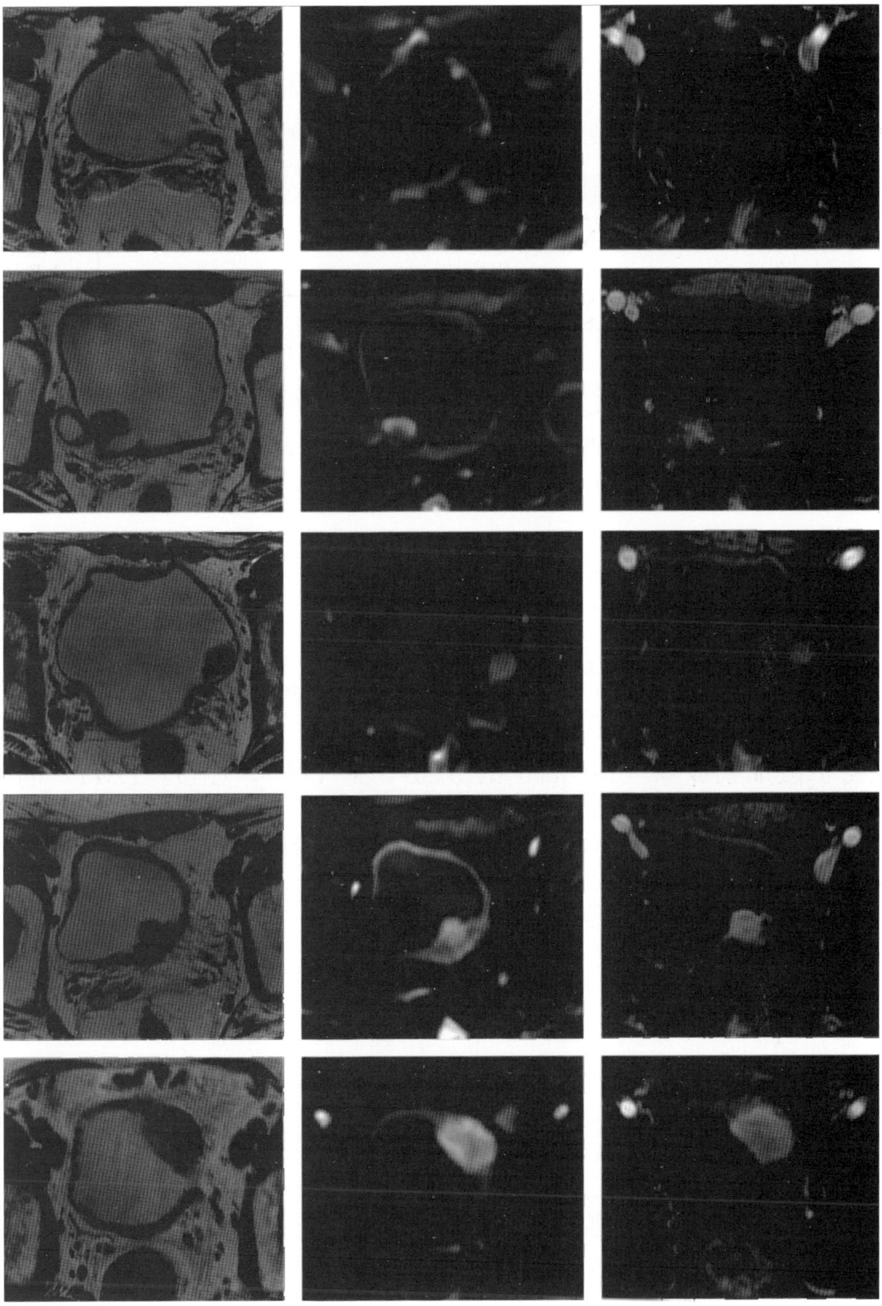

图 2-2 VI-RADS 评分典型病例图

种情况，目前最适合在 TURBT 前和膀胱内灌注化疗之前，术前的 MRI 和 VI-RADS 评分可能被用作预测疗效并帮助更好地选择治疗肿瘤的方法。在高危 NMIBC 患者中，VI-RADS 评分可用于疾病的风险分层，并作为肿瘤二次切除或避免二次切除的指征。膀胱癌具有高复发率的特点，在监测随访中，MRI

可能是膀胱癌检查随访的可靠、非侵入性的替代方法，减少了疾病相关的费用，在这种情况下，必须考虑治疗后膀胱壁产生的结构变化。在T2WI图像上，继发于外科手术的纤维化或炎症改变引起的膀胱壁增厚，可能被误诊为肿瘤的复发或残留，为了克服这些问题，功能序列（如DWI及DCE）的应用被证明在鉴别膀胱肿瘤良恶性方面是可靠的。

在最初的VI-RADS共识中，建议在TURBT和卡介苗（BCG）给药后至少2周进行MRI检查，以避免治疗后结构变化引起的过度分期，并在膀胱镜后或导尿管拔除后至少2 d进行MRI以降低发生伪影的风险。对于MIBC，MRI和VI-RADS评分可能有助于预测从新辅助化疗中获益的肿瘤患者，为患者的管理提供了新的思路和方法。MRI和VI-RADS评分已被用作被诊断为局部进展期膀胱癌患者中进行根治性膀胱切除术的临床预测指标。VI-RADS可用于最大限度地减少深度切除对MIBC病理的依赖，并在最终治疗之前安全、正确地选择为患者进行组织学采样。

4. 总结及展望

磁共振是一种非常有前途的影像成像工具，广泛应用于膀胱癌的术前分期评估，手术病理依然是其诊断和分期的参考标准，术前MRI的应用可加快临床路径管理。VI-RADS评分已成为膀胱癌局部分期的可靠工具，具有较高的术前分期准确性，但其在预测肿瘤侵袭性和评估疗效方面的研究仍需进一步加强。目前，尽管许多膀胱癌影像学研究已取得重大进展，从基本的肿瘤识别、鉴别到精确的肿瘤分期、分级，逐渐朝着疗效预测和预后评估方向发展，但是仅靠单纯的疾病诊断已无法满足临床的要求，未来疾病的诊断要点将会越来越关注如何利用影像实现精准、个体化的治疗及管理。

二、分子诊断

分子诊断技术是指以生物功能分子为诊断标志物，用分子生物学技术通过检测基因的存在、缺陷或表达异常，从而对人体状态和疾病作出诊断的技术。其基本原理是检测DNA、RNA、蛋白质、代谢产物的结构和修饰是否变化、量的多少及表达功能是否异常，以确定受检者有无基因水平的异常变化，对疾病的预防、预测、诊断、治疗和预后具有重要意义。

肿瘤分子诊断通过检测肿瘤相关生物分子，进而实现对肿瘤的早期诊断、残留判断、复发监测、预后预测和治疗疗效预测，已被广泛应用于膀胱癌、肺癌、乳腺癌、白血病等各种实体瘤和非实体瘤。在泌尿外科，由于诊断和治疗的需要，分子诊断技术也作为一个有效的技术在膀胱癌、前列腺癌等疾病得到了广泛的应用。

膀胱作为储尿器官，膀胱肿瘤细胞会脱落到尿液中排出来，因此尿液是膀胱癌无创分子诊断的最佳标本。膀胱癌也是最早开展液体活检和分子诊断的肿瘤之一。荧光原位杂交技术（FISH）是一种利用荧光信号检测探针的原位杂交技术，通过 FISH 技术可以检测膀胱癌尿液中 DNA 的变化，为膀胱癌的无创诊断提供依据。此外，越来越多的生物标志物包括 DNA 类、蛋白类、RNA 类开始应用于膀胱癌的早期诊断和全程管理，例如以 DNA 甲基化为标志物 UriFind 产品可用于膀胱癌早诊、复查监测、残留判断和风险分级，此外，多种 DNA 标志物、mRNA 和蛋白标志物作为新的诊断生物标志物具有巨大的临床应用潜力。

（一）保膀胱药物治疗的疗效预测

尿流改道的根治性膀胱切除术是治疗肌层浸润性膀胱癌的金标准，然而这种治疗会导致患者生活质量的下降，并可能出现术后肠梗阻、膀胱切除术后感染、肾功能衰竭、尿漏、尿路狭窄、电解质紊乱等并发症。局部手术切除＋同步放化疗的“三联疗法”是保留一种有效的替代方案，在此基础上增加免疫治疗也得到了专家推荐。多个研究表明，保留膀胱的“三联疗法”的长期疾病控制和生活质量结局优于根治性膀胱切除术。在保膀胱疗法的疗效和预后评估上，免疫和间质浸润特征、DNA 损伤修复蛋白 MRE11 等分子可作为评估的分子标志物。预测化疗敏感性上，*FGFR*3 突变、N-乙酰转移酶 10（NAT10）、蛋白质 WDR5 和 RAC3 等可作为评估的分子标志物。下面列举几种较有前景的标志物。

1. FGFR3 突变预测局部晚期和转移性尿路上皮癌对含铂化疗敏感性

美国纪念斯隆-凯特琳癌症中心的戈帕·耶尔团队对来自接受新辅助化疗治疗的 MIBC 患者、接受一线含铂化疗治疗的 mUC 患者和来自癌症基因组图谱的 MIBC 患者的三个队列进行回顾性研究，探索 MIBC 或 mUC 患者中 *FGFR*3 状态与对铂类化疗的应答之间的相关性。结果表明，在调整病理 T 分期和诊断年龄后，围手术期化疗的 *FGFR*3 突变型 MIBC 患者的无进展生存期（PFS）较差（中位 RFS，7.7 个月 vs. 28.0 个月，HR＝7.27，P＜0.001），不接受化疗的 *FGFR*3 突变型 MIBC 患者无进展生存期（RFS）及总生存期（OS）更长（中位 RFS，82.4 个月 vs. 25.2 个月，HR＝0.40，P＜0.030；中位 OS，104.6 个月 vs. 35.4 个月，HR＝0.33，P＝0.038）。该研究提示

*FGFR*3突变作为 MIBC 患者围手术期治疗方案选择的依据之一，也提示 *FGFR*3 抑制剂可能可以作为以保膀胱药物治疗的新方案，但尚需要多中心前瞻性研究来验证。

2. 免疫和间质细胞浸润特征预测保留膀胱三联疗法治疗 MIBC 预后

美国哈佛医学院的 David T. Miyamoto 团队对单中心接受保留膀胱的“三联疗法”（TMT）治疗的 136 例 MIBC 患者的原发性肿瘤进行全转录组基因表达谱分析检测免疫和基质标志物，通过比较用新辅助化疗（NAC）和根治性膀胱切除术（RC）治疗的 223 名 MIBC 患者的另一队列的表达数据，发现 MIBC 中较高的 CD8＋ T 细胞相关的免疫浸润与 TMT 后较长的疾病特异性生存期相关（$P=0.025$），而较高的成纤维细胞和肌成纤维细胞相关的间质浸润与 NAC 后较短的疾病特异性生存期与总生存期相关（分别为 $P=0.006$ 和 $P=0.015$）。该研究提示肿瘤微环境的免疫和非免疫细胞组分可以影响化疗反应，对治疗前 MIBC 患者进行肿瘤转录谱，基于免疫和间质特征有望用于选择 TMT 中受益最大的患者，可指导膀胱癌的治疗决策。

3. DNA 损伤修复蛋白 MRE11 可预测保膀胱 TMT 治疗预后

美国麻省总医院的 Jason AEfstathiou 团队开发了通过自动定量图像分析来检测 DNA 损伤修复蛋白 MRE11 标志物的技术，分析北美 6 个中心 135 例接受保留膀胱的三联疗法的非转移性 MIBC 患者 MRE11 的表达以及与膀胱癌的疾病特异性死亡率（DSM）的关系。该研究以细胞核与细胞质（NC）信号比 1.49 为界值，MRE11 NC 信号比高于 1.49 的患者的疾病特异死亡（DSM）明显降低（HR＝0.50，$P=0.03$），MRE11 NC 信号比为 1.49 或更低的患者有较高的 4 年 DSM（HR＝0.50，$P=0.03$）。该研究提出，低水平 MRE11 的 MIBC 患者可能更适合采用根治性膀胱切除术进行治疗，未来仍需探索此类患者是否受益于三联治疗中联合免疫检查点抑制剂或靶向治疗的强化治疗。该技术有望被应用于筛选行保留膀胱治疗的 MIBC 患者。

4. 化疗应答类型基因模型预测化疗敏感性和预后

在临床实践中，预测化疗敏感性与预后生存均同等重要。中山大学孙逸仙纪念医院黄健教授和陈旭教授团队利用 LASSO-COX 构建出含 *FKBP*10、*RAC*3、*ADAM*23、*ENPP*1、*ESD*、*CLEC*2*D*、*IDUA*、*ZNF*683、*PAQR*6 的 9 个化疗反应型基因（CRTGs）的预测模型，使用 TCGA 和 GEO 膀胱癌队列验证该模型的预后价值。在 TCGA 队列 88 例化疗患者中，通过绘制 CRTG 模型风险评分与化疗应答状态的 ROC 曲线来评估该预测模型对化疗应答反应预测的有效性，该模型对化疗应答的预测 AUC 值为 0.809，取模型风险评分

1.192 时为最佳截断值，此时对化疗应答的预测的灵敏度为 77.6%，特异度为 76.9%。此外，该模型在预测膀胱癌的 1 年、3 年和 5 年的总生存的 AUC 值为 0.722、0.775 和 0.740。该团队还在 CRTG 模型中鉴定出 RAC 家族小 GTPase 3（RAC3）作为生物标志物。RAC3 在化疗耐药的膀胱癌组织中高表达，并通过调节 PAK1-ERK1/2 通路增强膀胱癌细胞的体内外化疗耐药性。该研究为膀胱癌提供了一个新的化疗应答类型基因（CRTG）模型预测化疗反应和预后，强调了化疗与免疫治疗相结合作为化疗耐药膀胱癌的策略，并且提出 RAC3 可能是化疗耐药膀胱癌治疗干预的潜在靶点，值得在临床试验中进一步探索。

（二）保膀胱药物治疗肿瘤残留和复发的监测的分子诊断技术

保膀胱治疗要求在最大程度减少肿瘤负荷的同时，尽可能保留膀胱的正常功能，使患者获得更长、更高质量的生存。保膀胱治疗后有无肿瘤残留或复发的本质是判断膀胱内是否有肿瘤细胞。传统的膀胱镜镜检及影像学手段对肿瘤微小残留的敏感性低，对保膀胱治疗后肿瘤残留和复发的监测可以通过检测膀胱癌的分子标志物来实现。下面列举几种较有前景的标志物。

1. 尿液 DNA 甲基化检测技术 UriFind

中山大学孙逸仙纪念医院黄健教授和林天歆教授团队开发了通过荧光定量 PCR 来检测 *ONECUT2*/*VIM* 基因 DNA 甲基化标志物的技术，称为 UriFind，该技术在膀胱癌的早期诊断、复发监测、手术和药物治疗后肿瘤残留判断有良好的性能，UriFind 在诊断的总体敏感性和准确性上显著优于尿液细胞学和 FISH，在特异性上三者性能相当。在 2000 多例的前瞻性多中心临床研究中，UriFind 在膀胱癌中的总体诊断敏感性是 85.8%，显著优于细胞学的 41.1%和 FISH 的 68%，准确性上 UriFind 是 88.2%，也优于细胞学的 56%和 FISH 的 72.9%，特异性上三者相当 UriFind 为 90.6%，细胞学为 93.7%，FISH 为 87.8%。在治疗后患者复发监测上，UriFind 的敏感性是 87%，显著优于细胞学的 31%和 FISH 的 63.3%，UriFind 的准确性是 83.8%，显著优于细胞学的 37.5%和 FISH 的 67.5%。而且 UriFind 是国内学者开发的技术，目前已完成注册临床研究，并在多个医院应用，未来国内应用前景良好，有望为保膀胱治疗后是否有肿瘤的残留和复发提供无创和精准的诊断技术。

2. uCAPP-Seq 在膀胱癌新辅助化疗后的 MRD 检测

华盛顿大学医学院 Aadel A. Chaudhuri 教授团队开发了基于尿液游离肿瘤 DNA（utDNA）检测微小残留病变（MRD）的技术。对 42 例局限性膀胱癌患者的分析中，该技术在判断肿瘤 MDR 上的准确性为 81%，在预后预测方面，将 utDNA 水平高于阈值 2.3%的患者定义为 utDNA MRD 阳性，此时 utDNA MRD 阳性患者有更差的术后疾病特异生存率（PFS）（HR＝7.4，P＝0.02）。该技术使用非侵入性的手段监测新辅助治疗后有无肿瘤残留，为新辅助化疗后有无肿瘤残留提供判断依据，但仍有待大样本多中心临床研究来进一步验证。

3. 尿肿瘤 DNA 鉴定 MIBC 新辅助免疫治疗后 MRD

上海交通大学附属仁济医院陈海戈教授团队在包含 20 例根治性膀胱切除术前接受特瑞普利单抗治疗的 MIBC 患者中评价了 DNA 突变和拷贝数变异（CNV）检测用于评估治疗后 MRD。在该研究中，新辅助治疗诱导了 40%（8/20）的病理完全缓解，尿液 DNA 突变和拷贝数变异在微小残留病变（MRD）检测的 AUC 值分别为 0.969 和 0.854，优于影像学评估和传统生物标志物。该无创性检测尿液肿瘤 DNA 突变和 CNV 的方法有望在指导保留膀胱的决策时提供科学依据，期待后续大样本多中心临床研究来进一步验证。

4. 尿液 DNA 突变联合 CNV 改变用于肿瘤残留判断

北京大学第一医院何志嵩教授团队建立了机器学习模型联合基因突变和 CNV 的尿路上皮癌诊断模型，称为 utLIFE-UC 模型，在 31 例的治疗后肿瘤残留判断患者队列中进行分析。其中在训练组（共 16 例）的病理完全缓解（pCR）患者中，第二个时间点（治疗期间）MRD 阴性率为 75.0%（6/8），87.5%（7/8）的患者在手术前一天 MRD 阴性，而在非 pCR 患者，治疗期间 MRD 阳性率为 75.0%（6/8），100%（8/8）的患者手术前一天 MRD 阳性。在验证组共 15 例中，该方法实现了 100%的灵敏度、80%的特异性和 100%的 NPV，并且非 pCR 组的 utLIFEUC MRD 评分显著高于 pCR 组。该小样本研究提示 utLIFE-UC 可用于治疗过程的 MRD 评估，同样大样本的验证仍需后续开展。

5. 血液 ctDNA 突变监测免疫治疗疗效

上海交通大学附属仁济医院陈海戈教授团队将基于结合体细胞突变和 CNV 的血液 ctDNA 突变技术用于监测免疫治疗反应，前瞻性地收集了 27 名在仁济医院参加 POLARIS-03 试验的 mUC 患者在特瑞普利单抗新辅助治疗前后的连续血液样本。在此单中心的队列研究中，综合癌细胞比例（CCF）和拷贝数变异（CNA）反应在准确地区分特瑞普利单抗应答者和无应答者取得了 90.5%的高准确率，高于单独的标准或传统的 ICI 生物标志物，并能够预测了特瑞普利单抗的长期获益。在疗效预测方面，同时具有 CCF 和 CNA 反应的患者的 PFS 和 OS 显著长于其对应的患者。尽管样本量相对较小，但本研究明确地证明了整合的纵向循环肿瘤 DNA 图谱可用于预测和监测晚期 mUC 患者免疫治疗反应，值得在前瞻性研究中进一步验证。

三、内镜技术

内镜检查是诊断膀胱癌最可靠的方法，也是决定膀胱癌患者手术方式的重要手段之一。随着泌尿系内镜检查技术发展与变革，目前临床上常用于膀胱癌诊断的内镜包括普通膀胱镜检查、NBI 窄带光谱成像膀胱镜检查、荧光染色膀胱镜检查等。

1. 普通膀胱镜检

膀胱镜检查和活检是诊断膀胱癌最可靠的方法。通过膀胱镜检查可以明确膀胱肿瘤的数目、大小、形态、部位及周围黏膜的异常情况，同时可以对肿瘤和可疑病变进行活检以明确病理检查。膀胱镜检查包括硬性膀胱镜和软性膀胱镜，如有条件，建议行软性膀胱镜检查，因为相比较于硬性膀胱镜，软性膀胱镜具有损伤小、视野无盲区、相对舒适等优点。

2. 窄带光谱成像膀胱镜检查

窄带光谱成像（narrow band imaging，NBI）技术是一种新型的内镜下光学成像技术，它的原理是对可见光进行过滤，剔除掉波长较长的宽带光波，只留下波长为 415 nm 和 540 nm 的蓝光和绿光，使光线能够穿透黏膜及黏膜表层毛细血管，组织血管中的血红蛋白吸收窄带光波，使黏膜表层和黏膜表层以下的毛细血管分别呈现棕褐色和青色，通过增加组织对比度从而清晰地显示黏膜表浅的微血管形态和微细表面结构进行检查。NBI 技术较早在妇科疾病及消化系统疾病的诊断和治疗中得到广泛的应用，可显著提高早期消化道黏膜病变及子宫内膜病变的检出率，对指导临床治疗，判断疾病预后提供了极大的帮助。随后其在耳鼻喉及其他疾病的诊疗中的使用价值也得到广泛关注，NBI 技术能够检测和区分普通检查方法难以观察到的咽喉病变，对良性病变及口腔鳞状细胞癌均有较高的诊断价值，是一种高效、无创的检查方法。

NBI 技术的现象特点：NBI 技术不仅能够精确观察到黏膜表面细微结构，还可以清楚看到黏膜下毛血管的形态改变。在白光膀胱镜下，膀胱肿瘤表现为粉红色背景中的红色组织，肿瘤血管呈鲜红色；而在 NBI 膀胱镜下，膀胱肿瘤表现为淡绿色背景中的棕褐色或绿色组织，肿瘤血管呈深绿色，图像对比度明显，识别效能更高。由于膀胱肿瘤血供丰富，黏膜表面正常结构改变，血管形态与正常组织差异明显，从而提高了病变组织与其周围正常黏膜组织的对比度，更易于发现肿瘤组织和分辨肿瘤边界。

NBI 技术最早在泌尿科得到使用是在 2005 年，英国 Bryan 等对 29 名复发性膀胱癌患者进行研究，发现 NBI 电子膀胱镜对膀胱表面微细结构的观察有独特的优势，对提高膀胱肿瘤检出率有益，比普通 WLI 膀胱镜可多检出 41%的肿瘤病灶。但该实验针对的是复发性 NMIBC 患者，NBI 电子膀胱镜能否有益于初发 MNIBC 患者的诊断，降低其临床诊断的漏诊率尚不清楚。此后，Bryan 等又对 23 名初发膀胱癌患者实施了同样的实验，结果显示 NBI 电子膀胱镜比 WLI 膀胱镜多检出了 8 名患者的 15 处肿瘤病灶，进一步证明了 NBI 电子膀胱软镜不论是对初发性还是复发性 NMIBC 的诊断，都具有显著的优越性。Herr 等学者的研究也得出了相同的结论，另有相关荟萃分析表明，NBI 膀胱镜比 WLI 膀胱镜可多检出 11%的 NMIBC 患者和 19%的肿瘤病灶，并且 NBI 电子膀胱镜比 WLI 膀胱镜能发现更多的（28%）CIS。

我国在 2009 年开始将该技术应用于泌尿外科领域，国内一多中心随机对照研究显示，NBI 膀胱镜和 WLI 膀胱镜对 NMIBC 的诊断敏感性分别是 98.8%和 75.4%，假阳性率分别是 50%和 75%，在 87 名确诊患者中，有 29 名患者的 41 处病灶仅由 NBI 电子膀胱镜发现。尽管 NBI 电子膀胱镜对膀胱癌检出优势明显，但也有学者对 NBI 电子膀胱镜的应用价值存在质疑，Cauberg 等研究表明，NBI 电子膀胱镜将原发性和复发性 NMIBC 的检出率提高至 94.7%的同时，其 31.6%的假阳性率也高于 WLI 膀胱镜的 24.5%，提示 NBI 膀胱镜作为一种新的检查方法，能更好地发现肿瘤病灶，但其诊断特异性差，势必会造成不必要的活检与组织切除。另一项研究也得出了类似的结论，NBI 电子膀胱镜和 WLI 膀胱镜对 NMIBC 的诊断特异性为 73.5%，低于 WLI 膀胱镜的 82.7%。进一步研究后，有学者指出，膀胱黏膜的增生及炎性改变导致 NBI 膀胱镜的假阳性率高于 WLI 膀胱镜，并且这种趋势在复发性膀胱癌和接受过膀胱灌注治疗的患者中更显著。

CIS 是 NMIBC 的一种特殊类型，它侵袭性高，转移风险大，不仅会单独发生，还可能与其他尿路上皮癌同时存在。因 WLI 膀胱镜和尿脱落细胞学等检查对 CIS 敏感性低，临床诊疗中 CIS 的漏诊率达 50%，加上 CIS 发病隐匿，且具有临床多发的特性，CIS 有效检出一直是 NMIBC 诊断中的难点。NBI 膀胱镜给解决这个问题提供了新的方法，Bogdan 等一项研究表明，NBI 膀胱镜对 CIS 的诊断率高达 93.8%，显著高于 WLI 膀胱镜的 71.9%。多项荟萃分析也证明了这一点，NBI 电子膀胱镜对 CIS 的诊断敏感性显著高于 WLI 膀胱镜，可额外检出 25%～28%的 CIS。但相对的，NBI 电子膀胱镜提高 CIS 检出率的同时，也不可避免地存在假阳性率高的问题。

关于 NBI 电子膀胱镜在 NMIBC 诊断中应用的另一个疑问是，NBI 电子膀胱镜对膀胱癌的高检出率是否得益于单纯的二次镜检，检查者是否存在先入为主的主观印象而影响实验的可靠性。有研究者将 198 名患者随机分为 2 组，2 组患者均接受 WLI 膀胱镜检查，其中 1 组患者在首次 WLI 膀胱镜检查后，额外接受 1 次 NBI 膀胱镜检查，结果显示，在 2 组首次 WLI 膀胱镜下检出率无显著差异的基础上，WLI-NBI 组二次 NBI 膀胱镜检查的病灶检出率达 42.2%，随访 1 年后，WLI 组和 WLI-NBI 组的 1 年无复发生存率分别为 72.2% 和 85.2%，证明了 NBI 电子膀胱镜在 NMIBC 中的高应用价值并不依赖于单纯的二次检查，虽然 WLI-NBI 组的 1 年无复发生存率确实高于 WLI 组，但两者的差异没有统计学意义。Mukherjee 等另一项研究，将患者随机分组进行 WLI-NBI 膀胱镜检查或 NBI-WLI 膀胱镜检查，结果显示 WLI-NBI 组有 37% 的患者在第二次 NBI 膀胱镜检查中发现了额外肿瘤，而 NBI-WLI 组只有 9% 的患者二次 WLI 膀胱镜检查发现了额外肿瘤，2 组 28% 的差异有统计学意义，这项研究不仅证明了 NBI 技术的诊断优越性，还证明了 NBI 技术可有效检出 WLI 膀胱镜首次检查后“遗漏”的肿瘤，NBI 技术对指导临床诊疗有极高的应用价值。

近年来，窄带光谱成像（NBI）膀胱镜在膀胱癌诊治中的应用越来越受到泌尿外科医师的关注。NBI 电子膀胱镜能更好地观察到膀胱表面毛细黏膜血管等微细结构，在 NMIBC 的早期诊断中应用价值高，并且 NBI 电子膀胱软镜学习曲线短，对有膀胱镜使用基础的泌尿外科医师，经过简单的培训就可熟练掌握。

3. 荧光染色膀胱镜检查

荧光膀胱镜检（fluorescence cystoscopy，FC）也被称为光动力学诊断（photodynamic diagnosis，PDD）、蓝光膀胱镜（blue light cystoscopy，BLC）等。荧光膀胱镜是向膀胱内灌注光敏剂，比如光敏剂 5-ALA，它是人体细胞内血红素生物合成的中间产物。在正常细胞中，5-ALA 通过代谢反应转化为原卟啉Ⅸ。而肿瘤细胞中的原卟啉Ⅸ的转化不受调节控制，从而导致原卟啉Ⅸ的过度积聚。而当在特定波长（比如 400 nm）的荧光膀胱镜照射下，肿瘤细胞内积聚的 PPIX 跃变为激发态，使得肿瘤细胞显红色。通过外源性给予光敏剂，可以使得肿瘤细胞积聚更多的原卟啉Ⅸ，可增强肿瘤组织在荧光膀胱镜模式下的显色效应。目前常用的光敏剂有 5-氨基乙酰丙酸（5-ALA）、6-氨基乙酰丙酸己酯（6-HAL）、金丝桃素等。COLLAUD 等对 HAL 进行了一项药代动力学的研究，结果显示 HAL 几乎不会进入血液中，肝肾功能也不受影响。

荧光膀胱镜在高安全性的基础上，能明显提高膀胱癌的检出率。与普通膀胱镜相比可以提高检出率 14%～25%。NAKAI 等发起的一项多中心前瞻性Ⅲ期临床试验表明，荧光膀胱镜 79.6%的灵敏度显著高于白光膀胱镜的 54.1%，且有 25.3%的肿瘤标本仅在荧光膀胱镜下被发现。JIANG 等报道使用吡柔比星作为光敏剂，不仅灌注时间短，且敏感性和特异性可高达 100%和 96.15%。

膀胱癌的复发很大程度上与切除不完全相关，传统的白光显微镜无法精确显示肿瘤边缘，可能会导致切缘残留引起肿瘤复发。文献报道首次 TURBT（经尿道膀胱肿瘤切除术）的肿瘤残留率为 4%～78%。荧光膀胱镜则能很好地显示肿瘤边缘，以更完全地切除肿瘤病灶。但这与医生经验、灌注时间长短、肿瘤分化等有关。

参考文献

[1] Aggen D H, Drake C G. Biomarkers for immunotherapy in bladder cancer: a moving target[J]. J Immunother Cancer, 2017, 5(1): 94. DOI: 10.1186/s40425-017-0299-1.

[2] Allameh F, Sangian A, Razaghi M, et al. Comparison of various types of lasers and transurethral resection in the treatment of bladder tumors: a systematic review and meta-analysis[J]. Lasers in medical science, 2022, 37(1). DOI: 10.1007/s10103-021-03479-8.

[3] Arita Y, Shigeta K, Akita H, et al. Clinical utility of the Vesical Imaging-Reporting and Data System for muscle-invasive bladder cancer between radiologists and urologists based on multiparametric MRI including 3D FSE T2-weighted acquisitions[J]. Eur Radiol, 2021, 31(2): 875-883. DOI: 10.1007/s00330-020-07153-5.

[4] Babjuk M, Burger M, Compérat E M, et al. European Association of Urology Guidelines on Non-muscle-invasive Bladder Cancer (TaT1 and Carcinoma In Situ)-2019 Update[J]. European urology, 2019, 76(5): 639-657. DOI: 10.1016/j.eururo.2019.08.016.

[5] Baskaran R, Lee J, Yang S G. Clinical development of photodynamic agents and therapeutic applications[J]. Biomater Res, 2018, 22(25. DOI: 10.1186/s40824-018-0140-z.

[6] Beer E. Removal of neoplasms of the urinary bladder; a new method, employing high-frequency (oudin) currents through a catheterizing cystoscope[J]. Am J Med, 1952, 13(5): 542-543. DOI: 10.1016/0002-9343(52)90017-x.

[7] Benson R C, Jr. Integral photoradiation therapy of multifocal bladder tumors[J]. Eur Urol, 1986, 12 Suppl 1(47-53. DOI: 10.1159/000472700.

[8] Cauberg E C, Kloen S, Visser M, et al. Narrow band imaging cystoscopy improves the detection of non-muscle-invasive bladder cancer[J]. Urology, 2010, 76(3): 658-663. DOI: 10.1016/j.urology.2009.11.075.

[9] Chauhan P S, Chen K, Babbra R K, et al. Urine tumor DNA detection of minimal residual

disease in muscle-invasive bladder cancer treated with curative-intent radical cystectomy: A cohort study[J].PLoS Med,2021,18(8):e1003732. DOI:10. 1371/journal. pmed. 1003732.

[10] Chen X,Zhang J,Ruan W,et al. Urine DNA methylation assay enables early detection and recurrence monitoring for bladder cancer[J].J Clin Invest,2020,130(12):6278-6289. DOI: 10. 1172/jci139597.

[11] Cumberbatch M G K,Jubber I,Black P C,et al. Epidemiology of Bladder Cancer: A Systematic Review and Contemporary Update of Risk Factors in 2018[J].European urology,2018, 74(6):784-795. DOI:10. 1016/j. eururo. 2018. 09. 001.

[12] Efstathiou J A,Mouw K W,Gibb E A,et al. Impact of Immune and Stromal Infiltration on Outcomes Following Bladder-Sparing Trimodality Therapy for Muscle-Invasive Bladder Cancer[J].Eur Urol,2019,76(1):59-68. DOI:10. 1016/j. eururo. 2019. 01. 011.

[13] Fan J,Wu K,Zhang P,et al. Green-laser assisted laparoscopic partial cystectomy for selective muscle-invasive bladder cancer: technique and initial outcome[J]. World J Urol, 2019, 37 (12):2671-2675. DOI:10. 1007/s00345-019-02712-y.

[14] Gakis G,Karl A,Bertz S,et al. Transurethral en bloc submucosal hydrodissection vs conventional resection for resection of non-muscle-invasive bladder cancer (HYBRIDBLUE): a randomised,multicentre trial[J].BJU Int,2020,126(4):509-519. DOI:10. 1111/bju. 15150.

[15] Gao X,Ren S,Xu C,et al. Thulium laser resection via a flexible cystoscope for recurrent non-muscle-invasive bladder cancer: initial clinical experience[J]. BJU international, 2008, 102 (9):1115-1118. DOI:10. 1111/j. 1464-410X. 2008. 07814. x.

[16] Giacalone N J,Shipley W U,Clayman R H,et al. Long-term Outcomes After Bladder-preserving Tri-modality Therapy for Patients with Muscle-invasive Bladder Cancer: An Updated Analysis of the Massachusetts General Hospital Experience[J].Eur Urol,2017,71(6):952-960. DOI:10. 1016/j. eururo. 2016. 12. 020.

[17] Gupta N P,Saini A K,Dogra P N,et al. Bipolar energy for transurethral resection of bladder tumours at low-power settings: initial experience[J].BJU Int,2011,108(4):553-556. DOI: 10. 1111/j. 1464-410X. 2010. 09903. x.

[18] Huang H,Wang T,Ahmed M G,et al. Retrograde en bloc resection for non-muscle invasive bladder tumor can reduce the risk of seeding cancer cells into the peripheral circulation[J]. World journal of surgical oncology,2020,18(1):33. DOI:10. 1186/s12957-020-1808-0.

[19] Jia J,Wu X,Long G,et al. Revolutionizing cancer treatment: nanotechnology-enabled photodynamic therapy and immunotherapy with advanced photosensitizers[J]. Front Immunol, 2023,14(1219785. DOI:10. 3389/fimmu. 2023. 1219785.

[20] Johnson D E. Use of the holmium: YAG (Ho: YAG) laser for treatment of superficial bladder carcinoma [J]. Lasers in surgery and medicine, 1994, 14 (3): 213-218. DOI: 10. 1002/lsm. 1900140303.

[21] Khusid J A,Khargi R,Seiden B,et al. Thulium fiber laser utilization in urological surgery: A narrative review [J]. Investigative and clinical urology, 2021, 62 (2): 136-147. DOI:

10. 4111/icu. 20200467.

[22] Kim K S, Kim S H, Cho H J, et al. Holmium laser-assisted laparoscopic partial cystectomy for bladder cancer: a single-institutional pilot study with technical feasibility and short-term oncological outcome[J].BMC Cancer, 2022, 22(1): 195. DOI: 10. 1186/s12885-022-09308-7.

[23] Knoedler J J, Boorjian S A, Kim S P, et al. Does partial cystectomy compromise oncologic outcomes for patients with bladder cancer compared to radical cystectomy? A matched case-control analysis[J].J Urol, 2012, 188(4): 1115-1119. DOI: 10. 1016/j. juro. 2012. 06. 029.

[24] Kwiatkowski S, Knap B, Przystupski D, et al. Photodynamic therapy-mechanisms, photosensitizers and combinations[J]. Biomed Pharmacother, 2018, 106 (1098-1107. DOI: 10. 1016/j. biopha. 2018. 07. 049.

[25] Li C, Gao L, Zhang J, et al. The effect of holmium laser resection versus standard transurethral resection on non-muscle-invasive bladder cancer: a systematic review and meta-analysis [J].Lasers in medical science, 2020, 35(5): 1025-1034. DOI: 10. 1007/s10103-020-02972-w.

[26] Liu Z, Long G, Zhang Y, et al. Thulium Laser Resection of Bladder Tumors vs. Conventional Transurethral Resection of Bladder Tumors for Intermediate and High Risk Non-Muscle-Invasive Bladder Cancer Followed by Intravesical BCG Immunotherapy [J]. Frontiers in surgery, 2021, 8(759487. DOI: 10. 3389/fsurg. 2021. 759487.

[27] Liu Z, Zhang Y, Sun G, et al. Comparison of Thulium Laser Resection of Bladder Tumors and Conventional Transurethral Resection of Bladder Tumors for Non-Muscle-Invasive Bladder Cancer[J].Urologia internationalis, 2022, 106(2): 116-121. DOI: 10. 1159/000514042.

[28] Long G, Hu Z, Liu Z, et al. Partial and radical cystectomy provides equivalent oncologic outcomes in bladder cancer when combined with adequate lymph node dissection: A population-based study [J]. Urol Oncol, 2023, 41 (7): 327. e321-327. e328. DOI: 10. 1016/j. urolonc. 2023. 02. 004.

[29] Long G, Zhang Y, Sun G, et al. Safety and efficacy of thulium laser resection of bladder tumors versus transurethral resection of bladder tumors: a systematic review and meta-analysis[J]. Lasers in medical science, 2021, 36 (9): 1807-1816. DOI: 10. 1007/s10103-021-03272-7.

[30] Mak R H, Hunt D, Shipley W U, et al. Long-term outcomes in patients with muscle-invasive bladder cancer after selective bladder-preserving combined-modality therapy: a pooled analysis of Radiation Therapy Oncology Group protocols 8802, 8903, 9506, 9706, 9906, and 0233[J].J Clin Oncol, 2014, 32(34): 3801-3809. DOI: 10. 1200/jco. 2014. 57. 5548.

[31] Meng X, Hu H, Wang Y, et al. Accuracy and Challenges in the Vesical Imaging-Reporting and Data System for Staging Bladder Cancer[J].J Magn Reson Imaging, 2022, 56(2): 391-398. DOI: 10. 1002/jmri. 28064.

[32] Mengual L, Frantzi M, Mokou M, et al. Multicentric validation of diagnostic tests based on BC-116 and BC-106 urine peptide biomarkers for bladder cancer in two prospective cohorts of patients[J].Br J Cancer, 2022, 127(11): 2043-2051. DOI: 10. 1038/s41416-022-01992-3.

[33] Metwally M I, Zeed N A, Hamed E M, et al. The validity, reliability, and reviewer acceptance of VI-RADS in assessing muscle invasion by bladder cancer: a multicenter prospective study [J]. Eur Radiol, 2021, 31(9): 6949-6961. DOI: 10.1007/s00330-021-07765-5.

[34] Mistretta F A, Cyr S J, Luzzago S, et al. Partial Cystectomy With Pelvic Lymph Node Dissection for Patients With Nonmetastatic Stage pT2-T3 Urothelial Carcinoma of Urinary Bladder: Temporal Trends and Survival Outcomes[J]. Clin Genitourin Cancer, 2020, 18(2): 129-137. e123. DOI: 10.1016/j.clgc.2019.09.008.

[35] Miyamoto D T, Mouw K W, Feng F Y, et al. Molecular biomarkers in bladder preservation therapy for muscle-invasive bladder cancer[J]. Lancet Oncol, 2018, 19(12): e683-e695. DOI: 10.1016/s1470-2045(18)30693-4.

[36] Osman Y, Harraz A M. A Review Comparing Experience and Results with Bipolar Versus Monopolar Resection for Treatment of Bladder Tumors[J]. Curr Urol Rep, 2016, 17(3): 21. DOI: 10.1007/s11934-016-0579-1.

[37] Panebianco V, Narumi Y, Altun E, et al. Multiparametric Magnetic Resonance Imaging for Bladder Cancer: Development of VI-RADS (Vesical Imaging-Reporting And Data System) [J]. Eur Urol, 2018, 74(3): 294-306. DOI: 10.1016/j.eururo.2018.04.029.

[38] Parsons R L, Campbell J L, Thomley M W, et al. The effect of the laser of dog bladders: a preliminary report[J]. The Journal of urology, 1966, 95(5): 716-717.

[39] Railkar R, Agarwal P K. Photodynamic Therapy in the Treatment of Bladder Cancer: Past Challenges and Current Innovations[J]. European urology focus, 2018, 4(4): 509-511. DOI: 10.1016/j.euf.2018.08.005.

[40] Ruan W, Chen X, Huang M, et al. A urine-based DNA methylation assay to facilitate early detection and risk stratification of bladder cancer[J]. Clin Epigenetics, 2021, 13(1): 91. DOI: 10.1186/s13148-021-01073-x.

[41] Seracchioli R, Mannini D, Colombo F M, et al. Cystoscopy-assisted laparoscopic resection of extramucosal bladder endometriosis [J]. J Endourol, 2002, 16 (9): 663-666. DOI: 10.1089/089277902761403014.

[42] Teo M Y, Mota J M, Whiting K A, et al. Fibroblast Growth Factor Receptor 3 Alteration Status is Associated with Differential Sensitivity to Platinum-based Chemotherapy in Locally Advanced and Metastatic Urothelial Carcinoma[J]. Eur Urol, 2020, 78(6): 907-915. DOI: 10.1016/j.eururo.2020.07.018.

[43] Teoh J Y-C, MacLennan S, Chan V W-S, et al. An International Collaborative Consensus Statement on En Bloc Resection of Bladder Tumour Incorporating Two Systematic Reviews, a Two-round Delphi Survey, and a Consensus Meeting[J]. European urology, 2020, 78(4): 546-569. DOI: 10.1016/j.eururo.2020.04.059.

[44] Teoh J Y, Chan E S, Yip S Y, et al. Comparison of Detrusor Muscle Sampling Rate in Monopolar and Bipolar Transurethral Resection of Bladder Tumor: A Randomized Trial[J]. Ann Surg Oncol, 2017, 24(5): 1428-1434. DOI: 10.1245/s10434-016-5700-7.

［45］ Teoh J Y，MacLennan S，Chan V W，et al. An International Collaborative Consensus Statement on En Bloc Resection of Bladder Tumour Incorporating Two Systematic Reviews，a Two-round Delphi Survey，and a Consensus Meeting［J］. Eur Urol，2020，78（4）：546-569. DOI：10. 1016/j. eururo. 2020. 04. 059.

［46］ Ueno Y，Takeuchi M，Tamada T，et al. Diagnostic Accuracy and Interobserver Agreement for the Vesical Imaging-Reporting and Data System for Muscle-invasive Bladder Cancer：A Multireader Validation Study［J］. Eur Urol，2019，76（1）：54-56. DOI：10. 1016/j. eururo. 2019. 03. 012.

［47］ Xie K，Cao D，Wei Q，et al. Bipolar versus monopolar transurethral resection of non-muscle-invasive bladder cancer：a systematic review and meta-analysis of randomized controlled trials［J］.World J Urol，2021，39(4)：1177-1186. DOI：10. 1007/s00345-020-03271-3.

［48］ Xie R，Cheng L，Huang M，et al. NAT10 Drives Cisplatin Chemoresistance by Enhancing ac4C-Associated DNA Repair in Bladder Cancer［J］. Cancer Res，2023，83（10）：1666-1683. DOI：10. 1158/0008-5472. Can-22-2233.

［49］ Xu H，Ma J，Chen Z，et al. Safety and Efficacy of En Bloc Transurethral Resection With 1. 9 m Vela Laser for Treatment of Non-Muscle-invasive Bladder Cancer［J］.Urology，2018，113(246-250. DOI：10. 1016/j. urology. 2017. 11. 030.

［50］ Yajima S，Yoshida S，Takahara T，et al. Usefulness of the inchworm sign on DWI for predicting pT1 bladder cancer progression［J］.Eur Radiol，2019，29(7)：3881-3888. DOI：10. 1007/s00330-019-06119-6.

［51］ Zang J，Zhang R，Jin D，et al. Integrated longitudinal circulating tumor DNA profiling predicts immunotherapy response of metastatic urothelial carcinoma in the POLARIS-03 trial［J］.J Pathol，2023，261(2)：198-209. DOI：10. 1002/path. 6166.

［52］ Zhang R，Zang J，Jin D，et al. Urinary Tumor DNA MRD Analysis to Identify Responders to Neoadjuvant Immunotherapy in Muscle-invasive Bladder Cancer［J］.Clin Cancer Res，2023，29(20)：4040-4046. DOI：10. 1158/1078-0432. Ccr-23-0513.

［53］ 门群利，李涛，罗晓辉，等．经尿道等离子针状电极剜除术治疗非肌层浸润性膀胱肿瘤的临床分析［J］.现代泌尿外科杂志，2017，(05)：365-367.

［54］ 全辉．激光和等离子技术在经尿道膀胱肿瘤整块切除术中的应用进展［J］.临床泌尿外科杂志，2020，35(7)：586-590. DOI：10. 13201/j. issn. 1001-1420. 2020. 07. 016.

［55］ 宋伟宁，徐阿祥，孙圣坤，等．经尿道针状电极膀胱部分切除术治疗膀胱尿路上皮癌(附4例报告)［J］.微创泌尿外科杂志，2013，(6)：3.

（邢金春　刘　征　吴　芃　李江涛　文　博　原小斌　梅红兵　龙恭伟　王东文　贾杰东　田　军　李　震　陈　旭　林天歆　宋　文　宋晓东）

第三章　膀胱癌保留膀胱治疗的护理配合

第一节　膀胱癌保留膀胱治疗后护理干预

2022版《肌层浸润性膀胱癌保留膀胱综合治疗专家共识》指出，高质量的保留膀胱治疗可在维持最佳肿瘤控制效果的同时，更好地保证患者生活质量，满足患者的临床需求。

膀胱癌保留膀胱的手术方法主要有最大限度经尿道膀胱肿瘤切除术（mTURBT）、膀胱部分切除术等。膀胱癌术后出现尿失禁、尿潴留、排尿困难等症状，是增加患者病耻感并造成其社会功能、自我效能下降的重要因素，对患者造成诸多不利影响，包括降低患者求医意向从而延误求医时机，加重病情，增加生理和经济上的负担；同时减少患者的社会参与，影响患者生活质量。在临床护理中，结合膀胱癌术后患者膀胱功能病生理损伤特点，通过减少不良应激因子对膀胱组织造成的刺激、功能康复训练等，阻止膀胱功能的继续恶化，促进受损功能的康复，进而增强患者膀胱功能，真正使患者围手术期舒适度增加，减少术后并发症的发生，改善患者预后，提高患者的整体生活质量。

一、积极预防术后并发症

膀胱癌术后膀胱痉挛、尿路感染、出血等均是造成患者膀胱功能损伤的重要因素。

1. 膀胱痉挛

膀胱痉挛是指膀胱逼尿肌挛缩性收缩，手术创伤、留置尿管的刺激、膀胱冲洗等原因会引起膀胱痉挛，疼痛、紧张、焦虑也可能会加重膀胱痉挛症状。手术后的尿管选择、膀胱冲洗干预、疼痛管理，不仅能够有效预防引流管堵塞、脱出等，而且能够避免膀胱内血凝块形成、腹压增高等，进而降低膀胱痉挛的风险，提高患者舒适度，从而减少住院日。

术后注意保持导尿管引流通畅，避免尿管扭曲、折叠。定时挤捏尿管，观察病情，根据尿管冲出液颜色调节持续膀胱冲洗速度，如发现尿管堵塞或出现重度膀胱痉挛，暂停冲洗，可遵医嘱给予止痛解痉处理或手动膀胱冲洗，症状解除继续持续密闭膀胱冲洗。

应注意的是，如果膀胱冲洗的速度过快，也可能使膀胱痉挛发生率增加。因此在进行膀胱冲洗的时候需要合理控制冲洗压力和冲洗速度，避免因冲洗过快而导致膀胱壁机械性损伤，诱发膀胱痉挛或导致出现大量出血。另外，通过适当提高冲洗液温度，也可以减少膀胱痉挛发生率，还能够降低冲洗对患者体温、心率和血压造成的影响。

2. 导尿管相关尿路感染

临床护理中规范导尿管护理流程，选择合适材质、型号的尿管，如需膀胱冲洗，尽量选择三腔尿管。尿管留置过程中严格遵守无菌操作指南，提高插管技术，防止损伤患者尿道黏膜。注意保持引流通畅，保持引流集尿袋低于膀胱水平面，防止尿液逆流。尽量减少开放导尿管和引流装置，保证引流装置的无菌性和密闭性。鼓励患者多饮水以达到内冲洗的目的，每日用清水/生理盐水清洁尿道口周围区域和导尿管表面，以保持局部清洁。尿液及时倾倒，避免超过集尿袋的3/4。每日评估留置尿管的必要性，尽早拔除尿管，尽可能缩短尿管留置时间。

3. 出血

在出血并发症的预防及干预上，加强患者引流量、质、色的监测，并结合患者心慌、口渴、烦躁等症状警惕术后出血并发症的发生。

二、膀胱功能康复锻炼

1. 行为干预

应根据患者的能力进行个性化调整，为患者提供的行为干预包括膀胱训练、定时排尿、习惯的再训练和提示排尿。

2. 盆底肌肉训练疗法（PFMT）

Kegels训练方法指患者有意识地以肛提肌为主的盆底肌肉进行自主性收缩以增加控尿的能力。PFMF改善了盆底功能和尿道的稳定性。应鼓励患者将训练整合到日常生活中，出现尿急感时也应进行盆底肌训练。

3. 生物反馈

应用EMG生物反馈指导训练盆底肌，能够加强肌肉收缩后放松的效率和盆底肌张力，巩固盆底肌训练的效果。

4. 盆底电刺激

盆底电刺激的目的是促进盆底肌肉的反射性收缩，教育患者如何正确收缩盆底肌肉并提高患者治疗的依从性。

5. 提肛肌训练

提肛肌训练可加强支撑膀胱肌肉力量，进而改善膀胱颈部收缩功能。

6. 排尿反射训练

通过反射机制促发逼尿肌收缩，以实现主动排尿。

三、提高膀胱顺应性

肿瘤组织侵袭对逼尿肌造成的障碍、手术创伤应激、心理效能低等，均易对患者膀胱顺应性造成影响，导致膀胱功能障碍。可结合采用中医穴位针灸的方法刺激骶神经，对逼尿肌产生兴奋作用，进而激发膀胱功能效应。

随着医学技术的发展，人们追求的生活质量不再是简单的没有疾病或消除虚弱状态，而是身体和精神状态的全面恢复，社会生活的正常参与。在临床护理中，对膀胱癌术后患者利用合理的教育手段制定干预措施，进行膀胱功能重建，可有效增强患者的生理功能，改善尿动力学，从而降低患者的病耻感，能够促进患者心理、社会功能方面的恢复。

第二节　膀胱癌保留膀胱治疗后心理护理新进展

膀胱癌是泌尿外科最常见的恶性肿瘤之一，随着老龄化进程加快，膀胱癌患者逐渐增多，目前临床针对膀胱癌疾病患者主要采用的治疗方式为经尿道膀胱肿瘤电切术，该手术对患者造成的创伤小，术后患者康复时间短。但由于病痛折磨及患者对膀胱癌、手术操作了解程度较低，患者通常存在不同程度的心理问题，如恐惧、排斥、不安等，这不仅影响手术顺利性与治疗效果，同时还对患者术后恢复造成阻碍，因而需要采取有效措施加以干预。

常规护理虽适用于多数患者，但缺乏针对性及灵活性，存在服务内容单一等弊端，难以满足患者的需求，无法达到理想干预效果。分级心理护理模式采用医学应对问卷（MCMQ）和自我护理能力量表（ESCA）评估，通过评估患者心理状态，根据患者焦虑、抑郁等情况的不同，在围术期为患者提供不同级别的针对性心理疏导，按照轻重缓急予以针对性、不同层次的干预服务，有效安抚患者排斥、恐惧等情绪，可充分满足不同群体需求。微视频宣教利用微视频形式向患者讲解疾病相关知识，提高其对疾病知识的知晓情况，增强其治疗信心，从而改善其应对方式。

经尿道膀胱肿瘤电切术主要是通过激光将患者体内的肿瘤组织进行切除，使患者病情得到控制。然而，该手术治疗后大部分患者均出现复发，还需实施膀胱灌注、化疗等，因此术后效果、并发症发生等均可给患者带来沉重的经济负担和心理负担，导致其产生焦虑、抑郁等负性情绪，影响其心理健康。

心理弹性作为积极心理学的重要组成部分，是个体面对重大逆境时能从困境中恢复，并能积极调整和改变的一种能力，对疾病的恢复和预后有明显的促进作用，从而促进患者的生存质量。自我管理效能感、性别、家庭收入、信仰、文化程度是癌症患者心理弹性的重要因素。有研究证实，膀胱癌患者的心理弹性与焦虑、抑郁有关，而认知情绪调节策略与致癌症状的严重程度密切相关。情绪调节能力会影响人们在特定情境下对不同情绪调节策略的选择。选择认知情绪调节策略能帮助个体正确面对负性事件，积极调解情绪，从而增加心理弹性，有利于患者身心健康。

有研究表明，循环改进护理模式应用在临床性尿道膀胱肿瘤电切术的膀胱癌患者中，可显著改善其心理状态［采用焦虑自评量表（self-rating anxiety scale，SAS）、抑郁自评量表（self-rating depression scale，SDS）进行评定，分值越高表示患者心理状态越差］，降低术后并发症发生率，缩短住院时间。通过成立专门护理小组，针对每个环节进行监控，对出现的问题及时分析解决，并在原有护理措施基础上不断改进，以确保护理措施的科学性和合理性，并能落实到位，提升整体护理质量。同样也有研究证实，同质健康教育模式也可提高膀胱癌患者经尿道膀胱肿瘤电切术后的自我护理能力，增强患者的心理社会适应性，有效改善患者生存质量。通过医生与护理人员共同组建团队，以团队形式共同开展医护服务，对患者进行健康教育，制定治疗方案和护理计划，同时医护之间相互监督工作的开展，有利于大幅度提高患者的治疗及护理配合度，改善康复效果。

膀胱癌术后患者给予有效的心理干预是调节负性情绪、缓解心理压力、提高主观能动性及改善预后的关键。目前，临床针对膀胱癌术后患者多通过健康宣教、延续性护理、心理干预等方式提高其对疾病的认知，改善负性情绪，但以家庭为中心的心理干预可使护理干预具有延续性，使护理干预更加深入，该干预方法强调心理、生理到社会综合体的进一步强化，促进生活质量的全面提升。以家庭为中心的心理干预通过不同阶段的心理干预可帮助患者及家属了解术后相关注意事项及相关护理模式，提高患者的主观能动性，同时术后辅助患者建立健康心理、提升自信，在家属的情感支持下，缓解其心理压力、改善心理状态、减轻心理负担、提高患者自我护理责任感、自护能力和生活质量。

第三节　膀胱癌保留膀胱治疗后膀胱灌注护理干预

一、灌注化疗护理干预

膀胱癌属于临床较为常见和多发的一种泌尿系统恶性肿瘤，主要发病部位为膀胱黏膜，居泌尿生殖系统肿瘤第一位，手术切除是膀胱癌的主要治疗方法，但术后复发率和进展率极高，为了降低术后肿瘤的复发和进展，多选择在术后进行灌注治疗，以达到减少肿瘤细胞发展和复发的作用。具体护理干预措施如下。

1. 灌注化疗前护理

心理干预：膀胱癌患者会因为手术、灌注化疗和对疾病的陌生、恐惧感出现负性心理，再加上其治疗过程中需要承受的经济压力，可能会导致患者出现焦虑、担忧、恐惧等负性心理，因此，护理人员在灌注化疗前积极地与患者进行交流沟通，鼓励患者倾诉内心感受，并给予患者安慰，可以消除各种负性情绪，建立良好的治疗信心。

认知干预：对患者进行一对一健康教育，同时通过视频播放、口头讲解以及资料发放等方式让患者掌握疾病和治疗的相关知识，讲解膀胱癌、灌注化疗相关内容，以及化疗配合要点，包括化疗前注意事项、药物保留时长、体位等，提高患者的认知度，在化疗期间能积极配合。

行为干预：为患者制定和发放灌注化疗计划表，注明治疗内容、化疗时间、用药剂量、药物种类等，叮嘱患者定期化疗，同时在每次化疗前 1 天，电话通知患者。告知患者每次化疗前 4 h 禁水，排空膀胱，确保药液在膀胱中充分发挥作用。

2. 灌注化疗中护理

环境干预：治疗室封闭、安静，减少人员出入，给患者足够的尊重和隐私保护，让患者化疗过程更加放松、舒适。

行为干预：在灌注化疗过程中护理人员严格执行无菌操作，协助患者取舒适的仰卧体位，插管动作轻柔、准确，注射器与尿管紧密连接，保证用药剂量准确，指导患者更换合适的体位，确保药物与膀胱黏膜良好接触。灌注化疗结束后协助患者穿好衣物，进行放松训练。

3. 灌注化疗后护理

行为干预：告知患者药液保留的时间，指导患者适当活动，避免药物反流，对尿道造成损伤；化疗结束后 2 h 嘱患者大量饮水，减少药液对尿道黏膜的伤害。密切关注患者不良反应，如膀胱刺激征，及时发现及时干预。每次化疗后，对患者进行鼓励和安抚，确保下次化疗能按时进行。指导患者养成良好的饮食和生活习惯，定期到医院复查。

二、灌注卡介苗护理干预

1. 灌注前护理

由于患者对膀胱灌注不了解而产生紧张、焦虑等心理，医护人员向患者讲解膀胱灌注的目的与方法，介绍灌注后可能出现的并发症及相关防范措施，帮助患者建立治疗的信心，取得患者配合。灌注前行血、尿常规及生化检查，结果正常方可行膀胱灌注。对于膀胱出血、穿孔以及有免疫抑制的患者禁止灌注卡介苗。

2. 灌注操作护理

（1）配药时戴口罩及橡胶手套，加强自身防护。仔细核实卡介苗的剂量及有效期，并充分溶解于 40 ml 生理盐水中。注入膀胱后再注入 20 ml 生理盐水，既可避免药物于尿管内残留又可避免拔尿管时将药物带入尿道。

（2）留置尿管时注意无菌操作，充分润滑后动作轻柔以减少对尿道黏膜的刺激，防止黏膜损伤。

（3）推注药液要缓慢，防止接触患者皮肤，减少尿道炎、接触性皮炎的发生。

（4）灌注后嘱患者适当活动，药液保留 2 h 后排尿，排尿后指导患者多饮水，加速尿液生成，尽快排出药物。

三、并发症的护理

1. 膀胱刺激征

卡介苗可刺激膀胱黏膜下层神经引起反应性膀胱炎，很多患者在接受卡介苗膀胱灌注后会出现不同程度的尿频、尿急、尿痛，该症状多为一过性。多数患者经过休息、多饮水勤排尿后可消除膀胱刺激症状，必要时还可口服托特罗定等。若膀胱刺激症状严重，可延长灌注时间间隔、减少灌注剂量，另外在灌注液中加入利多卡因也可减轻膀胱刺激症状。对于严重不能耐受者可暂停膀胱灌注。

2. 发热

发热是卡介苗的全身反应之一，多在膀胱灌注 6～12 h 出现，可伴有寒战，体温可升至 38.5℃以上，持续 24～48 h。大量饮水、应用解热镇痛药等措施后体温逐渐降至正常范围。若出现寒战高热，需行血尿常规及血培养检查，一旦有非结核性细菌的尿路感染，需应用抗生素治疗，但禁用喹诺酮类药物防止其降低卡介苗的抗肿瘤疗效。

3. 血尿

由于卡介苗刺激膀胱局部黏膜引起炎症，出现不同程度的血尿，甚至伴发血块和排尿困难。因此在卡介苗膀胱灌注后多注意患者尿液的颜色、性状及排尿情况，尽早发现血尿及时处理。

4. 膀胱挛缩、尿道狭窄

卡介苗反复刺激膀胱内壁及尿道黏膜，少数患者可发生瘢痕挛缩引起膀胱挛缩和尿道狭窄。膀胱挛缩可以通过膀胱扩张进行治疗，对于一些严重的患者可考虑行尿流改道或膀胱切除术。对于后尿道狭窄的患者，首先应作尿道扩张，否则排尿时含有卡介苗的尿液可返流入前列腺管形成前列腺肉芽肿。

5. 出院指导

（1）嘱患者多饮水，勤排尿，每天饮水量 2000 ml 以上，既可冲洗残存的药物，又可减少尿液中致癌物质对膀胱的刺激，减少肿瘤的复发。

（2）规律来院行膀胱灌注治疗，3 个月复查一次膀胱镜，监测肿瘤情况。

（3）生活规律，忌烟酒及辛辣、刺激性食物，多吃富含维生素 C 的水果以酸化尿液，减少泌尿系感染。

（4）注意个人卫生，保持会阴部清洁。

多次膀胱灌注及药物刺激会诱发膀胱刺激征等不良反应，身体上的不适会提高患者心理压力，进而降低配合度，护理干预属于一种高效的护理方式，以患者为中心，从患者的实际需求出发更加具有针对性地实施各项护理服务和操作，通过多方面干预措施，带给患者正面积极的影响，满足患者心理、生理、社会等多方面需求，增强患者治疗耐受性，提升治疗效果，改善生存质量。

参考文献

[1] Ajaj R, Berlin A, Klaassen Z, et al. Age Differences in Patient-reported Psychological and Physical Distress Symptoms in Bladder Cancer Patients-A Cross Sectional Study[J]. Urology, 2019, 134(154-162. DOI: 10. 1016/j. urology. 2019. 08. 032.

[2] Linsenmeyer T A. Post-CVA voiding dysfunctions: clinical insights and literature review[J]. NeuroRehabilitation, 2012, 30(1): 1-7.

[3] Sheilds L, Molzahn A, Bruce A, et al. Contrasting stories of life-threatening illness: A narrative inquiry[J]. Int J Nurs Stud, 2015, 52(1): 207-215.

[4] Stewart D E, Yuen T. A systematic review of resilience in the physically ill[J]. Psychosomatics, 2011, 52(3): 199-209. DOI: 10. 1016/j. psym. 2011. 01. 036.

[5] Wulff-Burchfield E M, Potts M, Glavin K, et al. A qualitative evaluation of a nurse-led preoperative stoma education program for bladder cancer patients[J]. Support Care Cancer, 2021, 29(10): 5711-5719. DOI: 10. 1007/s00520-021-06093-0.

[6] Yum K S, Na S J, Lee K Y, et al. Pattern of voiding dysfunction after acute brainstem infarction[J]. Eur Neurol, 2013, 70(5-6): 291-296. DOI: 10. 1159/000352040.

[7] 陈春芳，黄奕，金乙红．孕期凯格尔运动在产妇分娩中对减轻产后膀胱功能障碍的作用分析[J].中国妇幼保健，2020，35(3)：3.

[8] 陈艳蕾，佟玉静，王坤，等．盆底康复训练对宫颈癌术后膀胱功能恢复及减少尿潴留的临床效果[J].现代肿瘤医学，2021，29(19)：5.

[9] 杜凌云．分析护理干预对膀胱肿瘤手术后化疗患者生存质量的改善效果[J].黑龙江中医药，2020，49(5)：2.

[10] 李倩．循环改进护理模式在膀胱癌经尿道膀胱肿瘤电切术后的效果观察[J].湖北科技学院学报：医学版，2019，33(3)：3.

[11] 李薇，邱冬花．同质健康教育模式干预对膀胱癌患者经尿道膀胱肿瘤电切术后心理社会适应性及生存质量的影响[J].黑龙江医学，2023，47(5)：581-584.

[12] 李艳春，黄秀铭．分级心理护理联合健康教育对膀胱癌患者围术期心理状态，生活质量及疾病认知水平影响[J].国际护理学杂志，2021，40(11)：1983-1987.

[13] 刘海燕．无缝隙护理在浸润性膀胱癌围术期护理中的应用分析[J].贵州医药，2022，000(003)：046.

[14] 刘楠，梁雨，蒋腾，等．基于知信行理论的护理在膀胱癌患者术后造口感染预防中的应用效果[J].中华现代护理杂志，2022，28(9)：5.

[15] 刘千秋，杨丹，宁婧，等．尿失禁患者病耻感的评估及干预研究进展[J].智慧健康，2021，7(10)：5.

[16] 刘晓敏，狄桂萍．循环护理对行尿道膀胱肿瘤电切术的膀胱癌患者心理状态及生活质量的影响[J].中华现代护理杂志，2018，24(14)：4.

[17] 刘云，王浪．循环改进护理在膀胱癌经尿道膀胱肿瘤电切术后的应用效果[J].中国卫生标

准管理,2020,11(18):3.
[18] 卢婉玲,周碧容,李杰贤．早期宣教模块联合微视频在行膀胱癌根治术及尿道改流术患者快速康复中的应用[J].中西医结合护理(中英文),2020,6(1):4.
[19] 马莹莹．快速康复外科理念在经尿道膀胱肿瘤电切术患者围手术期的护理疗效分析[J].临床研究,2021,29(9):2.
[20] 明莹莹,郭艳侠．认知行为干预对老年膀胱癌造口患者自我效能及应对能力的影响[J].中国医刊,2018,53(3):4.
[21] 时建华,王科,彭英克．经尿道膀胱肿瘤电切术后冲洗液温度对膀胱痉挛的影响探讨[J].中外女性健康研究,2022,0(20):30-31,49.
[22] 孙瑞轩．快速康复外科理念在经尿道膀胱肿瘤电切术患者围手术期护理中的应用效果观察[J].中国继续医学教育,2016,8(35):2.
[23] 王波．分级心理护理对膀胱癌手术患者心理状态、社会功能及生活质量的影响[J].国际护理学杂志,2020,39(8):3.
[24] 王航,李敏,张道秀,等．以家庭为中心的心理干预在膀胱癌术后患者中的应用效果[J].癌症进展,2023,21(8):895-899.
[25] 杨惠娟,梁继娟．膀胱癌术后卡介苗膀胱灌注的护理[J].现代临床护理,2006,5(2):2.
[26] 杨利平,许璟．膀胱功能重建干预对膀胱癌手术患者膀胱功能,生活质量的影响研究[J].数理医药学杂志,2022,35(8):4.
[27] 张道秀,刘会范,赵会平,等．卡介苗膀胱灌注的护理体会[J].中国继续医学教育,2015,7(22):2.
[28] 赵庆云．循环改进护理对尿道膀胱肿瘤电切术患者应激状态、心理状态及生命质量的影响[J].现代中西医结合杂志,2019,28(6):4.
[29] 赵欣．护理干预对膀胱癌术后膀胱灌注化疗的效果[J].继续医学教育,2021,35(1):130-131.

（史颖花　王庆宜　方黛琪　金　璐　何　玮）

第四章　术前新辅助治疗在膀胱癌保留膀胱治疗中的作用和意义

第一节　新辅助化疗

目前，MIBC 患者的标准治疗方案是基于新辅助顺铂的联合化疗，然后进行根治性膀胱切除术（RC）和盆腔淋巴结清扫。

Grossman 等人的随机Ⅲ期临床研究显示：新辅助化疗 MVAC（氨甲蝶呤、长春碱、阿霉素、顺铂）联合 RC 的患者相较只接受 RC 的患者具有生存优势（77 个月 vs. 46 个月，$P=0.06$）。在两组中，完全的病理缓解（pathological complete response，pCR）与总生存率的改善相关，而 pCR 在新辅助治疗组中比率明显增高（38% vs. 15%，$P<0.001$）。

剂量密集 MVAC 方案（ddMVAC），类似于 MVAC，每 2 周注射生长因子支持。ddMVAC 方案在新辅助二期临床试验中，显示出与 MVAC 方案类似的疗效，但疗程时间更短，不良反应更少。另一种常用的新辅助化疗方案是吉西他滨和顺铂（GC）。与经典的 MVAC 相比，GC 方案显示出相似的疗效，但具有更好的耐受性。在新辅助治疗中，多项回顾性多中心研究显示，新辅助治疗 GC 和 MVAC 达到了相当的 pCR 率，为 GC 方案使用提供了进一步的使用证据。

第一个也是唯一一个直接比较膀胱癌新辅助化疗 ddMVAC（6 个周期）和 GC（4 个周期）的前瞻性随机 3 期研究是 GETUG/AFU V05 VESPER 研究。该研究显示，与 GC 相比，在接受新辅助治疗的患者中，ddMVAC 的总生存获益具有统计学意义（HR=0.66，95% CI：0.47～0.92）。但是，ddMVAC 与更高的毒性相关，对于老年患者或有明显合并症的患者，GC 仍然是不错的选择。目前，所有的 MIBC 管理指南都推荐对 RC 患者采用新辅助顺铂联合化疗。如果患者不适合接受顺铂联合化疗，则直接行膀胱根治性切除手术。卡铂新辅助化疗不能为患者带来获益。

第二节　新辅助免疫治疗

近年，膀胱癌治疗领域取得了显著的进展。特别是免疫检查点抑制剂（immune checkpoint inhibitor，ICI）、抗体药物偶联物（antibody-drug conjugate，ADC）和 FGFR 抑制剂已经改变了晚期尿路上皮癌的治疗方法。这些药物目前正在较早期的疾病阶段中评估。近年有许多的研究，探索单用 PD1/PD-L1 ICI 治疗、PD1/PD-L1 和 CTLA-4 抑制剂的 ICI 联合、ICI/化疗联合作为 MIBC 的新辅助治疗方案，包括了顺铂耐受和不耐受的人群。初期的研究结果显示，单独使用 ICI、单独使用化疗、ICI/ICI 和 ICI/化疗联合治疗的 pCR 率具有可比性（35%～40%）。这些结果在一定程度上为符合顺铂和不符合条件的 MIBC 患者联合化疗和 ICIs，或联合抗体药物结合物和 ICIs 的新辅助试验奠定了基础。由于每个研究纳入的患者群体略有不同，需要进一步研究不同方案的疗效。

一、单用 PD-1/PD-L1 抑制剂用于 MIBC 新辅助治疗

在一项Ⅱ期临床试验中，PURE-01 纳入 cT2～T4aN0 的 MIBC 患者，他们接受了三个周期的新辅助帕博利珠单抗，随后进行了 RC。该研究纳入了 155 名患者，无论是否符合顺铂条件，尽管超过 90%的患者符合顺铂条件。在整个队列中，80 例患者的临床 T 分期为 T3～T4。该研究的主要终点是 pCR，37%的患者达到 pCR，另 53.6%的患者降期为非肌层浸润性膀胱癌。在所有患者中，47 例（30.3%）发生了与治疗相关的不良事件（treatment-related adverse event，TRAE），在 7 例（4.5%）患者中观察到 3～4 级 TRAE。

在一项阿替利珠单抗用于 MIBC 新辅助Ⅱ期研究中（ABACUS），cT3～T4 MIBC 患者接受了 2 个周期的阿替利珠治疗，然后行膀胱全切术。主要临床研究终点为 pCR。在 88 例可评估患者中，31%的患者在膀胱全切后病理结果 pT0，39%患者降期至 NMIBC。2 年无病生存期（disease-free survival，DFS）和总生存期（overall survival，OS）分别为 68%和 77%。

二、PD-1/PD-L1 抑制剂联合 CTLA4 抑制剂用于 MIBC 新辅助治疗

在一项Ⅰ期单臂研究（NCT02812420）中，对顺铂不耐受的局限性高危

MIBC 患者进行了新辅助 durvalumab 和 tremelimumab 联合治疗的研究。在本研究中，28 例患者在膀胱切除术前每 4 周接受 2 个周期的 durvalumab 1500 mg/kg 和 tremelimumab 75 mg/kg 治疗。该研究包含了较高比例的 cT3～T4 患者（54%）和 25%的组织变异型患者。总人群的 pCR 率为 37.5%。尽管大多数患者经历了不同级别的免疫相关不良事件（immune-related adverse event，irAE)，但该研究仍达到了其主要的安全性终点。

在一项Ⅱ期临床试验 DUTRENEO（NCT03472274）中，cT2～T4 和（或）N+膀胱癌患者根据 IFN-y 相关炎症信号的表达随机接受基于顺铂的新辅助化疗或 durvalumab 和 tremelimumab 免疫联合治疗。在纳入研究的 61 例患者中，45 例患者被分类为“热肿瘤”，16 例患者被分类为“冷肿瘤”。热肿瘤患者随机接受顺铂化疗或 durvalumab 和 tremelimumab 免疫联合治疗，两组 pCR 无差异（pCR 36.4% vs. 34.8%）。16 例冷肿瘤患者接受新辅助化疗，pCR 为 68.6%。

NABUCCO（NCT03387761）是一项 1b 期新辅助研究，纳入 cT3～T4a 或淋巴结阳性顺铂不耐受的 MIBC 患者，接受 nivolumab/ipilimumab 治疗。在研究的队列 1 中，患者第 1 天接受新辅助 ipilimumab 3 mg/kg（I3），第 21 天接受 ipilimumab 3 mg/kg 和 nivolumab 1 mg/kg（I3N1），第 42 天接受 nivolumab 3 mg/kg（N3）。队列 1 达到了其主要研究终点（12 周内接受手术），96%的患者在 12 周内成功接受手术。该研究的次要终点是 pCR，46%的患者达到 pCR，58%的患者降期至 NMIBC。队列 2 的研究目标是探索 2 种不同剂量的 nivolumab/ipilimumab，以提高治疗疗效。30 名患者随机 1∶1 接受两个周期的 I3N1 或 I1N3，随后均接受 nivolumab 3 mg/kg。该队列纳入 cT3～T4a 或 N1～3 顺铂不耐受的膀胱癌患者。本研究的主要终点是 pCR。在队列 2 中，I3N1 组的 pCR 为 43%，I1N3 组的 pCR 为 7%，更倾向 I3N1 给药。两组患者之间的 3～4 级 irAE 发生概率相当（4/15 vs. 3/15）。

另一项Ⅱ期临床试验 NCT03520491 的结果强调，需要关注 nivolumab 联合 ipilimumab 的给药和时间。在这项试验中，1 组的 15 名患者每 3 周接受 5 次剂量的 nivolubmab 3 mg/kg，2 组的 15 名患者在第 0 周接受 I3N1，第 3 周和第 9 周接受 N3。不幸的是，在 60 d 不因 TRAE 或疾病进展而延迟接受膀胱切除术的主要研究终点没有达到。队列 1 和队列 2 中分别约有 20%和 40%的患者没有达到主要终点，而且 pCR 率分别只有 13%和 7%。基于这些结果，新辅助 nivolumab 联合 ipilimumab 方案即使在局部晚期膀胱癌中有良好的反应，特别是 I3N1 剂量，但与新辅助单药免疫治疗相比，有更高的不良反应发生率。

第三节　免疫治疗联合化疗用于 MIBC 新辅助治疗

在 MIBC 患者中，新辅助治疗后病理降期（<ypT2N0）与长期生存期的改善相关。最近许多研究探讨了免疫联合化疗用于 MIBC 的新辅助治疗。这些试验大多使用吉西他滨/顺铂作为化疗方案，只有少数试验使用 ddMVAC 化疗方案。

在 GU14-188（NCT02365766）中，cT2～T4 MIBC 患者接受了 5 个周期的新辅助 pembrolizumab 联合化疗。化疗方案为 1 组吉西他滨/顺铂（顺铂耐受），或 2 组吉西他滨（顺铂不耐受）。每个队列纳入约 40 名患者。本研究的主要终点是膀胱全切手术的病理非肌层浸润率。在队列 1 中，NMIBC 率为 61%，而在队列 2 中，其发生率为 51.6%。此外，在两个队列中报告的 pCR 率分别为 44%和 45.2%。

另一项 2 期临床试验（NCT02690558）研究了吉西他滨/顺铂联合 pembrolizumab 在 MIBC 新辅助治疗中的疗效。该研究的主要终点是膀胱全切手术时降期至 NMIBC 概率。在 39 例接受治疗的患者中，56%有降期至 NMIBC，36%的患者达到了 pCR。KN-866（NCT03924856）是一项正在进行的随机Ⅲ期临床试验，评估围手术期 pembrolizumab 联合吉西他滨/顺铂。

BLASST1 是一项Ⅱ期单臂临床试验，研究吉西他滨/顺铂与 nivolumab 联合方案在 cT2～T4 MIBC 新辅助治疗中的作用。纳入 41 例患者，其中大多数为 cT2 期（90%）。降期至 NMIBC 率为主要终点，概率为 65.8%，pCR 概率为 34%。在 20%的患者中，观察到 3 级或 4 级毒性，主要是血小板减少、中性粒细胞减少和肾功能衰竭。12 个月无复发生存率（Recurrence-free survival，RFS）为 85.4%。

AURA（NCT03674424）是一项Ⅱ期临床研究，包含 2 个队列的 MIBC 患者：顺铂耐受和顺铂不耐受。在顺铂耐受队列（n=56）中，患者接受了 4 个周期的吉西他滨/顺铂/avelumab 或 ddMVAC/avelumab。在顺铂不耐受的队列中（n=56），患者接受 4 个周期的吉西他滨/紫杉醇/avelumab 或 avelumab。研究的主要终点为 pCR。在队列 1 中，两种组合之间的 pCR 相似（50% vs. 54%）。在队列 2 中，avelumab 组的 pCR 更高（36% vs. 18%）。紫杉醇和吉西他滨可能影响 avelumab 的疗效。

上述临床试验已经证明了这些联合用药方案在 MIBC 新辅助治疗中的安全

性。与ICI临床试验一样，单臂化疗/ICI联合临床研究显示，其与NAC单独治疗的pCR率相当。而联合方案与单独NAC方案的随机对照试验（NCT03661320，NCT03924856，NCT03732677）仍在进行中。综上所述，到底哪一种新辅助治疗方案效果更好，有待更多证据支持。

第四节　ADC药物用于MIBC新辅助治疗

恩诺单抗（enfortumab vedotin，EV）是一种针对连接素-4的抗体-药物偶联物，这是一种在尿路上皮癌中高表达的跨膜蛋白。EV在转移性尿路上皮癌的第二和三线治疗中，有效率为45%～50%。EV-103 H队列（NCT03288545）是一项1b/2期临床试验，研究了新辅助EV单药治疗在顺铂不适用的MIBC患者中的作用。该研究纳入了22例cT2（68.2%）、cT3（27.3%）和cT4（4.5%）膀胱癌患者，接受3个周期的新辅助EV治疗，随后进行根治性膀胱切除术。在22例患者中，19例患者完成了所有3个周期的EV，22例患者接受了膀胱切除术。该研究的主要终点pCR达到了36.4%，病理降期率为50%。18.2%的患者发生了与治疗相关的3级或以上的不良事件，3例患者发生了围手术期死亡（急性肾损伤、肺血栓栓塞和心脏骤停）。

其他的ADC药物，如维迪西妥单抗（RC48），也在进行相关方面的临床试验。

第五节　新辅助治疗降期后保留膀胱的方案

膀胱癌新辅助治疗的研究最初只关注接受RC的患者，但较新的试验也开始纳入接受保膀胱的患者。如果这些新策略确实增加了应答率，特别是pCR率，一些MIBC患者可能不需要任何局部治疗，保留膀胱的同时获得可接受的肿瘤相关预后，避免了膀胱全切手术带来的诸多可能的并发症，许多进行中的研究正在探索这个重要的问题。因此，对于在新辅助治疗后出现临床完全缓解（clinical complete response，cCR）的MIBC患者，采用保膀胱方案似乎是一种有效的治疗策略。然而，选择正确的患者是这种治疗策略中最关键的步骤。新辅助治疗达到cCR的患者后续保留膀胱的方案选择包括密切随访、放化疗及免疫治疗等方法，目前并没有公认统一的最佳方案。

cCR 的定义在不同的文献中各不相同。一些研究的 cCR 定义仅基于 TURBT，但其他研究纳入了细胞学和影像学检查结果。有研究指出，新辅助治疗后的 TURBT 并不是确认 cCR 的可靠方法；将近 50％的病例中，其与 RC 的最终病理结果不相符。虽然磁共振成像（MRI）显著影响了前列腺的局部分期诊断，但其在膀胱中的成像报告和数据系统（VI-RADS）尚未在日常临床实践中普遍应用。通过 MRI 评估 MIBC 新辅助治疗后降期似乎是很有前途的，准确率约为 85％。然而，还需要对这些结果进行进一步确认。正电子发射断层扫描/计算机断层扫描（PET-CT）对新辅助治疗后降期识别的敏感性和特异性分别为 67％～75％和 75％～89％。总之，传统的分期方式，包括 TURBT、CT/MRI，核医学等仅在约 50％的患者中能准确评估 cCR。基于这一情况，仅凭目前临床分期评估方法并不足以精准选择适合采用保膀胱的患者。

新辅助治疗方案和 cCR 的定义各不相同，最近的一些研究报道了新辅助化疗后保膀胱的策略。在一项接受氨甲蝶呤、长春碱、阿霉素和顺铂（MVAC）新辅助化疗的回顾性系列患者中，cCR 被定义为无残留肿瘤的 TURBT。作者报道了接受膀胱保存的患者的 10 年总生存率为 74％。一项在新辅助化疗后使用相同的 cCR 定义的 2 期临床试验报告了 2 年总生存率为 75％。在两项将 cCR 定义为 TURBT 阴性、细胞学阴性和横断面成像阴性的系列研究中，一个 37 例患者的队列中，5 年总生存率为 69％；而在另一个 41 例患者的队列中，5 年肿瘤特异性生存率为 87％。另一项纳入 148 例患者更大型的类似研究中，保膀胱患者 5 年的总生存率为 86％，9 年的总生存率为 75％。将近一半的患者出现了膀胱肿瘤的复发，其中 11 例（16％）为肌层浸润性膀胱癌复发。由此可见，与新辅助化疗后行 RC 的标准治疗模式相比，这些高度选择的患者接受保膀胱治疗有望达到相似生存预后。然而，目前还缺乏这方面的随机对照试验。

在 HCRN GU16-257 研究中，MIBC 患者接受吉西他滨/顺铂与 nivolumab 联合新辅助治疗，患者后续选择性保留膀胱。本研究采用新辅助联合治疗 4 个周期，然后再次行 TURBT。对于 cTa 或 cT0、尿细胞学阴性、MRI 无疾病证据的患者定义为 cCR，可不行根治性膀胱切除术，接受 nivolumab 维持治疗 4 周期。如果 TURBT 显示为 cTis、cT1 或 MIBC，患者则继续行膀胱切除术。在近 14 个月的中位随访中，31 例获得 CCR 的患者中有 8 例（26％）出现了复发（均为局部复发）。6 例患者接受了 RC 手术，其中一半患者最终病理结果表现为≥ypT2 或 N＋。另外发现，高 TMB 和 *ERCC2* 的基因改变与更好的治疗反应相关，但 *ATM*、*FANCC* 或 *RB*1 的改变与之无关。

RETAIN1 是一项类似的Ⅱ期临床试验，采用 ddMVAC 新辅助方案。患者如果达到 cCR 并且存在体细胞 DNA 损伤修复基因组改变，则接受保膀胱监测治疗。然而，在最近的一次更新中，2 年无转移生存期的主要研究终点并没有达到。因此，对于那些达到临床 CR 的患者，保留膀胱的治疗策略似乎值得进一步讨论，包括采用更好的系统治疗（比如，化疗免疫治疗）和利用循环肿瘤 DNA（ctDNA）和尿液肿瘤 DNA（ut-DNA）等技术以提高临床分期准确性。目前，RETAIN2 研究则采用 ddMVAC 化疗联合 nivolumab 作为新辅助治疗方案。对于新辅助治疗后达到 cCR 且有 *ATM*、*ERCC*2 或 *RB*1 体细胞突变的患者，可选择保膀胱监测。那些新辅助治疗后仍有病灶残留的患者则接受了标准的治疗。期待后续研究结果的呈现。

进行中的 Alliance A031701（NCT03609216）临床试验招募体积较小（＜5 cm）、单灶 cT2～T4aN0 膀胱癌患者接受新辅助吉西他滨/顺铂治疗。本研究基于 9 组 DDR 基因（*ERCC*2、*ERCC*5 、*BRCA*1、*BRCA*2、*RAD*51*C*、*ATR*、*RECQL*4、*ATM*、*FANCC*）对患者进行分层。存在 *DDR* 基因突变的患者，如果新辅助治疗后达到 cCR 或残留原位癌（通过 TURBT 和常规影像学检测）则接受保膀胱治疗，如果残留病灶≥T1 则接受 RC 或放化疗。

专科医生在诊断、初始治疗、肿瘤分期评估和监测期间的经验在保膀胱策略中是至关重要的。随着保膀胱领域的发展，越来越需要高质量前瞻性的试验数据，来回答相关问题：cCR 后如何选择最合适的治疗方案；监测期间 NMIBC 复发的处理策略；量化新辅助治疗后 cCR 或病理降期对患者获益的预测价值；生物标志物包括 *DDR* 基因突变对这种保膀胱模式的意义等。

参考文献

[1] Babjuk M, Böhle A, Burger M, et al. EAU Guidelines on Non-Muscle-invasive Urothelial Carcinoma of the Bladder: Update 2016[J]. Eur Urol, 2017, 71(3): 447-461. DOI: 10.1016/j.eururo.2016.05.041.

[2] Bandini M, Gibb E A, Gallina A, et al. Does the administration of preoperative pembrolizumab lead to sustained remission post-cystectomy? First survival outcomes from the PURE-01 study(☆)[J]. Ann Oncol, 2020, 31(12): 1755-1763. DOI: 10.1016/j.annonc.2020.09.011.

[3] Chanza N M, Carnot A, Barthélémy P, et al. Avelumab as the basis of neoadjuvant regimen in platinum-eligible and-ineligible patients with nonmetastatic muscle-invasive bladder cancer: AURA (Oncodistinct-004) trial[J]. J Clin Oncol, 2022, 40(16_suppl): 4517-4517. DOI: 10.1200/JCO.2022.40.16_suppl.4517.

[4] Galsky M D, Daneshmand S, Lewis S C, et al. Co-primary endpoint analysis of HCRN GU 16-257: Phase 2 trial of gemcitabine, cisplatin, plus nivolumab with selective bladder sparing in patients with muscle-invasive bladder cancer (MIBC)[J]. J Clin Oncol, 2023, 41(6_suppl): 447-447. DOI: 10.1200/JCO.2023.41.6_suppl.447.

[5] Gao J, Navai N, Alhalabi O, et al. Neoadjuvant PD-L1 plus CTLA-4 blockade in patients with cisplatin-ineligible operable high-risk urothelial carcinoma[J]. Nat Med, 2020, 26(12): 1845-1851. DOI: 10.1038/s41591-020-1086-y.

[6] Grande E, Guerrero F, Puente J, et al. DUTRENEO Trial: A randomized phase Ⅱ trial of DUrvalumab and TREmelimumab versus chemotherapy as a NEOadjuvant approach to muscle-invasive urothelial bladder cancer (MIBC) patients (pts) prospectively selected by an interferon (INF)-gamma immune signature[J]. J Clin Oncol, 2020, 38(15_suppl): 5012-5012. DOI: 10.1200/JCO.2020.38.15_suppl.5012.

[7] Grossman H B, Natale R B, Tangen C M, et al. Neoadjuvant chemotherapy plus cystectomy compared with cystectomy alone for locally advanced bladder cancer[J]. N Engl J Med, 2003, 349(9): 859-866. DOI: 10.1056/NEJMoa022148.

[8] Gupta S, Gibb E, Sonpavde G P, et al. Biomarker analysis and updated clinical follow-up from BLASST-1 (Bladder Cancer Signal Seeking Trial) of nivolumab, gemcitabine, and cisplatin in patients with muscle-invasive bladder cancer (MIBC) undergoing cystectomy[J]. J Clin Oncol, 2022, 40(6_suppl): 528-528. DOI: 10.1200/JCO.2022.40.6_suppl.528.

[9] Hoimes C J, Abouassaly R, Saltzman J N, et al. HCRN GU14-188: Neoadjuvant pembrolizumab (P) and gemcitabine (G) with or without cisplatin (C) in muscle invasive urothelial cancer (MIUC)[J]. J Clin Oncol, 2016, 34(15_suppl): TPS4578-TPS4578. DOI: 10.1200/JCO.2016.34.15_suppl.TPS4578.

[10] Iyer G, Ballman K V, Atherton P J, et al. A phase Ⅱ study of gemcitabine plus cisplatin chemotherapy in patients with muscle-invasive bladder cancer with bladder preservation for those patients whose tumors harbor deleterious DNA damage response (DDR) gene alterations (Alliance A031701)[J]. J Clin Oncol, 2022, 40(16_suppl): TPS4615-TPS4615. DOI: 10.1200/JCO.2022.40.16_suppl.TPS4615.

[11] Mazza P, Moran G W, Li G, et al. Conservative Management Following Complete Clinical Response to Neoadjuvant Chemotherapy of Muscle Invasive Bladder Cancer: Contemporary Outcomes of a Multi-Institutional Cohort Study[J]. J Urol, 2018, 200(5): 1005-1013. DOI: 10.1016/j.juro.2018.05.078.

[12] Pfister C, Gravis G, Fléchon A, et al. Dose-Dense Methotrexate, Vinblastine, Doxorubicin, and Cisplatin or Gemcitabine and Cisplatin as Perioperative Chemotherapy for Patients With Nonmetastatic Muscle-Invasive Bladder Cancer: Results of the GETUG-AFU V05 VESPER Trial[J]. J Clin Oncol, 2022, 40(18): 2013-2022. DOI: 10.1200/jco.21.02051.

[13] Powles T, Kockx M, Rodriguez-Vida A, et al. Clinical efficacy and biomarker analysis of neo-

adjuvant atezolizumab in operable urothelial carcinoma in the ABACUS trial[J].Nat Med, 2019,25(11):1706-1714. DOI:10. 1038/s41591-019-0628-7.

[14] Robins D,Matulay J,Lipsky M,et al. Outcomes Following Clinical Complete Response to Neoadjuvant Chemotherapy for Muscle-invasive Urothelial Carcinoma of the Bladder in Patients Refusing Radical Cystectomy [J]. Urology, 2018, 111 (116-121. DOI: 10. 1016/ j. urology. 2017. 09. 003.

[15] Rose T L,Harrison M R,Deal A M,et al. Phase Ⅱ Study of Gemcitabine and Split-Dose Cisplatin Plus Pembrolizumab as Neoadjuvant Therapy Before Radical Cystectomy in Patients With Muscle-Invasive Bladder Cancer [J]. J Clin Oncol, 2021, 39 (28): 3140-3148. DOI:10. 1200/jco. 21. 01003.

[16] Siefker-Radtke A O,Steinberg G D,Bedke J,et al. Phase Ⅲ study of perioperative pembrolizumab (pembro) plus neoadjuvant chemotherapy (chemo) versus placebo plus neoadjuvant chemo in cisplatin-eligible patients (pts) with muscle-invasive bladder cancer (MIBC):KEYNOTE-866 [J]. J Clin Oncol, 2020, 38 (6 _ suppl): TPS599-TPS599. DOI: 10. 1200/ JCO. 2020. 38. 6_suppl. TPS599.

[17] van Dijk N,Gil-Jimenez A,Silina K,et al. Preoperative ipilimumab plus nivolumab in locoregionally advanced urothelial cancer:the NABUCCO trial[J].Nat Med,2020,26(12):1839-1844. DOI:10. 1038/s41591-020-1085-z.

[18] van Dorp J,Pipinikas C,Suelmann B B M,et al. High-or low-dose preoperative ipilimumab plus nivolumab in stage Ⅲ urothelial cancer:the phase 1B NABUCCO trial[J].Nat Med, 2023,29(3):588-592. DOI:10. 1038/s41591-022-02199-y.

[19] 中国肿瘤医院泌尿肿瘤协作组．中国膀胱癌保膀胱治疗多学科诊治协作共识[J].中华肿瘤杂志,2022,44(3):10. DOI:10. 3760/cma. j. cn112152-20220113-00035.

[20] 中华医学会泌尿外科学分会,中国膀胱癌联盟．肌层浸润性膀胱癌保留膀胱综合治疗专家共识[J]. 中华泌尿外科杂志, 2022, 43 (06): 401-406. DOI: 10. 3760/cma. j. cn112330-20220629-00394.

（祖雄兵）

第五章 术后辅助治疗在膀胱癌保留膀胱治疗中的作用和意义

第一节 膀胱癌保留膀胱综合治疗后的辅助化疗

肌层浸润型膀胱癌患者，应用包括经尿道膀胱肿瘤切除手术（transurethral resection of bladder tumor，TURBT）、放疗和化疗等联合的保膀胱综合治疗模式，5 年总生存（overall survival，OS）可达 36%～74%，但仍有约 50%的患者在综合治疗后出现局部复发或远处转移。保膀胱综合治疗后的辅助化疗是否可以进一步降低复发转移率，改善患者生存，并没有Ⅲ期临床研究的生存数据发表。两项小样本的 I～Ⅱ期临床研究报道了在综合治疗后，采用辅助化疗的耐受性和生存结果。第一项研究入组了 46 例 T2～T4aN0M0 的膀胱癌患者，其中 68%的患者年龄大于 60 岁。研究的治疗方案设计为：TURBT＋顺铂联合放疗＋MCV（氨甲蝶呤＋顺铂＋长春碱）方案化疗 3 周期。全组患者 3 年的 OS 率 61%，保留膀胱生存率 48%，局部治疗失败率和远处转移率分别为 27%和 29%。但仅有 45%的患者完成了 3 个周期 MCV 方案化疗，研究者认为保膀胱综合治疗后的患者对 MCV 方案的耐受性欠佳。第二项研究入组了 80 例 T2～T4a期患者，治疗方案设计为：TURBT＋顺铂和紫杉醇联合放疗＋GC（吉西他滨＋顺铂）方案化疗 4 周期。全组患者 5 年 OS 率 56%，其中 70%的患者基本完成了 4 个周期的辅助化疗。辅助化疗期间，3 级和 4 级毒性反应的发生率分别为 46%和 26%。从这两项研究结果初步可以看出，患者对保膀胱治疗后的辅助化疗耐受并不很好，是否可以改善生存还有待证实。

保膀胱治疗后的辅助治疗是否改善生存，可以部分参考新辅助治疗和膀胱癌根治术后辅助治疗的研究结果。在膀胱癌治疗中最值得注意的问题之一是对肌层浸润性病变的围手术期化疗的最佳利用。研究数据支持在Ⅱ期和 IIIA 期病变的膀胱切除术前给予新辅助化疗的作用。在一项 SWOG 随机试验中，将仅行根治性膀胱切除术与先给予 3 个周期的 MVAC（氨甲蝶呤、长春新碱、多柔比星和顺铂）新辅助化疗后行根治性膀胱切除术进行了比较。新辅助化疗提高了中位 OS（77 个月 vs. 46 个月；$P=0.06$），降低了残存病变的比例

(15% vs. 38%；$P<0.001$)，同时似乎没有增加治疗相关的发病率或死亡率。在一项包括3005名患者的11个试验的荟萃分析中，以顺铂为基础的多药联合新辅助化疗与5年OS率和无疾病生存率的改善相关（分别为5%和9%的绝对改善）。随机的Ⅲ期JCOG0209研究比较了新辅助MVAC与无新辅助化疗患者的术后健康相关生活质量，进一步支持在具备条件的所有患者中应用新辅助化疗。推荐的新辅助治疗方案包括：MVAC、强化的MVAC和GC方案。

关于术后辅助治疗在肌层浸润性膀胱癌中的作用，结论不够清晰。一些小样本的随机对照研究显示辅助化疗可能延缓复发并改善OS，然而，迄今为止没有足够样本量的随机比较研究明确显示了生存益处。一项对9项临床研究的荟萃分析（$n=945$名患者）发现，辅助化疗可以降低死亡风险23%（HR=0.77，95% CI：0.59～0.99，$P=0.049$)，并且改善了无病生存期（HR=0.66，95% CI：0.45～0.91，$P=0.014$)。对于淋巴结阳性的患者，无病生存期的受益更大。一项观察性研究评估了5653名患者，其中23%接受了膀胱根治性切除术后的辅助化疗。接受辅助化疗的患者的总生存期得到了改善（HR=0.70，95% CI：0.06～0.76)。尽管辅助治疗的证据不如新辅助治疗强，但越来越多的数据支持对术前未行新辅助化疗，以及某些高复发风险的患者给予术后辅助治疗。

免疫检查点抑制剂（immune checkpoint inhibitor，ICI）对于不能耐受含铂方案化疗，或新辅助化疗期间曾应用过含铂方案化疗的患者，可以考虑作为辅助治疗选择。CheckMate 274是一项Ⅲ期临床试验，709例肌层浸润性尿路上皮癌患者在根治性手术后进行随机分组，一组接受纳武利尤单抗每2周给药一次，总计治疗1年，另一组为安慰剂对照。结果显示，在意向治疗分析人群（intent to treat，ITT）中，接受纳武利尤单抗和安慰剂治疗组患者的无瘤生存期分别为20.8个月和10.8个月（$P<0.001$)。对于PD-L1表达水平≥1%的患者，两组患者的6个月无瘤生存率分别为74.5%和55.7%（$P<0.001$)。该项研究中，43.4%的患者既接受过含顺铂的新辅助化疗。接受纳武利尤单抗治疗的患者中，17.9%出现了≥3级治疗相关不良事件，而安慰剂组中则为7.2%。IMvigor010研究是一项Ⅲ期临床试验，也对高风险肌层内浸润性尿路上皮癌根治性切除术后患者进行阿替利珠单抗辅助治疗1年或单纯观察随访，总计809例患者进行分组，与观察组相比，辅助应用阿替利珠单抗治疗组患者的中位无病生存时间为19.4个月，观察组为16.6个月（$P=0.24$)，未能显示阿替利珠单抗辅助治疗可以降低术后复发转移率。

从以上的研究结果分析可见，虽然肌层浸润膀胱癌保膀胱综合治疗后的患者给予辅助治疗并没有明确证据，但因保膀胱综合治疗后的复发率仍有约50%，提示需要进一步的治疗降低局部复发和远处转移率。对于膀胱癌根治性手术切除后、术前分期为T2～T4aNxM0的患者，如未行术前新辅助化疗，且术后可耐受铂类方案治疗的患者，推荐给予MVAC或GC方案辅助化疗3～6个周期。患者如术前接受过含铂方案新辅助治疗，可以考虑PD-1单抗治疗1年作为辅助治疗。保膀胱综合治疗后的患者，理论上可以参考根治术后患者的辅助治疗方案。因保膀胱综合治疗的主要治疗方式为同步顺铂的放疗和TURBT，与根治性手术后患者相比，对辅助治疗方案的不良反应和耐受性会有所不同。

第二节　膀胱癌保留膀胱综合治疗后的辅助治疗随访

保膀胱综合治疗后的病理完全缓解（complete response，CR）率可达66%～88%，其中12%～43%的病理CR患者会出现局部复发。复发时间多在2年之内。严格来说，辅助治疗是指手术或根治性放疗后，对达临床CR的患者进行的巩固性药物治疗。因无影像可测量或可观察的肿瘤病灶进行疗效评价，随访频率可参考膀胱癌根治术后的随诊。具体可参照本书第七章第一节内容。

第三节　膀胱癌保留膀胱辅助治疗失败后的系统治疗

辅助治疗后如出现膀胱肿瘤局部复发，可根据复发时的T分期、身体一般状况、新辅助或辅助治疗方案疗效以及患者保膀胱意愿等选择相应的治疗。一般来说，如果复发时为T1，可以再次行TURBT和术后膀胱灌注治疗；如果复发时≥T2，首选全膀胱根治性切除术或对经充分评估后行部分膀胱切除术。对于不耐受根治性膀胱切除术或坚持保留膀胱的患者，可以参照转移性膀胱癌进行系统性治疗。以下主要介绍按照转移性膀胱癌可选择的治疗方案和药物。

一、化疗

1. 含铂方案

GC 和 MVAC 方案是局部晚期和转移性膀胱癌首选的一线治疗方案，两个方案的疗效相当，GC 方案的耐受性略优于 MVAC 方案。一项随机对照的临床研究，对比了两个方案作为一线治疗的疗效和安全性。研究对 405 名局部晚期和转移性泌尿上皮癌患者进行了随机分组，结果显示两个方案客观缓解率（objective response rate，ORR）相当，GC 组 49%，MVAC 组 46%；两组患者的治疗相关死亡率分别为 1%和 3%。GC 相比 MVAC 组更多患者出现 3/4 级贫血（分别为 27%和 18%）和血小板减少症（分别为 57%和 21%）。相比 GC 组，MVAC 组有更多患者出现 3/4 级中性粒细胞减少症（分别为 82%和 71%）、中性粒细胞减少性发热（分别为 14%和 2%）、中性粒细胞败血症（分别为 12%和 1%）、3/4 级口腔炎（分别为 22%和 1%）以及脱发（分别为 55%和 11%）。相比 MVAC 组，GC 组的患者在体重、身体状况和疲劳方面表现更好。中位随访 5 年时，GC 和 MVAC 组的 OS 分别为 13.0%和 15.3%，PFS 分别为 9.8% 和 11.3%，均无统计学差异。

2. 紫杉类药物

几项小样本的Ⅱ期临床研究显示紫杉类治疗泌尿上皮癌有效，一项研究入组 26 例晚期泌尿上皮癌患者，紫杉醇单药一线治疗的 ORR 42%，CR 率 26%。紫杉醇联合顺铂一线治疗的 ORR 50%～72%。

二、免疫检查点抑制剂

多个 PD-1 单克隆抗体证实治疗晚期泌尿上皮癌有效，且可延长 OS；PD-1 单抗单药无论用于一线或铂类耐药的一线以上的治疗，ORR 20%～26%，未观察到 PD-L1 表达水平与疗效的确切关系。帕博利珠单抗进行了一项大样本的随机对照Ⅲ期临床研究，在 542 例铂类耐药的晚期尿路上皮癌患者中比较了帕博利珠单抗与化疗（任一单药：紫杉醇、多西他赛或长春氟宁）的疗效，两组患者的 OS 分别为 10.3 个月和 7.4 个月（$P=0.002$）。纳武利尤单抗的一项Ⅱ期临床研究，入组了 265 例至少接受一种含铂方案治疗后病情进展的局部晚期或转移性尿路上皮癌患者，ORR 19.6%，中位 OS 8.74 个月，未观察到疗效与 PD-L1 表达强度相关。一项Ⅱ期临床研究评价了替雷利珠单抗治疗铂类耐药（PD-L1 CPS≥25）的 113 例晚期泌尿上皮癌患者，ORR 24%，OS

9.8 个月。另一项Ⅱ期临床研究评价了特瑞普利单抗单药治疗铂类耐药的 151 例晚期泌尿上皮癌，ORR 26%，OS 14.4 个月。

对于不能接受铂类方案治疗的患者，可以选择 PD-1 单抗单药作为一线治疗。KEYNOTE-052 试验评估了帕博利珠单抗一线治疗晚期泌尿上皮癌的疗效，研究入组了 370 例不适合使用含铂方案治疗的患者，ORR 为 28.6%，中位 OS 11.3 个月。

三、抗体药物偶联物（antibody-drug conjugate，ADC）

恩诺单抗（enfortumab vedotin，EV）是针对 Nectin-4 的 ADC 药物。Nectin-4 是一种参与细胞黏附的跨膜蛋白，在肿瘤细胞上的表达高于正常细胞，约 60%的膀胱癌细胞存在 Nectin-4 的中-高强度表达。EV-201 为一项Ⅱ期单臂研究，在 125 名曾接受过含铂化疗方案和 PD-1/PD-L1 检查点抑制剂治疗的转移性膀胱癌患者中应用恩诺单抗单药治疗，ORR 为 44%，其中 CR 率 12%，中位和缓解时间为 7.6 个月。随后，一项随机对照的Ⅲ期试验（EV-301）在 608 名曾接受过含铂化疗方案和检查点抑制剂治疗的晚期膀胱癌患者中对比恩诺单抗与化疗（多西他赛、紫杉醇或长春氟宁）的疗效。结果显示两组患者的 OS 分别为 12.88 个月和 8.97 个月（$P=0.001$）。中位无进展生存期分别为 5.55 个月和 3.71 个月（$P<0.001$）。EV-201 研究评估了恩诺单抗作为二线治疗的疗效，89 例之前接受过 PD-1/PD-L1 检查点抑制剂治疗，且不适合含铂方案治疗的患者，应用恩诺单抗治疗的 ORR 为 52%，其中 CR 率为 20%。

维迪西妥（disitamab vedotin）是一种 HER2 抗体偶联药物。一项Ⅱ期临床研究应用维迪西妥治疗 HER2 免疫组化染色 3＋或 2＋、≥1 线治疗的晚期泌尿上皮癌患者，入组 43 例患者，ORR 51.2%，中位无进展生存时间（progression free survival，PFS）为 6.9 个月，OS 为 13.9 个月。

四、FGFR 抑制剂

依达替尼（erdafitinib）是一种泛 FGFR 抑制剂，在一项Ⅱ期临床研究中，99 例患者接受依达替尼单药治疗，入组患者需为具有 *FGFR3* 突变或 *FGFR2/3* 融合突变、接受过≥1 线治疗的晚期泌尿上皮癌。ORR 为 40%，CR 率为 3%。中位 PFS 为 5.5 个月，中位 OS 为 13.8 个月。

综上所述，对于保膀胱综合治疗后复发的肌肉浸润性膀胱癌患者，如果希望继续保留膀胱或推迟全膀胱根治性切除手术，可以选择药物治疗。患者如果一般情况及肝肾功能较好，可以耐受含铂类方案治疗且新辅助或辅助治疗期间对 MVAC 或 GC 方案仍有效，还可以给予上述方案或更改为含紫杉醇类药物的方案治疗。对于铂类耐药或不能耐受化疗的患者，首选免疫检查点抑制剂类药物。如肿瘤细胞存在 *FGFR*2 或 *FGFR*3 基因变异，可以选择依达替尼；HER2 过表达的患者可选择维迪西妥等。推荐患者参加临床研究也是合适的选择。

参考文献

[1] Bajorin D F, Witjes J A, Gschwend J E, et al. Adjuvant Nivolumab versus Placebo in Muscle-Invasive Urothelial Carcinoma[J]. N Engl J Med, 2021, 384(22): 2102-2114. DOI: 10.1056/NEJMoa2034442.

[2] Bellmunt J, de Wit R, Vaughn D J, et al. Pembrolizumab as Second-Line Therapy for Advanced Urothelial Carcinoma[J]. N Engl J Med, 2017, 376(11): 1015-1026. DOI: 10.1056/NEJMoa1613683.

[3] Bellmunt J, Hussain M, Gschwend J E, et al. Adjuvant atezolizumab versus observation in muscle-invasive urothelial carcinoma (IMvigor010): a multicentre, open-label, randomised, phase 3 trial[J]. Lancet Oncol, 2021, 22(4): 525-537. DOI: 10.1016/s1470-2045(21)00004-8.

[4] Burch P A, Richardson R L, Cha S S, et al. Phase Ⅱ study of paclitaxel and cisplatin for advanced urothelial cancer[J]. J Urol, 2000, 164(5): 1538-1542.

[5] Challita-Eid P M, Satpayev D, Yang P, et al. Enfortumab Vedotin Antibody-Drug Conjugate Targeting Nectin-4 Is a Highly Potent Therapeutic Agent in Multiple Preclinical Cancer Models[J]. Cancer Res, 2016, 76(10): 3003-3013. DOI: 10.1158/0008-5472. Can-15-1313.

[6] Dreicer R, Manola J, Roth B J, et al. Phase Ⅱ study of cisplatin and paclitaxel in advanced carcinoma of the urothelium: an Eastern Cooperative Oncology Group Study[J]. J Clin Oncol, 2000, 18(5): 1058-1061. DOI: 10.1200/jco.2000.18.5.1058.

[7] Fahmy O, Khairul-Asri M G, Schubert T, et al. A systematic review and meta-analysis on the oncological long-term outcomes after trimodality therapy and radical cystectomy with or without neoadjuvant chemotherapy for muscle-invasive bladder cancer[J]. Urol Oncol, 2018, 36(2): 43-53. DOI: 10.1016/j.urolonc.2017.10.002.

[8] Galsky M D, Stensland K D, Moshier E, et al. Effectiveness of Adjuvant Chemotherapy for Locally Advanced Bladder Cancer[J]. J Clin Oncol, 2016, 34(8): 825-832. DOI: 10.1200/jco.2015.64.1076.

[9] Giacalone N J, Shipley W U, Clayman R H, et al. Long-term Outcomes After Bladder-preserving Tri-modality Therapy for Patients with Muscle-invasive Bladder Cancer: An Updated Analysis of the Massachusetts General Hospital Experience[J]. Eur Urol, 2017, 71(6): 952-

960. DOI:10. 1016/j. eururo. 2016. 12. 020.

[10] Griffiths G,Hall R,Sylvester R,et al. International phase Ⅲ trial assessing neoadjuvant cisplatin,methotrexate,and vinblastine chemotherapy for muscle-invasive bladder cancer:long-term results of the BA06 30894 trial[J].J Clin Oncol, 2011, 29 (16): 2171-2177. DOI: 10. 1200/jco. 2010. 32. 3139.

[11] Grossman H B,Natale R B,Tangen C M,et al. Neoadjuvant chemotherapy plus cystectomy compared with cystectomy alone for locally advanced bladder cancer[J].N Engl J Med,2003, 349(9):859-866. DOI:10. 1056/NEJMoa022148.

[12] Hagan M P,Winter K A,Kaufman D S,et al. RTOG 97-06:initial report of a phase Ⅰ-Ⅱ trial of selective bladder conservation using TURBT,twice-daily accelerated irradiation sensitized with cisplatin, and adjuvant MCV combination chemotherapy[J]. Int J Radiat Oncol Biol Phys,2003,57(3):665-672. DOI:10. 1016/s0360-3016(03)00718-1.

[13] James N D,Hussain S A,Hall E,et al. Radiotherapy with or without chemotherapy in muscle-invasive bladder cancer[J].N Engl J Med,2012,366(16):1477-1488. DOI:10. 1056/NEJMoa1106106.

[14] Kaufman D S,Winter K A,Shipley W U,et al. Phase Ⅰ-Ⅱ RTOG study (99-06) of patients with muscle-invasive bladder cancer undergoing transurethral surgery, paclitaxel, cisplatin, and twice-daily radiotherapy followed by selective bladder preservation or radical cystectomy and adjuvant chemotherapy [J]. Urology, 2009, 73 (4): 833-837. DOI: 10. 1016/j. urology. 2008. 09. 036.

[15] Kitamura H,Hinotsu S,Tsukamoto T,et al. Effect of neoadjuvant chemotherapy on health-related quality of life in patients with muscle-invasive bladder cancer: results from JCOG0209, a randomized phase Ⅲ study[J]. Jpn J Clin Oncol, 2020, 50 (12): 1464-1469. DOI:10. 1093/jjco/hyaa123.

[16] Leow J J,Martin-Doyle W,Rajagopal P S,et al. Adjuvant chemotherapy for invasive bladder cancer:a 2013 updated systematic review and meta-analysis of randomized trials[J]. Eur Urol,2014,66(1):42-54. DOI:10. 1016/j. eururo. 2013. 08. 033.

[17] Loriot Y,Necchi A,Park S H,et al. Erdafitinib in Locally Advanced or Metastatic Urothelial Carcinoma[J].N Engl J Med,2019,381(4):338-348. DOI:10. 1056/NEJMoa1817323.

[18] Mak R H,Hunt D,Shipley W U,et al. Long term outcomes in patients with muscle-invasive bladder cancer after selective bladder-preserving combined-modality therapy: a pooled analysis of Radiation Therapy Oncology Group protocols 8802,8903,9506,9706,9906,and 0233[J].J Clin Oncol,2014,32(34):3801-3809. DOI:10. 1200/jco. 2014. 57. 5548.

[19] McCaffrey J A,Hilton S,Mazumdar M,et al. Phase Ⅱ trial of docetaxel in patients with advanced or metastatic transitional-cell carcinoma[J]. J Clin Oncol, 1997, 15 (5): 1853-1857. DOI:10. 1200/jco. 1997. 15. 5. 1853.

[20] Millikan R,Dinney C,Swanson D,et al. Integrated therapy for locally advanced bladder canc-

er: final report of a randomized trial of cystectomy plus adjuvant M-VAC versus cystectomy with both preoperative and postoperative M-VAC[J]. J Clin Oncol, 2001, 19(20): 4005-4013. DOI: 10. 1200/jco. 2001. 19. 20. 4005.

[21] Ploussard G, de la Taille A, Moulin M, et al. Comparisons of the perioperative, functional, and oncologic outcomes after robot-assisted versus pure extraperitoneal laparoscopic radical prostatectomy[J]. Eur Urol, 2014, 65(3): 610-619. DOI: 10. 1016/j. eururo. 2012. 11. 049.

[22] Powles T, Rosenberg J E, Sonpavde G P, et al. Enfortumab Vedotin in Previously Treated Advanced Urothelial Carcinoma[J]. N Engl J Med, 2021, 384(12): 1125-1135. DOI: 10. 1056/NEJMoa2035807.

[23] Rosenberg J E, O'Donnell P H, Balar A V, et al. Pivotal Trial of Enfortumab Vedotin in Urothelial Carcinoma After Platinum and Anti-Programmed Death 1/Programmed Death Ligand 1 Therapy[J]. J Clin Oncol, 2019, 37(29): 2592-2600. DOI: 10. 1200/jco. 19. 01140.

[24] Roth B J, Dreicer R, Einhorn L H, et al. Significant activity of paclitaxel in advanced transitional-cell carcinoma of the urothelium: a phase Ⅱ trial of the Eastern Cooperative Oncology Group[J]. J Clin Oncol, 1994, 12(11): 2264-2270. DOI: 10. 1200/jco. 1994. 12. 11. 2264.

[25] Sharma P, Retz M, Siefker-Radtke A, et al. Nivolumab in metastatic urothelial carcinoma after platinum therapy (CheckMate 275): a multicentre, single-arm, phase 2 trial[J]. Lancet Oncol, 2017, 18(3): 312-322. DOI: 10. 1016/s1470-2045(17)30065-7.

[26] Sheng X, Chen H, Hu B, et al. Safety, Efficacy, and Biomarker Analysis of Toripalimab in Patients with Previously Treated Advanced Urothelial Carcinoma: Results from a Multicenter Phase Ⅱ Trial POLARIS-03[J]. Clin Cancer Res, 2022, 28(3): 489-497. DOI: 10. 1158/1078-0432. Ccr-21-2210.

[27] Sheng X, Yan X, Wang L, et al. Open-label, Multicenter, Phase Ⅱ Study of RC48-ADC, a HER2-Targeting Antibody-Drug Conjugate, in Patients with Locally Advanced or Metastatic Urothelial Carcinoma[J]. Clin Cancer Res, 2021, 27(1): 43-51. DOI: 10. 1158/1078-0432. Ccr-20-2488.

[28] Sherif A, Holmberg L, Rintala E, et al. Neoadjuvant cisplatinum based combination chemotherapy in patients with invasive bladder cancer: a combined analysis of two Nordic studies [J]. Eur Urol, 2004, 45(3): 297-303. DOI: 10. 1016/j. eururo. 2003. 09. 019.

[29] Sideris S, Aoun F, Zanaty M, et al. Efficacy of weekly paclitaxel treatment as a single agent chemotherapy following first-line cisplatin treatment in urothelial bladder cancer[J]. Mol Clin Oncol, 2016, 4(6): 1063-1067. DOI: 10. 3892/mco. 2016. 821.

[30] Vaughn D J, Broome C M, Hussain M, et al. Phase Ⅱ trial of weekly paclitaxel in patients with previously treated advanced urothelial cancer[J]. J Clin Oncol, 2002, 20(4): 937-940. DOI: 10. 1200/jco. 2002. 20. 4. 937.

[31] von der Maase H, Hansen S W, Roberts J T, et al. Gemcitabine and cisplatin versus methotrexate, vinblastine, doxorubicin, and cisplatin in advanced or metastatic bladder cancer:

results of a large, randomized, multinational, multicenter, phase Ⅲ study[J].J Clin Oncol, 2000,18(17):3068-3077. DOI:10. 1200/jco. 2000. 18. 17. 3068.

[32] von der Maase H, Sengelov L, Roberts J T, et al. Long-term survival results of a randomized trial comparing gemcitabine plus cisplatin, with methotrexate, vinblastine, doxorubicin, plus cisplatin in patients with bladder cancer[J].J Clin Oncol, 2005, 23(21): 4602-4608. DOI: 10. 1200/jco. 2005. 07. 757.

[33] Vuky J, Balar A V, Castellano D, et al. Long-Term Outcomes in KEYNOTE-052: Phase Ⅱ Study Investigating First-Line Pembrolizumab in Cisplatin-Ineligible Patients With Locally Advanced or Metastatic Urothelial Cancer[J].J Clin Oncol, 2020, 38(23): 2658-2666. DOI: 10. 1200/jco. 19. 01213.

[34] Winquist E, Kirchner T S, Segal R, et al. Neoadjuvant chemotherapy for transitional cell carcinoma of the bladder: a systematic review and meta-analysis[J].J Urol, 2004, 171(2 Pt 1): 561-569. DOI: 10. 1097/01. ju. 0000090967. 08622. 33.

[35] Ye D, Liu J, Zhou A, et al. Tislelizumab in Asian patients with previously treated locally advanced or metastatic urothelial carcinoma[J]. Cancer Sci, 2021, 112(1): 305-313. DOI: 10. 1111/cas. 14681.

[36] Yu E Y, Petrylak D P, O'Donnell P H, et al. Enfortumab vedotin after PD-1 or PD-L1 inhibitors in cisplatin-ineligible patients with advanced urothelial carcinoma: a multicentre, single-arm, phase 2 trial[J]. Lancet Oncol, 2021, 22(6): 872-882. DOI: 10. 1016/s1470-2045(21) 00094-2.

[37] 黄健. 中国泌尿外科和男科疾病诊断治疗指南(2019 版)[M].北京:科学出版社;2020.

（秦　燕）

第六章　膀胱癌保留膀胱治疗后局部复发问题

第一节　膀胱癌保留膀胱治疗后局部复发

保膀胱治疗后的终身随访对发现膀胱内复发（10 年内的发生率：NMIBC 为 20%～26%，MIBC 为 13%～18%）或第二原发肿瘤至关重要，10%～15%的患者可能需要挽救性膀胱切除术，这就必须强调患者选择的重要性和密切监测的必要性。即便如此，保留膀胱治疗最大的顾虑仍是无法评估复发风险，而且一旦复发，术者担心的是挽救性治疗是否可以不影响患者的总生存期。可见，早期发现局限于膀胱的复发病灶提示预后较好。相反，进展至膀胱外侵犯或淋巴结转移则提示挽救性治疗的预后较差。因此，对于保留膀胱治疗后复发患者，选择恰当治疗措施非常关键，这就需要对目前所知的多个关键因素进行综合考虑，例如患者健康状况、复发时间、复发频率和排尿症状，以及复发时的肿瘤大小、病理分期和病理分级等。

第二节　膀胱癌保留膀胱治疗后局部复发的高危因素分析

一、NMIBC 局部复发的高危因素分析

NMIBC 的病理特征是预测复发的首要因素，主要包括肿瘤数量、肿瘤直径、既往复发率、肿瘤分期、并发原位癌（carcinoma in situ，CIS）、WHO 1973 分级（G1～G3）等。基于这些指标，欧洲癌症研究和治疗组织（European Organisation for Research and Treatment of Cancer，EORTC）和西班牙泌尿外科肿瘤治疗研究小组（Club Urologico Espanol de Tratamiento Oncologico，CUETO）均开发了相关的评分系统和风险表。

EORTC 先后开发过两个版本的预测模型，即 2006EORTC 评分模型和 2016EORTC 评分模型。2006EORTC 是基于七项 EORTC 试验的数据开发的

模型（https：//www.omnicalculator.com/health/eortc-bladder-cancer），记录了2596名Ta或T1膀胱癌患者的数据（可并发CIS，排除纯CIS患者）。这些患者中有78%接受了膀胱内灌注治疗，其中大部分是化疗，只有少数患者（$n=171$）接受了诱导卡介苗（BCG），没有患者接受维持性BCG治疗。因此，2016EORTC模型弥补了这一漏洞，针对接受维持性BCG治疗的患者进行预测。1812例中危和高危（无CIS）患者接受1～3年维持性BCG治疗，研究显示既往复发率和肿瘤数量是预示疾病复发的重要因素，肿瘤分期和WHO 1973分级预示疾病进展和肿瘤特异性生存率，年龄和WHO 1973年分级则是OS最重要的预后因素。T1G3的患者表现不佳，1年和5年的疾病进展率分别为11.4%和19.8%。利用这些数据，制定了BCG治疗患者的EORTC风险组和列线图。

CUETO的风险模型是预测经尿道膀胱肿瘤电切术（transurethral resection of bladder tumor，TURBT）后5～6个月内进行12次BCG灌注治疗患者的短期和长期复发和进展风险。该模型基于来自四项CUETO试验的1062名患者的数据，这些试验比较了不同的膀胱内BCG治疗，患者既没有术后即刻灌注，也没有进行二次电切。CUETO预后因素不仅包括既往复发状态、肿瘤数量、肿瘤分期、相关CIS、肿瘤分级，还包括性别和年龄。研究发现CUETO模型复发风险低于EORTC模型，这可能与前者使用BCG相关。

CUETO模型中提到的性别和年龄是值得关注的。尽管女性患者往往提示预后较差，但有研究对接受BCG诱导疗程的1021例患者进行分析发现，男性和女性患者在初始应答、复发时间和进展方面没有显著差异。年龄可能影响患者免疫系统的完整性，而BCG正是通过免疫系统发挥作用，因此老年患者可能对BCG的应答欠佳。为了证实这一假设，一项BCG加干扰素α的Ⅱ期研究表明，80岁以上的患者无复发生存率最差，并且超过80岁与较短的无复发生存率呈独立相关性。

不过，EORTC和CUETO模型中T1G3/HG病例相对较少，CIS病例也很少，这限制了模型在CIS预后和BCG应答方面的价值。两种系统均未评估组织学变异亚型（variant histology，VH）、黏膜下侵犯深度（T1期）或淋巴管浸润（lymphatic vessel invasion，LVI）这些已知会影响BCG应答的预后因素，也未分析二次电切的影响、TURBT质量或即刻灌注的价值。此外，对近几年国外BCG短缺问题，这些研究也未关注BCG的灌注次数、剂量、菌株或其他可能影响BCG治疗结局的因素。

结合以往经验，有研究将LVI、VH、肉眼血尿和上尿路尿路上皮癌

（upper tract urothelial carcinoma，UTUC）病史纳入模型。结果显示肉眼血尿和 UTUC 病史与肿瘤复发相关，UTUC 病史和 LVI 与肿瘤进展相关。不过这项研究的缺陷在于 T1 低级别肿瘤和 UTUC 的患者较多，而 CIS、LVI 和 VH 病例较少。虽然所有肿瘤都是初发，但是大约 60％的患者接受了某种形式的 BCG 治疗。还有研究测量 BCG 治疗过程不同时间点尿液中的细胞因子水平，发现 9 种细胞因子（IL2、IL-6、IL-8、IL-18、IL-1ra、肿瘤坏死因子相关的凋亡诱导配体、干扰素-g、IL-12、p70 和肿瘤坏死因子-α）可以预测肿瘤复发。尽管患者数量相对较少，也缺乏分期和分级方面的分层分析，不过其提出的 CyPRIT 模型还是有数据支持的。

二、MIBC 保留膀胱治疗后局部复发高危因素分析

对于 MIBC 保留膀胱治疗的患者，局部复发的高位因素与不同治疗方式的患者选择相关。虽然不建议单纯 TURBT 作为 MIBC 保膀胱的治疗方式，但在实际工作中仍可见因各种原因不能耐受其他联合治疗或拒绝根治术而仅选择 TURBT 的患者，这导致大约 50％的患者因复发 MIBC 行挽救性膀胱切除术，而疾病特异性死亡率高达 47％。因此，单纯 TURBT 仅适合于侵犯膀胱浅肌层、单发、肿瘤小于 2 cm 的患者，并且二次电切没有肿瘤残留。如果患者存在 CIS、可触及的肿块，或者肿瘤相关的肾积水，则提示肿瘤无法完整切除，极易复发。

临床工作中最为常见的 MIBC 保膀胱治疗是 TURBT 联合同步放化疗的三联疗法（trimodality treatment，TMT），这类患者需要严格的筛选：cT2～T3aN0M0，单发小于 7 cm 病灶，纯尿路上皮癌，无 CIS 证据，无肾积水，有良好的膀胱功能。由于这一治疗模式是在以化疗联合局部放疗为基础，对于 cT4 和淋巴结转移这一类无法通过最大限度 TURBT 切除的肿瘤是不建议考虑的。同样多发病灶，CIS，肿瘤侵犯输尿管口导致肾积水等因素也意味着局部复发风险高。

行膀胱部分切除的 MIBC 患者除了复发，还有肿瘤种植的风险。因此在患者选择方面非常谨慎，如果是多发、cT3 或伴随 CIS 的肿瘤，则很可能出现肿瘤残留导致术后复发。这类患者还应行双侧盆腔淋巴结清扫，淋巴结阳性将提示复发和转移的风险明显增加。

近年来，免疫检查点抑制剂的应用极大地改变了膀胱癌的治疗策略，鉴于

其在晚期膀胱癌治疗中获得的肯定，越来越多的研究将焦点前移至保膀胱的治疗。多个联合免疫治疗的保膀胱研究将入组标准定为 cT2～T4aN0M0。DUART 研究（NCT02891161）发现淋巴结阳性的患者也有很好的疾病控制率，针对淋巴结阳性的患者开展的保膀胱Ⅱ期临床研究 EA8185（NCT04216290）已在进行中。不过，联合免疫的保膀胱治疗多是单臂小样本探索，暂时无法得出确切的结论，还需要开展进一步研究确认其有效性。尽管已有多个大型的Ⅲ期临床已在开展，但就患者的选择方面局部过于晚期的病例仍然是复发的高危因素。

第三节　局部复发的临床表现及预后

保留膀胱的综合治疗模式尽管可以作为膀胱癌根治术的一种替代选择，但是这一治疗方式随后的新发肿瘤或肿瘤复发的风险较高。由于其潜在的进展风险，必须在严格把握适应证的前提下，与患者充分沟通优缺点，慎重决定。患者良好的随访依从性是取得较好治疗效果的重要因素。即使患者对保留膀胱的综合治疗表现出良好的临床和病理反应，一定要明确其依然有潜在的复发风险。因此，长期、规律、严密的以膀胱镜、尿细胞学、影像学等检查为基础的随访方式是十分必要的。

最为常见的局部复发临床表现仍然是间断全程无痛性肉眼血尿，伴有尿频、急、尿痛等膀胱刺激症状的则要鉴别治疗相关的膀胱炎症和 CIS。也有患者在膀胱镜检查时没有明显异常，但在影像学检查中发现膀胱外复发或者淋巴结转移，这类患者往往没有显著的临床症状，需要全面检查是否有远处转移，以此判断是否有挽救性手术机会。

对于严格随访的患者，多数在膀胱镜检查时发现可疑病灶并取活检，明确复发的患者需要行 TURBT，NMIBC 复发可以通过局部措施如 TURBT 联合膀胱灌注治疗来控制。对于残留或复发的 MIBC，强烈推荐根治性膀胱切除术＋盆腔淋巴结清扫，及时挽救性膀胱切除术是保膀胱治疗获得相对较高生存率的原因之一，不过相较于即刻行根治性膀胱切除术的 MIBC 患者，挽救性膀胱切除术的 5 年总体生存率为 40%～50%，较前者下降了 10%～20%。

第四节　局部复发治疗策略的优化

一、补救性外科治疗

对于复发的患者应根据具体情况采取更为积极的治疗措施：①复发为NMIBC患者，可行TURBT联合BCG治疗；②复发为MIBC患者，及时行挽救性膀胱切除术；③远处转移患者则选择系统治疗。

尽管NMIBC复发可能是以后侵袭性复发的一个预测因素，不过有研究指出NMIBC复发者与无病生存者的总生存期相似。实际上，NMIBC复发是存在显著的异质性的，治疗方式的选择应综合考虑。对于低级别和非浸润性的肿瘤复发，可行TURBT联合膀胱灌注治疗（如BCG或丝裂霉素）。对于有进展危险因素的复发NMIBC（如高级别、CIS或T1期疾病），则要根据临床判断选择挽救性膀胱切除术或TURBT联合BCG治疗。临床工作中常会关注保膀胱治疗后BCG灌注的耐受性，有研究显示保膀胱治疗后68%的患者能完成BCG治疗诱导期，没有中断或发生明显毒副反应，可见保膀胱患者是可以耐受BCG灌注治疗的。但对于具有侵袭性肿瘤特点的患者，例如广泛的高级别、CIS或T1期病变患者，以及膀胱内灌注治疗无效的NMIBC患者，应考虑行挽救性膀胱切除术。

一旦出现保膀胱治疗过程中肿瘤没有完全缓解，在任何时候出现MIBC复发，出现具有侵袭性表现的NMIBC复发（特别是T1期），或者膀胱内治疗无效的NMIBC中的任何一种情况，应推荐患者行挽救性膀胱切除术。复发后出现MIBC并接受挽救性膀胱切除术的患者仍有可能获得较好的预后，挽救性膀胱切除术后5年和10年的肿瘤特异性生存率分别为58%和44%。此外，有研究报告，接受早期（TMT最初不完全缓解后）和延迟（MIBC复发后）挽救性膀胱切除术患者的肿瘤特异性生存率相似。

对于医生来说，实施挽救性膀胱切除术的最大顾虑是围手术期的并发症发生率和死亡率，有研究显示术后90 d内的严重并发症和死亡率分别为16%和2%，这与已发表的根治性膀胱切除术的研究数据相似。最常见的早期并发症是心血管和血液系统疾病，而晚期并发症主要表现为切口并发症、输尿管-肠吻合口狭窄和造口狭窄等。由于保膀胱患者常接受过同步放化疗，术者担心辐射诱导的肠道损伤，吻合口的狭窄和尿失禁等情况的发生，不建议进行原位尿流改道，如果考虑回肠通道术，要避免使用靠近盆腔照射野的肠段，而选择结肠尿流改道的患者，则需要术前行结肠镜检查评估。

二、补救性系统治疗

保膀胱治疗后的随访过程中一旦发现远处转移，则多采取全身系统治疗。与传统的转移性膀胱癌治疗策略相似，以顺铂为基础的联合化疗是补救性系统治疗的首选方案，但对于年龄较大且无法接受顺铂治疗的患者，通常使用吉西他滨联合卡铂替代。自 2015 年起免疫治疗在 20%～25%的转移性尿路上皮癌患者中显示出持久效果，最初获批用于接受一线铂类化疗后仍进展的患者，之后被用于不适合顺铂治疗的患者。越来越多的优化措施在探索中，铂类化疗仍然是补救性治疗患者的标准治疗，也有研究指出可以在 4～6 个周期化疗后，疾病稳定的患者使用维持免疫治疗。目前，由于相对较高的缓解率和缓解持续时间，抗体-偶联药物（antibody-drug conjugate，ADC）联合免疫治疗已被国内外指南推荐用于不适合顺铂治疗患者的一线方案。

参考文献

[1] Cambier S,Sylvester R J,Collette L,et al. EORTC Nomograms and Risk Groups for Predicting Recurrence,Progression,and Disease-specific and Overall Survival in Non-Muscle-invasive Stage Ta-T1 Urothelial Bladder Cancer Patients Treated with 1-3 Years of Maintenance Bacillus Calmette-Guérin[J].Eur Urol,2016,69(1):60-69. DOI:10.1016/j.eururo.2015.06.045.

[2] Dyrskjøt L,Hansel D E,Efstathiou J A,et al. Bladder cancer[J].Nat Rev Dis Primers,2023,9(1):58. DOI:10.1038/s41572-023-00468-9.

[3] Fernandez-Gomez J, Madero R, Solsona E, et al. Predicting nonmuscle invasive bladder cancer recurrence and progression in patients treated with bacillus Calmette-Guerin: the CUETO scoring model[J].J Urol,2009,182(5):2195-2203. DOI:10.1016/j.juro.2009.07.016.

[4] Ghandour R,Singla N,Lotan Y. Treatment Options and Outcomes in Nonmetastatic Muscle Invasive Bladder Cancer [J]. Trends Cancer, 2019, 5 (7): 426-439. DOI: 10.1016/j.trecan.2019.05.011.

[5] Kamat A M,Briggman J,Urbauer D L,et al. Cytokine Panel for Response to Intravesical Therapy (CyPRIT):Nomogram of Changes in Urinary Cytokine Levels Predicts Patient Response to Bacillus Calmette-Guérin[J]. Eur Urol, 2016, 69 (2): 197-200. DOI: 10.1016/j.eururo.2015.06.023.

[6] Kim H S,Jeong C W,Kwak C,et al. Novel nomograms to predict recurrence and progression in primary non-muscle-invasive bladder cancer:validation of predictive efficacy in comparison

with European Organization of Research and Treatment of Cancer scoring system[J].World J Urol,2019,37(9):1867-1877. DOI:10. 1007/s00345-018-2581-3.

[7] Konieczkowski D J,Efstathiou J A,Mouw K W. Contemporary and Emerging Approaches to Bladder-Preserving Trimodality Therapy for Muscle-Invasive Bladder Cancer[J]. Hematol Oncol Clin North Am,2021,35(3):567-584. DOI:10. 1016/j. hoc. 2021. 02. 006.

[8] Li R,Sundi D,Zhang J,et al. Systematic Review of the Therapeutic Efficacy of Bladder-preserving Treatments for Non-muscle-invasive Bladder Cancer Following Intravesical Bacillus Calmette-Guérin[J].Eur Urol,2020,78(3):387-399. DOI:10. 1016/j. eururo. 2020. 02. 012.

[9] Pieretti A,Krasnow R,Drumm M,et al. Complications and Outcomes of Salvage Cystectomy after Trimodality Therapy[J].J Urol,2021,206(1):29-36. DOI:10. 1097/ju. 0000000000001696.

[10] Ploussard G,Daneshmand S,Efstathiou J A,et al. Critical analysis of bladder sparing with trimodal therapy in muscle-invasive bladder cancer:a systematic review[J].Eur Urol,2014,66(1):120-137. DOI:10. 1016/j. eururo. 2014. 02. 038.

[11] Zietman A L,Grocela J,Zehr E,et al. Selective bladder conservation using transurethral resection,chemotherapy,and radiation: management and consequences of Ta,T1,and Tis recurrence within the retained bladder[J]. Urology, 2001, 58(3): 380-385. DOI: 10. 1016/s0090-4295(01)01219-5.

（瓦斯里江·瓦哈甫）

第七章　膀胱癌保留膀胱治疗的退出机制

第一节　如何精准判断膀胱癌保留膀胱治疗过程中出现病情进展

肌层浸润性膀胱癌保膀胱治疗的方法众多。目前为止，研究最多的保膀胱治疗方法是三联疗法（trimodality treatment，TMT）。所谓 TMT，是最大限度的经尿道膀胱肿瘤切除后联合同步放化疗的综合保膀胱策略。文献报道，TMT 疗法患者的 5 年生存率，与膀胱全切患者的 5 年生存率近似，达 40%～58%。因而，保膀胱治疗被认为是肌层浸润性膀胱癌患者的另一种治疗选择。

然而，文献报道，那些通过 TMT 疗法达到完全缓解的病例，仍有相当大一部分会出现局部复发，甚至是肿瘤进展。据估计，TMT 疗法后膀胱肿瘤局部复发率在 25%～50%，中位复发的时间在治疗后 2 年内。有学者对前瞻性 RTOG 研究进行分析，结果显示 TMT 疗法保膀胱治疗后，5 年非肌层浸润性、肌层浸润性、局部淋巴结和远处复发的发生率分别为 26%、16%、12%和 32%。10 年复发率分别上升到 26%、18%、14%和 35%。第 5 年和第 10 年分别有 29%和 31%的患者接受了挽救性膀胱切除术。因而，保膀胱治疗过程中需要警惕病情进展。

一、血液检查

NCCN 指南推荐保膀胱治疗后一年内每 3～6 个月行血常规、肝肾功能电解质、血糖、血脂等化验。1 年后根据临床提示化验相关指标。而 RTOG0712 推荐更为密集等复查频次：1 年内每 3 个月复查；第二年每 4 个月复查；第 3～5 年每 6 个月复查；5 年后每年复查；10 年后根据临床提示复查。

二、膀胱镜复查

第一次膀胱镜复查是在保膀胱治疗完成后的 8～10 周。通过二次电切肿瘤基底或通过活检肿瘤基底来确认肿瘤是否残留。同样的给予第二次膀胱镜复查。如果两次复查均未见肿瘤。以后 2 年内，每 3 个月复查一次膀胱镜。2 年以后，每 6 个月复查一次膀胱镜。5 年以后每年复查一次。

三、尿脱落细胞学检查

与膀胱镜检查同时，在 2 年内，每 3 个月复查一次尿脱落细胞。2 年以后，每 6 个月复查一次尿脱落细胞。5 年以后每年复查一次尿脱落细胞。

四、影像学检查

NCCN 指南推荐保膀胱治疗完成后 2 年内，每 3～6 个月行胸腹盆 CT 扫描及上尿路评估。2 年后每年行胸腹盆 CT 扫描及上尿路评估。5 年以后根据临床提示决定复查。而 SWOG/NRG 1806 研究推荐更密的复查频次：保膀胱治疗完成后的 2 年内，每 12 周行胸腹盆 CT 扫描或核磁扫描。2 年后每 6 个月行胸腹盆 CT 扫描或核磁扫描。4 年后每年行胸腹盆 CT 扫描或核磁扫描。6 年后根据临床提示复查。

五、诊断性 TURBT

在 TMT 疗法完成后等随访过程中，任何影像学或膀胱镜怀疑的复发，都需要通过 TURBT 手术来证实。一方面，TURBT 有能完整切除复发肿瘤的可能性。另一方面，TURBT 可以提供精准的可疑复发肿瘤的信息，包括肿瘤的大小、多灶性、病理、分期、分级、原位癌的存在等。

第二节 退出膀胱癌保留膀胱治疗的时机及注意事项

研究显示 TMT 达到完全缓解患者总体复发率仍高达 26%～43%，其中淋巴结转移率为 12%～15%，远处转移率为 31%～35%，并且 82%的患者在治疗后 5 年内复发，30%的患者以局部复发为主，中位复发时间约为 2 年。

因此保膀胱治疗方案实施完成后，首席专家组织专人定期对患者进行随访，随访期间应复查膀胱镜、尿液脱落细胞检查以及影像学检查等。密切监测疾病控制情况。如发现疾病进展或治疗不良反应等情况，需要及时反馈，必要时再次提请 MDT 讨论，及时修正、终止治疗方案。在一些情况下需要告知患者退出保膀胱治疗。

同时由于保膀胱治疗临床疗效的评判目前尚缺乏统一标准。临床医师可以根据实际情况采取以下方式对患者进行随访评估，包括 CT、MRI 等影像学检查、尿液脱落细胞学检查和膀胱镜检查、膀胱内组织活检。有条件的情况下可以采用膀胱 MRI 和 PET-CT 进行辅助判断。如随访过程中出现以下情况，需及时告知患者更改、退出保膀胱治疗。

（1）NMIBC 患者经 TMT 治疗复发后治疗方案的选择：BCG 灌注失败或无应答的 NMIBC 患者在保膀胱治疗后出现低级别癌复发，建议 TURBT 后继续进行当前治疗。出现高级别或浸润性癌复发，但未达到肌层浸润，应建议患者首选 RC 治疗。对于不适合或者拒绝手术的患者，可考虑参加临床试验，或参考 MIBC 保膀胱策略进行治疗。

（2）NMIBC 患者经 TMT 治疗后出现 T1 期以上复发的患者（未转移），需建议患者行挽救性 RC 方案。若存在淋巴结或远处转移，则应进行系统性治疗。若患者无法耐受手术或仍拒绝手术，可考虑参加临床试验。或参考 MIBC 保膀胱策略进行治疗。

（3）MIBC 患者保膀胱治疗后，出现 NMIBC 复发的患者，TURBT＋膀胱灌注仍是可选择的治疗手段。研究表明，26％～31％的患者会出现 NMIBC 复发，中位复发时间为 1.8 年，但对于此类患者，再次治疗后复发率仍可达 64％。T1 期肿瘤复发合并高危因素，包括原位癌、肿瘤长径＞3 cm、淋巴血管侵犯等，需告知患者病情并首选挽救性 RC。

（4）MIBC 患者 TMT 治疗后出现 T1 期以上复发的患者（未转移），需建议患者行挽救性 RC 方案。有研究表明挽救性 RC 患者的 5 年、10 年无疾病生存率（disease free survival，DFS）分别为 58％～60％和 44％～47％，90 d 围术期死亡率为 2.2％，挽救性 RC 相比初治 RC 术后并发症发生率略高。有报道显示，挽救性膀胱根治切除后尿流改道若选择原位新膀胱术，术后尿失禁比例较高，因此，大多数情况下尿流改道首选回肠膀胱术等方式，若患者拒绝腹壁造口且接受术后出现尿失禁和自行间歇导尿的可能，可以选择原位新膀胱术。

（5）患者 TMT 治疗后出现尿脱落细胞学检查阳性，同时影像学检查及膀胱镜检查为阴性的患者，需 3 个月后复查尿脱落细胞学，如仍为阳性，需建议患者选择修正、终止治疗方案。

（6）患者 TMT 治疗期间出现疾病进展且有转移的患者，需建议患者按不可手术或转移性疾病进行系统治疗。

（7）患者 TMT 治疗期间出现严重不良反应，不能耐受后续保膀胱治疗的患者，需建议患者终止保膀胱治疗。

（8）患者 TMT 治疗期间依从性差，或者因患者自身原因不能及时规律随诊，可能导致患者疾病进展的情况，需建议患者退出保膀胱治疗。

参考文献

[1] Bochner B H, Figueroa A J, Skinner E C, et al. Salvage radical cystoprostatectomy and orthotopic urinary diversion following radiation failure[J]. J Urol, 1998, 160(1): 29-33.

[2] El-Achkar A, Souhami L, Kassouf W. Bladder Preservation Therapy: Review of Literature and Future Directions of Trimodal Therapy[J]. Curr Urol Rep, 2018, 19(12): 108. DOI: 10.1007/s11934-018-0859-z.

[3] Flaig T W, Spiess P E, Abern M, et al. NCCN Guidelines© Insights: Bladder Cancer, Version 2.2022[J]. J Natl Compr Canc Netw, 2022, 20(8): 866-878. DOI: 10.6004/jnccn.2022.0041.

[4] Khalil M I, Alliston J T, Bauer-Erickson J J, et al. Organ-sparing procedures in GU cancer: part 3-organ-sparing procedures in urothelial cancer of upper tract, bladder and urethra[J]. Int Urol Nephrol, 2019, 51(11): 1903-1911. DOI: 10.1007/s11255-019-02232-z.

[5] Sanchez A, Wszolek M F, Niemierko A, et al. Incidence, Clinicopathological Risk Factors, Management and Outcomes of Nonmuscle Invasive Recurrence after Complete Response to Trimodality Therapy for Muscle Invasive Bladder Cancer[J]. J Urol, 2018, 199(2): 407-415. DOI: 10.1016/j.juro.2017.08.106.

[6] 黄健. 中国泌尿外科和男科疾病诊断治疗指南(2019 版)[M]. 北京: 科学出版社, 2020.

（马金亮　彭衍立　王东文）

第八章　MDT 机制与专科化建设在膀胱癌保留膀胱治疗中的作用和意义

第一节　放疗在膀胱癌保留膀胱治疗中的应用

根治性膀胱切除术和含顺铂方案的新辅助化疗是肌层浸润性膀胱癌（muscle-invasive bladder cancer，MIBC）的标准治疗，但临床实践中，常有患者不能和/或不愿接受根治性切除术：膀胱癌的中位发病年龄超过 70 岁，多有常年吸烟病史，可能合并多种慢性并发症，且 MIBC 患者超过 10%可能出现肿瘤性肾积水，对全身麻醉及根治性手术的耐受能力较低，围手术期并发症发生率、死亡率随着患者年龄增加上升；根治性手术后的人工膀胱重建、输尿管永久造瘘等显著降低患者生活质量，严重影响患者身心健康。因此对于肌层浸润膀胱癌患者，保膀胱治疗手段具极大需求，成为重要的研究方向。

三联疗法（trimodality treatment，TMT）通常指最大限度经尿道膀胱电切术（transurethral resection of bladder tumor，TURBT）联合膀胱局部放疗和同步化疗的综合治疗方法，是目前疗效最确切、临床应用最广泛的肌层浸润性膀胱癌保留膀胱治疗策略，可能取得不劣于标准治疗的预后，是不能或不愿接受根治性膀胱切除患者的首选替代方案。放疗在三联疗法中发挥重要作用，本章节将就放疗各项治疗因素探讨放疗在三联治疗中的作用。下文中提到的 MIBC 特指初诊时即有肌层浸润病变患者，非肌层浸润性膀胱癌经 TUBRT、卡介苗灌注治疗后进展为肌层浸润患者不在讨论范围内。

一、单纯放疗对比同步放化疗治疗肌层浸润性膀胱癌

膀胱单纯放疗的近期完全缓解率约为 45%，2 年生存率约为 42%，约 50%的患者在放疗后发生局部区域失败。英国的回顾性分析纳入 333 例采用常规放疗治疗的 cT3 膀胱癌，放疗剂量为 55～57.5 Gy/20 f，近期完全缓解率 41%，其中组织学分化差的患者（G3）近期缓解率可达 56%。另一项英国的回顾性分析纳入 458 例肌层浸润性膀胱癌患者，接受单纯放疗患者 10 年总生存率 22%，接受根治性手术患者 10 年总生存率 24%，无显著差异。还有部分

美国丹麦的小样本回顾性研究得到了类似结论。但这些研究的患者多来自2000年以前，随着放疗技术和综合治疗理念的进步，目前单纯放疗在临床上已较少应用，因各种原因不能耐受同步化疗的保膀胱治疗患者可选择单纯放疗，后续的随机对照研究的结果显示，TURBT后行单纯放疗约34%患者获得长期无病生存。

同步化疗可与放疗协同，起到显著的放疗增敏作用，在多种实体恶性瘤如肺癌、食管癌、宫颈癌中均表现出了优于单纯放疗的疗效。目前保膀胱的首选治疗方案为TURBT后接受同步放化疗，近期缓解率可达70%～80%，5年无疾病生存率（DFS）、总生存率（OS）均显著优于单纯放疗，尽管治疗期间急性期治疗毒性高于单纯放疗，但长期毒性无明显上升，长期生存患者保膀胱率约为80%。加拿大国家癌症研究所20世纪90年代开展了小样本随机对照研究探索同步放化疗与单纯放疗间的优劣，共99例患者随机分配患者同时接受同步顺铂化疗的同步放化疗或单纯放射治疗，放疗处方剂量为40 Gy/20 f或60 Gy/30 f，同步放化疗组顺铂100 mg/m^2，每两周方案，共进行3个周期。同步放化疗组局部复发的发生率显著下降，51例中有15例复发，而单纯放疗组48例患者中有25例复发。受限于样本量，该试验未能发现总生存的差异，且因时代差异部分入组患者的放疗剂量并不符合现有治疗理念。英国开展的多中心、Ⅲ期随机对照研究（BC2001研究）为同步放化疗优于单纯放疗提供了有力的证据，研究于2001年启动入组，来自英国的45个研究中心的共360例cT2～T4aN0期的肌层浸润性膀胱癌患者进入随机，分配至单纯放疗组或同步放化疗组，两组患者均在放疗前接受TURBT，放疗处方剂量为64 Gy/32 f或55 Gy/20 f，同步化疗方案为氟尿嘧啶（500 mg/m^2 · d，静脉连续输注，放疗第1～5天及第16～20天)联合丝裂霉素（12 mg/m^2，放疗第1天）。10年长期随访结果表明，同步放化疗组较单纯放疗组提高了5年无局部复发率（63% vs. 49%，HR＝0.61，95% CI：0.43～0.86）。5年DFS（45% vs. 34%，HR＝0.78，95% CI：0.60～1.02）和5年OS（49% vs. 37%，HR＝0.88，95% CI：0.69～1.13）具有显著改善趋势，并降低了5年需挽救性膀胱切除率（14% vs. 22%，HR＝0.54，95% CI：0.31～0.95）。同步放化疗组治疗期间3级以上毒性发生率较高（36% vs. 28%），但在长期随访中3级以上晚期毒性发生率较低（9% vs. 17%）。

美国放射肿瘤协作组（radiation therapy oncology group，RTOG）开展了一系列以同步放化疗为基础的保膀胱临床研究，并对该系列研究进行了汇总分析，共包括六项临床研究（RTOG 8802、RTOG 8903、RTOG 9506、RTOG

9706、RTOG 9906、RTOG 0233）的468例T2～T4a不伴有淋巴结转移和远处转移的患者，入组时间从1988年到2007年，不同研究间的放疗剂量分割和同步化疗方案存在一定差异，临床完全缓解定义为查体、膀胱镜、活检、尿细胞学均未发现肿瘤，系列研究患者总体的完全缓解率为69%，5年、10年的疾病特异生存率分别为71%和65%，肌层浸润性局部复发率5年为13%，10年为14%，5年和10年的非肌层表浅复发率为31%和36%。5年、10年远处转移率分别为31%、35%。对于205例长期生存的患者，80%仍保留了自身膀胱。

美国麻省总医院具有丰富的TMT临床科研和实践经验，2017年的回顾分析纳入了1986－2013年475例肌层浸润性膀胱癌患者，其中90%为T2～T3a，所有患者接受TURBT和同步放化疗，放疗中位剂量为64～65 Gy，同步方案多为含顺铂类方案，部分患者接受新辅助/辅助化疗。中位随访7年后，同步放化疗后的完全缓解率为75%，5年OS为57%，10年OS为39%；5年和10年的DFS分别为66%和59%；在治疗失败模式分析中，5年非肌层浸润性局部复发26%，5年肌层浸润性局部失败率16%，5年区域淋巴结失败率12%，5年远处转移率为32%。5年内进行挽救性膀胱切除术的风险为29%。

二、同步放化疗中的化疗方案

已有两项随机试验、RTOG的系列研究结果和国际较大肿瘤中心的回顾性经验均肯定了同步放化疗与单纯放疗对比疗效上的优势，但受限于膀胱癌临床研究开展的实际情况，最佳化疗方案尚无Ⅲ期头对头随机对照研究验证。目前国际指南推荐含顺铂类方案如顺铂联合氟尿嘧啶、顺铂联合紫杉醇、单药顺铂或丝裂霉素联合氟尿嘧啶作为保膀胱放疗时的同步化疗增敏方案。

含顺铂同步化疗方案在北美应用较广，RTOG开展的系列研究多采用顺铂为基础的同步化疗方案：如顺铂联合氟尿嘧啶（RTOG 9506、RTOG 0223)、顺铂联合紫杉醇（RTOG 9906、RTOG 0233）和单药顺铂（RTOG 8802、RTOG 8903、RTOG 9706)，在研究中含顺铂方案的近期和远期疗效在历史对照中均相对较高，因此可作为同步放疗的一线方案。

含顺铂的同步化疗方案具体剂量：①氟尿嘧啶联合顺铂方案：氟尿嘧啶500 mg/m^{2}静脉连续输注d1～d2，每两周，顺铂15 mg/m^{2}静脉滴注，d1～d3，每周。②紫杉醇联合顺铂方案：紫杉醇50 mg/m^2，静脉滴注，d1，每周，顺铂15 mg/m^2，静脉滴注，d1～d3，每周。③单药顺铂方案：顺铂100 mg/m^2，每 3 周一次。

氟尿嘧啶联合丝裂霉素方案的放疗增敏效果也在英国 BC2001 研究中的近期、远期疗效也得到了较为充分验证，同样可作为同步放化疗的一线推荐方案，且对于一般情况稍差、合并肾功能损伤或是存在其他顺铂应用禁忌的患者更为适用。具体方案为氟尿嘧啶 500 mg/（m^2·d），静脉连续输注，放疗第 1～5 天及第 16～20 天，丝裂霉素 12 mg/m^2，放疗第 1 天。

丝裂霉素目前在实际应用时可及性较差，且临床医师对其血液学毒性有较多顾虑，此时如有顺铂禁忌，可考虑选择单药吉西他滨，该方案的疗效在几项前瞻性研究中得到了初步验证。RTOG 0712 Ⅱ期研究纳入了 70 例肌层浸润性膀胱癌患者，随机分配至顺铂联合氟尿嘧啶同步超分割放疗组或低剂量吉西他滨（27 mg/m^2，每 2 周）同步每日放疗组。两组 3 年远处转移率均低于 25%。另一个选择是单药紫杉醇，RTOG 0524 中对照组采用此方案同步放疗，45 例 MIBC 患者的近期完全缓解率为 62%。

虽然卡铂可替代顺铂用于其他疾病部位（如肺癌）肾功能受损的患者，但由于数据显示完全反应率低于以顺铂为基础的治疗方案，因此不建议卡铂一线作为保膀胱同步化疗方案。

其他放疗增敏方法包括在放疗之前和期间立即吸入二氧化碳和氧气混合物卡波金（CON），以尽量减少肿瘤缺氧导致的放射抵抗。在英国开展的 BCON 研究中，333 例 MIBC 患者被随机分配至放疗联合卡波金或单纯放疗组。卡波金联合治疗组 6 个月后膀胱肿瘤的膀胱镜控制率相似（81% vs. 76%，P＝0.30），3 年 OS（59% vs. 46%，P＝0.04）显著改善，3 年无复发生存率（54% vs. 43%，P＝0.06）有改善趋势。但与同步放化疗历史数据的对比未见优势，因此该方案不作为常规推荐。

三、三联疗法与根治性膀胱切除术的疗效对比

由于标准治疗根治性膀胱切除术与保膀胱的治疗结果的差异、患者较高的发病年龄等临床因素，开展头对头的前瞻性随机对照研究比较 TMT 和根治性膀胱切除术的预后在国内外的可行性极低，目前尚无设计良好的Ⅲ期随机对照研究结果发表。英国曾启动的选择性膀胱保留对抗根治性切除术研究（SPARE 研究），拟通过随机对照涉及对比 MIBC 接受根治性膀胱切除术与放疗加或不加化疗的疗效，因入组困难终止。

现有研究多通过回顾性队列研究对比三联治疗与膀胱癌根治术的预后，得

到的结果不完全一致。加拿大由玛格丽特公主医院牵头在多个加拿大治疗中心建立了膀胱癌多学科诊疗协作，保证了治疗总体的一致性，由多个团队制定治疗方案的 MIBC 患者接受 TMT 或根治性切除术治疗的患者进行倾向配比后对比疗效，手术组和 TMT 组最终各纳入 56 例患者，5 年 DFS 手术组为 73.2%，TMT 治疗组为 76.6%，两组间无明显差异（$P=0.49$）。56 例接受 TMT 的患者中有 6 例（10.7%）接受了挽救性膀胱切除术。2017 年一项荟萃分析纳入了 8 项已发表研究共 9554 例患者，根治性膀胱切除术和 TMT 的 5 年 OS 无明显差异（56.2% vs. 55%，HR＝0.96，95% CI：0.72～1.29，$P=0.78$），5 年 DFS 无明显差异（63.3% vs. 73.3%，HR＝0.83，95% CI：0.54～1.28，$P=0.39$），10 年 OS 和 DFS 两种治疗方法间也无明显差异。而在 NCDB 数据库、SEER 数据库的多项回顾性分析的结果中，根治性膀胱切除术的 5 年总生存率显著优于 TMT 治疗，但部分研究的亚组分析中 70 岁以上人群两者间的生存差异不明显，在有较多区域淋巴结转移的患者中，根治性手术与 TMT 治疗间的疗效也无明显差异。

四、高龄患者的治疗策略

膀胱癌中位发病年龄约 73 岁，患者群体中高龄者比例较高。尽管高龄患者更有可能合并其他基础病，但研究结果提示高龄同步放化疗和 TURBT 的治疗安全性较好，且多项回顾性研究结果提示高龄患者依然可从更为积极的同步放化疗策略中获益，且同步放化疗疗效与年轻人群间无明显差异。美国 NCDB 数据库回顾性分析了 80 岁以上 MIBC 患者接受同步放化疗和单纯放疗的治疗结果，在放疗剂量达到根治水平的基础上，加入同步化疗仍可进一步获得总生存获益（HR＝0.74，95% CI：0.65～0.84，$P<0.0001$）。法国一项研究回顾了年龄超过 75 岁的 122 例 cT2～4N0～3M0 MIBC 接受三联治疗的患者，83.5%的患者完成了同步放化疗，全组 3 年总生存率为 61.7%，5 年总生存率为 51.2%，对初诊评估后可行根治性手术的患者，91.7%（77 例）通过放化疗获得了完全缓解，膀胱保护率为 90.5%，急性期和晚期 3 级以上毒性发生率<5%。美国 RTOG 保膀胱系列研究的汇总分析结果也显示，≥75 岁患者的近期完全缓解率、疾病特异生存率或保留膀胱疾病特异生存率与 75 岁以下患者间均无显著差异，因此对于高龄患者，经充分评估后应积极采用同步放化疗。

五、影响三联疗法预后的其他因素

1. 经尿道膀胱肿瘤切除术（TURBT）

三联治疗中的 TURBT 切除程度要求以安全的方式最大限度切除所有可见肿瘤。经 TURBT 后无明显残留，可显著提升放化疗后近期完全缓解率、提高 OS 并降低挽救性膀胱切除率。麻省总医院的回顾分析中 TURBT 后无明显残留患者 22%需膀胱切除，而有残留患者中需要挽救性切除占 44%，5 年 OS 率明显优于残留患者（57% vs. 43%，$P=0.003$），5 年 DFS 也有显著改善（68% vs. 56%，$P=0.03$）。虽然完全切除是最佳选择，但明显残存的患者仍有约 60%可获完全缓解。在 BC2001 随机试验中，超过 1/3 的患者仅进行了活检或 TURBT 切除不完全，但总体化疗放疗的局部无病生存率仍超过 80%。

2. 临床分期

临床分期相对早的患者可获得更好的近期有效率。肿瘤 T 分期早的病变近期完全缓解率和长期预后均较 T 分期晚提高，RTOG 膀胱癌系列临床研究的汇总分析中，临床 T2 期患者的完全反应率为 81%，而临床 T3 至 T4 疾病的完全反应率为 64%。麻省总医院的回顾分析中临床 T2 期患者的近期完全缓解率为 83%，5 年和 10 年的 OS 率分别为 65%和 46%，5 年和 10 年的 DFS 率分别为 74%和 66%，均较全组相应数据有显著提高。尽管多数保膀胱相关研究均纳入临床 T2 分期至 T4a 期患者，但入组患者大部分为 T2 至 T3a 患者，对具有根治性切除手术条件的 T3b 或 T4 患者，应谨慎推荐保膀胱治疗。

3. 肿瘤相关肾积水

有肿瘤相关性肾积水可能降低患者的治疗效果。在研究中合并肾积水患者近期完全缓解率为 38%，而无肾积水的患者为 64%。麻省总医院治疗的大型回顾分析中 58 例患者合并肿瘤相关肾积水，患者的 OS（HR=1.79，95%CI：1.29～2.47，$P<0.001$）和 DFS（HR=2.08，95%CI：1.37～3.17，$P<0.001$）均显著降低。

4. 广泛的原位癌

存在广泛原位癌的 MIBC 患者可能预后更差。有小样本的回顾性研究提示有广泛的原位癌的患者膀胱局部复发率可高至 40%，而研究中无原位癌的患者局部复发率为 6%。在另一项研究中，广泛原位癌仅接受单纯放疗的患者局部复发风险高危，但同步放化疗患者中未观察到此种关系。

5. 病理类型

膀胱癌中移行细胞癌占到 90%，罕见其他病理类型如膀胱鳞癌、腺癌接受放化疗的临床研究结果。部分回顾研究的亚组分析结果提示其他病理类型的预后与移行细胞癌结果类似，但仍应谨慎评估罕见病理类型的治疗策略。

六、新型治疗手段与放疗的联合

新型药物如免疫检查点抑制剂、抗体药物偶联物（antibody-drug conjugate，ADC）应用于肌层浸润性膀胱癌的安全性和有效性已有部分研究进行了探索（详细见第四章），在 TMT 基础上联合免疫检查点抑制剂已有部分研究中期结果提示可取得较好的近期缓解率，如 HOPE-02 研究是替雷利珠单抗联合 TMT 治疗 MIBC 患者，中期可供分析患者 16 例，中位随访期为 14.2 个月，完全缓解率达到 100%，仅 1 例患者发生远处转移，无患者死亡，但仍需进一步扩大样本量明确加入新型药物的获益。

七、肌层浸润性膀胱癌的放疗技术

1. 照射靶区

目前最佳的照射范围尚无定论，国内外均缺乏足够临床证据。

对于膀胱局部病变，临床研究及实验中常见的做法一种是对全膀胱行根治性剂量照射，另一种是全膀胱照射 45～50 Gy 序贯/同步对病灶部位加量至根治性剂量。英国 BC2001 研究采用 2×2 设计，除是否同步化疗外，入组 219 名患者被随机分至接受标准全膀胱放组和减少高剂量体积组，后者原发灶外扩 1.5 cm 范围照射足量、其余膀胱照射 80%剂量，全组患者 2 年 3 级以上毒性发生率为 13%，两组之间无统计学显著差异。而在意向治疗分析中，减少高剂量体积组患者 2 年无局部复发率差异为 6.4%（95%CI：−7.3%～16.8%），在符合方案人群中差异为 2.6%（95%CI：−12.8%～14.6%），统计学均无显著差异，但尚不能正式明确缩减高量体积在局部失败控制非劣于全膀胱照射。

预防性盆腔淋巴结引流区照射的价值尚未得到研究结果的支持。南亚一项随机对照研究纳入了 230 例行 TMT 治疗的 cT2～4N0M0 膀胱癌患者，随机分配至单纯膀胱组和盆腔预防组，随访后 5 年 OS、DFS、保膀胱率和局部复发率两组间均无明显差异。英国 BC2001 研究中未对入组患者行预防性盆腔淋巴结引流区照射，单纯区域淋巴结复发率同步放化疗组为 5%，单纯放化疗组

7%，均较低，预防性淋巴引流区照射可能并无必要。对已有淋巴结转移的患者，可参考宫颈癌照射患者闭孔、髂内、骶前、部分髂总淋巴结引流区。

2. 剂量分割

膀胱肿瘤组织的α/β值超过10，对放射线较为敏感。最佳的剂量分割模式尚无定论，目前临床推荐采用处方剂量为64 Gy/2 Gy/32 f，每周5次、连续照射6周余的常规分割模式，或处方剂量55 Gy/2.7 Gy/20 f，每周5次、连续照射4周的中等剂量大分割模式。膀胱癌细胞在放疗中可能存在明显的后程细胞再增殖现象，大分割模式可缩短治疗时间，理论上可减少肿瘤细胞再增殖现象。BC2001和BCON两项研究均为英国多中心随机对照研究，入组患者根据各中心的决策采用了常规分割、中等剂量大分割两种模式，对两项研究结果的荟萃分析结果显示，采用中等剂量大分割的2级以上晚期毒性无明显差异（调整后的风险差异：－3.7%，95%CI：－11.85～5.10），且在局部复发风险上中等大分割具有疗效获益（调整后HR＝0.71，95% CI：0.52～0.96）。

除以上两种分割方式外，既往研究中还出现过分段放疗和超分割放疗等剂量分割模式。分段放疗为先接受40～50 Gy的照射后评估疗效，病变如仍有残存，则接受根治性膀胱切除术，而完全缓解的患者继续接受10～15 Gy的放射治疗，累积总剂量达到60～65 Gy，可结合患者临床需求酌情考虑；RTOG9906、RTOG0223、RTOG 0712等研究均选择了总量64.3 Gy/1.5 Gy BID的超分割模式，因未表现出较每日一次常规分割更好的疗效和相对更占用放疗资源，不作为常规推荐。

3. 放射治疗流程

三维适形技术、适型调强放疗技术等精确放疗技术可更确切地提供肿瘤范围的规定处方剂量覆盖，并更好地评估、保护邻近的危及器官受量，已广泛应用于膀胱癌放疗的临床实践。建议采用三维适形放疗或适形调强放射治疗技术（图8-1）。

CT模拟定位：嘱患者定位前排空膀胱（尿潴留患者可置入尿管）。定位时仰卧于真空袋，在体表大致确定中心，以层厚0.5 cm进行扫描，扫描范围上界约第3、4腰椎水平，下界为坐骨结节下2 cm水平，采集50～80张CT图像，建议肾功能正常患者接受CT增强扫描。

靶区勾画：推荐首选全膀胱放疗，其他照射范围建议根据临床科研需求或其他因素考虑。参照ICRU62号报告，需勾画大体肿瘤靶区（gross tumor volume，GTV）：根据盆腔MRI、膀胱镜下所见勾画所有肉眼可见肿瘤，女性需注意勾画肿瘤与宫颈、阴道的侵犯情况，男性需注意肿瘤与前列腺、精囊腺的侵犯情况；临床靶区（clinical tumor volume，CTV）：勾画全膀胱外扩 1 cm，遇刚性解剖屏障适当修回；计划靶区（plan tumor volume，PTV）：由 CTV 三维外扩 0.5 cm 或根据本中心测定边界外扩。如患者初诊盆腔淋巴结阳性，可参考宫颈癌照射患者闭孔、髂内、骶前、部分髂总淋巴结引流区。不建议对 cN0 患者预防性行盆腔淋巴结引流区照射。

处方剂量：95%PTV 64 Gy/2 Gy/32 f，有大分割治疗经验的中心推荐选择 55 Gy/2.75 Gy/20 f。

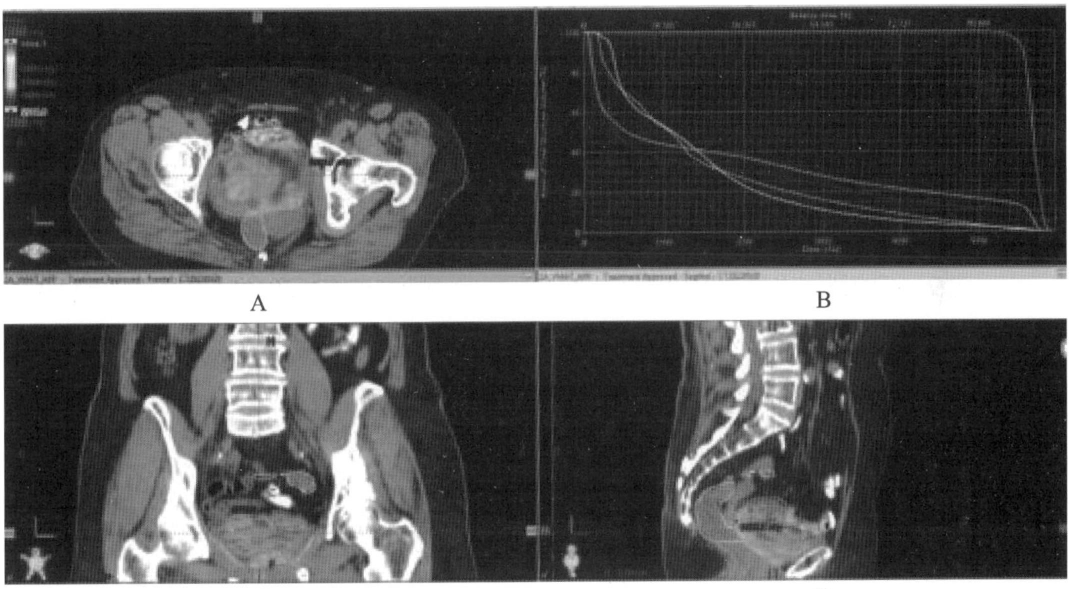

A　B　C　D

图 8-1　全膀胱照射放疗计划

A. 全膀胱照射放疗计划剂量分布（横断位）；B. 全膀胱照射放疗计划剂量体积直方图；C. 全膀胱照射放疗计划剂量分布（冠状位）；D. 全膀胱照射放疗计划剂量分布（矢状位）。

4. 放疗毒性和生活质量

保膀胱治疗在保证长期疗效的前提下，最主要目的是保留膀胱的排泄功能，并且治疗相关晚期毒性需相对轻微，患者可耐受、不明显影响日常生活。根据现有数据患者在同步放化疗期间超过 1/3 出现急性期 3 级以上毒性，常见毒性为血液学毒性、尿路刺激症状、消化道毒性等，在治疗期间对症处理后可耐受，治疗结束 2 周后逐渐消退，晚期 2 级以上泌尿、肠道毒性发生率约为 15%，3 级以上毒性不超过 10%，长期存活患者 80%可保留原始膀胱，其中挽救性膀胱切除的主要原因是肿瘤进展，仅有极少数患者因无法耐受放疗相关的毒性行挽救性切除。

麻省总医院回顾分析研究中初始 TMT 治疗患者，累计 129 例患者接受了根治性膀胱切除术，其中 65 例患者因 TMT 治疗未达到完全缓解行挽救手术，64 例患者在后续随访中出现了肌层浸润性局部复发，仅 1 名患者因治疗相关毒性接受了膀胱切除术。RTOG 的系列保膀胱研究汇总分析中，评估了 157 例长期存活患者的毒性情况，6%的患者曾出现晚期 3 级泌尿生殖系统毒性，2%的患者曾出现晚期 3 级肠道毒性，无 4 级毒性和治疗相关死亡，对症处理后仅 1 例持续表现为 3 级泌尿生殖系统毒性，因治疗相关毒性需挽救切除率小于 1%。BC 2001 研究长期随访结果长期生存患者 80%可保留原生膀胱，晚期 3 级以上泌尿生殖系统毒性同步放化疗组累计发生率为 8.3%，放疗组为 13%。

保膀胱治疗患者生活质量较根治性切除患者明显提高。对 TMT 治疗后长期存活者进行的一项患者报告生活质量和尿动力学研究显示，75%的患者膀胱功能正常，6%的患者报告尿流困难，15%的患者报告尿急，19%的患者报告尿失禁，22%的患者报告了肠道症状。男性患者中 36%勃起功能正常，18%的患者勃起功能减弱但可进行性行为。另一项研究分析了 226 例 MIBC 长期生存患者的生活质量并与根治性切除术进行对比，多因素分析中接受 TMT 治疗的患者的一般健康相关生活质量明显更高，消化系统相关生活质量和泌尿生殖系统相关生活质量也更高。

5. 放疗后复发的处理

MIBC 接受 TMT 治疗后超过 40%出现局部未控/复发，局部失败后的患者需综合考虑一般情况、复发时间、复发时的肿瘤大小、病理分期和病理分级选择合适的挽救治疗。

非肌层浸润性复发可参初诊非肌层浸润性膀胱癌患者的治疗策略，采用 TURBT 联合卡介苗（BCG）或丝裂霉素膀胱内灌注等手段治疗。非肌层浸润性膀胱癌如果存在进展风险因素，如高级别、原位癌（crinoma in situ，CIS）或 T1 病变，或治疗后未能获得完全缓解，可根据情况选择行膀胱切除术。回顾性分析接受卡介苗灌注治疗的 Ta 2/3、CIS 或 T1 局部复发的患者中，68%患者顺利完成治疗，59%患者未再出现局部失败。在多项回顾性分析研究中，TMT 治疗后近期完全缓解、随访期发生非肌层浸润性膀胱癌复发患者的总生存与未失败患者相似。但需考虑到回顾性数据的局限性和非肌层浸润性局部复发显著的异质性，强烈建议复发患者通过多学科查房制定下一步治疗方案，必要时接受挽救性膀胱切除术。

对于未能在治疗后获得近期完全缓解以及在随访期间出现膀胱肌层浸润性复发的患者，也需接受挽救性膀胱切除术。TMT 后挽救性膀胱切除术术后90 d

主要并发症发生率为16%，死亡率为2%，与已发表的初诊根治性膀胱切除术术后并发症发生率类似，TMT 后残存接受膀胱切除术患者的 10 年 DFS 为 38%，TMT 完全缓解后续随访复发接受膀胱切除术的患者的 10 年 DFS 为 61%。TMT 治疗失败行挽救性膀胱切除术的患者与初诊接受根治性切除的患者是否有预后差异仍不明确，一项回顾性研究中，TMT 后复发行挽救性膀胱切除术的术中、术后早期并发症发生率与初诊根治性膀胱切除术相似，但总体并发症发生率和主要晚期并发症的风险较高，两组的疾病特异生存和总生存无明显差异。

总体来说，TURBT 术后联合同步放化疗的三联治疗是有效的保膀胱治疗手段，在肌层浸润性膀胱癌患者中的治疗效果可能达到标准治疗水平，并且显著改善患者的生活质量，治疗完成率高、早晚期毒性耐受性可。放疗时同步化疗、采用中等剂量大分割是显著改善预后的因素，推荐对接受放疗/放化疗的患者行全膀胱照射。

第二节 膀胱癌保留膀胱治疗手术体系的建立

根据我国国家癌症中心公布的数据，近些年来中国每年新发膀胱癌患者约有 80500 例，而每年死于膀胱癌的患者约 32900 例。膀胱癌治疗的核心目的是延长患者生存，同时尽可能提高患者的生存质量。75%～85%的膀胱癌局限于黏膜层或黏膜下层（Ta、Tis 和 T1 期），即为非肌层浸润性膀胱癌（non-muscle invasive bladder cancer，NMIBC）；其余的为肌层浸润性膀胱癌（muscle invasive bladder cancer，MIBC）（T2～T4 期）。NMIBC 的主要治疗方式是在切除可见膀胱肿瘤的基础上，联合膀胱灌注等治疗；MIBC 目前标准治疗仍是根治性膀胱切除术，而其主要的保膀胱治疗方式是最大化肿瘤切除基础上，联合同步放化疗等其他治疗。由此可见，膀胱肿瘤的手术治疗仍然是保膀胱治疗的核心与基础。在已步入精准医学时代的当下，在术前精准诊断和评估的基础上，提高肿瘤切除质量，实施个体化的保膀胱治疗手术技术显得尤为重要。

近年来，多参数磁共振成像（multiparmetic MRI，mpMRI）技术迅速发展，已成为诊断膀胱疾病的最佳影像检查方法。2018 年，Panebianco 等制定了基于 mpMRI 的膀胱影像报告和数据系统（VI-RADS），并得到欧洲泌尿外科学会、欧洲泌尿影像学会和日本腹部放射学会一致支持和认可。基于 mpMRI 的 VI-RADS 可以提供肿瘤数量、大小、位置和浸润深度等多种信息，医生可以更好地评估患者的肿瘤特点。

而在膀胱肿瘤切除技术上面，随着手术装备和技术的进步，基于各种激光、水刀等能量平台的膀胱肿瘤整块切除（en-bloc resection of bladder tumor，ERBT）技术在临床中逐渐开展。目前研究显示经尿道膀胱肿瘤整块切除术能够提供更好的组织标本，切除得更干净，并有可能减少复发率。病理诊断更精准和肿瘤切除更彻底，对于提升 NMIBC 患者和部分 MIBC 患者的保膀胱的效果和可能性具有十分重要的意义。

在 mpMRI 和 VI-RADS 提供的信息指导下，我们可以更好地评估患者的肿瘤特点，并依据患者肿瘤特点，设计个体化的手术治疗方案。在总结经验的基础上，我们建立了以保留膀胱为导向，基于 VI-RADS 的个体化经尿道膀胱肿瘤整块切除术手术体系。该体系的手术策略主要是针对 NMIBC 患者和部分适合保膀胱的 MIBC 患者。本节将对该手术体系及相关内容进行介绍。

一、膀胱 mpMRI 和 VI-RADS 评分

1. 膀胱 mpMRI 和 VI-RADS 的意义

MRI 对软组织具有很好的分辨率，能够准确显示膀胱及膀胱肿瘤局部解剖结构和组织层次，因而成为膀胱癌诊断和局部分期的可靠工具。膀胱的 mpMRI 图像至少应包含 T2 加权成像（T2WI）、弥散加权成像（diffusion weighted imaging，DWI）和动态对比增强 MRI（dynamic contrast-enhanced MRI，DCE-MRI）。尿液在 T2WI 呈高信号。黏膜层在 T2WI 和 DWI 上均不显示，在 DCEMRI 上呈现早期增强，为高信号线。固有肌层在 T2WI 上显示为低信号强度线，在 DWI 图像和表观扩散系数（ADC）图上显示为中间信号强度线，在动态对比增强（DCE）上表现为晚期和进行性增强。膀胱癌多为膀胱内病灶，在 T2WI 呈稍高信号影，强度介于尿液和肌肉之间；在 DWI 上表现为高信号，而在 DCE-MRI 上表现为早期强化病灶。

正是基于 mpMRI 在膀胱肿瘤诊断中的这些特性，在欧洲泌尿外科学会、欧洲泌尿影像学会和日本腹部放射学会支持下，Panebianco 等开发了基于 mpMRI 的 VI-RADS 评分系统，用于规范膀胱癌的影像采集、诊断和局部分期。与目前已广泛应用于临床的前列癌 PI-RADS 类似，VI-RADS 同样采用 5 点评分系统，用于评估膀胱癌肌层浸润的风险，为 NMIBC 和 MIBC 的鉴别提供影像学依据。VI-RADS 评分临床意义如表 8-1 所示。

表 8-1　膀胱影像报告和数据系统（VI-RADS）评分和临床含义

VI-RADS 评分/分	临床含义
1	极小可能浸润肌层
2	不太可能浸润肌层
3	浸润肌层可疑
4	很可能浸润肌层
5	极可能浸润肌层并侵犯至膀胱外

我们的研究显示，以 VI-RADS≥3 分作为预测 MIBC 的标准时预测 MIBC 的敏感性为 88.9%，特异性为 90.2%。当 VI-RADS 评分分别为 1、2、3、4、5 时，MIBC 占比例分别为 0、5.9%、57.8%、90.9%、96.6%。目前 VI-RADS 也已被国内外重要指南推荐用于膀胱癌的诊断评估。

2. 膀胱 mpMRI 检查注意事项和 VI-RADS 评分要点

在对膀胱肿瘤进行 MRI 检查时，建议使用高场强（1.5T 或 3.0T）MRI 设备和多通道相控阵外表面线圈，以获得适当的软组织分辨率和信噪比。患者最好在检查前的两周内未进行膀胱肿瘤电切、膀胱活检或膀胱灌注治疗。在检查前，为了使膀胱适度充盈，患者可在检查前憋尿 1～2 h，或者按照患者的耐受程度在检查前 30 min 内饮用 500～1000 ml 的水。此外，为避免肠蠕动引起运动和敏感性伪影，必要时在检查前可给予解痉药物。

采集的 mpMRI 图像至少应包括多平面 T2WI、DWI 和 DCE-MRI。此外，自旋回波 T1WI 可用于确定膀胱的出血和凝块以及骨转移。同时，FOV 应该足够大，应包括整个膀胱、尿道近端、盆部淋巴结以及前列腺或子宫、卵巢、输卵管和阴道。T2WI 通常以二维（2D）快速自旋回波（FSE）或涡轮自旋回波序列获取轴位、冠状面、矢状面中至少两个平面的非压脂图像。三维自旋回波采集可以用作 2D 采集的辅助。对于 2D-FSE，建议层厚为 3～4 mm，以在保持信噪比的同时使空间分辨率最大化。DWI 在膀胱 mpMRI 检查中起着重要作用。建议采用轴位和矢状/冠状面自由呼吸自旋回波平面回波成像序列并结合频谱脂肪饱和技术。建议采用高 b 值（800～1000 s/mm^2）来获得膀胱癌与周围组织的高对比度。DCE-MRI 可以采用脂肪抑制的 2D 或 3D 梯度回波序列 T1WI。在注射钆基造影剂（0.1 mol/千克体重，0.1～2.0 ml/s 的速率）前后进行影像学检查，然后 20 ml 盐水冲洗。注射对比剂后 30s 采集初始图像，以 30s 的间隔再进行 4～6 次采集，以显示膀胱壁内层的早期增强和肿瘤增强。

VI-RADS评分是依据膀胱肿瘤在T2WI、DWI和DCE-MRI序列的特点各自给出评分，最后汇总为5分量表，用以评估膀胱癌侵入固有肌层可能性。T2WI是基础序列，主要序列是DWI（第一）和DCE-MRI（第二，特别用于在DWI图像不理想的情况下）。首先基于T2WI显示的组织形态结构，评估固有肌层的完整性，而后主要基于DWI和DCE-MRI确定肌层有无受侵犯。表8-2中描述了肿瘤在T2WI、DWI和DCE-MRI的特点和相应的VI-RADS评分。

表8-2　MRI序列的VI-RADS评分

VI-RADS评分/分	T2W	DCE	DWI
1	肿瘤腔内生长，有或无蒂，可伴壁内膜层增厚，固有肌层T2WI呈连续无中断低信号线，提示肌层完整、无破坏（癌灶<1 cm）	固有肌层未见早期强化（对应于T2WI 1分病灶）	固有肌层DWI呈连续无中断中等信号，肿瘤在DWI上呈高信号，ADC图上呈低信号，有或无蒂，可伴DWI低信号壁内膜层增厚（癌灶<1 cm）
2	有蒂的外生性肿瘤，伴或不伴内膜层增厚；或无蒂的宽基底肿瘤，伴内膜层增厚呈T2高信号。固有肌层T2WI呈连续无中断低信号线，提示肌层完整、无破坏（癌灶>1 cm）	固有肌层未见早期强化，内膜层呈早期强化（对应T2WI 2分病灶）	固有肌层DWI呈连续无中断的中等信号，有蒂的肿瘤在DWI上呈高信号，ADC图上呈低信号，蒂呈DWI低信号，伴或不伴内膜层增厚（DWI低信号）；或无蒂的宽基底肿瘤，伴内膜层增厚呈DWI低或中等信号（癌灶> 1 cm）
3	不符合VI-RADS 2分评分标准，无蒂的外生性肿瘤，或宽基底肿瘤不伴内膜层增厚，但固有肌层T2低信号无明显破坏	不符合VI-RADS 2分评分标准，但固有肌层低信号无明显破坏	不符合VI-RADS 2分评分标准，但固有肌层低信号无明显破坏
4	固有肌层T2低信号线中断，提示中等信号肿瘤组织延伸至固有肌层	肿瘤早期强化延伸至固有肌层	DWI上的高信号与ADC图上的低信号延伸至固有肌层

续表

VI-RADS 评分/分	T2W	DCE	DWI
5	中等信号肿瘤组织延伸至膀胱外脂肪，提示整个膀胱壁和膀胱外组织的浸润	肿瘤早期强化延伸至整个膀胱壁和膀胱外脂肪	DWI 上的高信号与 ADC 图上的低信号延伸至整个膀胱壁和膀胱外脂肪

二、经尿道膀胱肿瘤整块切除术及其在膀胱大肿瘤中的应用

1. 经尿道膀胱肿瘤整块切除术的优势和局限

TURBT 是膀胱肿瘤重要的诊断和治疗方式。我们认为高质量的 TURBT 需要达到以下标准：①对于 NMIBC，应做到完全切除；②提供包含固有肌层的组织学标本以便准确分期分级；③明确肿瘤数量和大小等与预后相关的因素；④无明显并发症。传统的 TURBT 多采取肿瘤分层分片切除的手法，需对肿瘤进行反复切割。一方面导致组织标本散碎，不利于准确进行病理分期分级；另一方面不符合大量散碎的肿瘤组织，可能造成肿瘤细胞种植或血行转移。并且遗漏肿瘤、降低分期以及膀胱穿孔、闭孔反射等还难以有效避免，而这些都会对患者的治疗效果带来不良影响。

为了克服传统 TURBT 的缺点，随着科学技术进步和手术理念更新，经尿道膀胱肿瘤整块切除术（EBRT）被提出并在临床应用。1980 年，Kitamura 等人发表了第一篇通过经尿道切除镜使用息肉切除圈套进行 ERBT 的报道。1997 年，Kawada 等人报道了 ERBT 使用量身定制的拱形电极。通过摆动鞘和旋转弓形切除电极，在瘤体颈部切除膀胱肿瘤。2000 年，Ukai 等人系统地报道了 ERBT 的基本步骤，奠定了至今 ERBT 手术的基础。即在距离肿瘤 5～10 mm 的正常黏膜上，以激光、电刀、水刀等能量器械环绕肿瘤做一个环形切口，切开黏膜并延伸到黏膜下和肌层。在肌层从肿瘤的周围到中心小心地分离切割，直至完整切除带有肌层的肿瘤基底和整个肿瘤，最后将肿瘤取出。

目前的证据表明，经尿道膀胱肿瘤整块切除术较传统的碎片化切除在很多方面具有优势。最近的一项荟萃分析对 13 项随机对照研究和 16 项队列研究中的 4844 名患者数据进行分析后发现，整块切除术除了更符合无瘤原则外，其较传统的碎片化切除并发症更低、提供的病理学标本质量更好，组织含有肌层比例更高，有利于获得准确的病理分期和制定治疗方案。而在降低肿瘤复发方

面，尚存在争议，还需进一步研究。此外，目前国内外的指南或共识推荐第一次肿瘤切除后组织标本中不含有肌层的患者在4～6周进行二次电切。由于，整块切除引起组织中包含固有肌层比例明显高于传统电切，因此有利于减少部分不必要的二次电切。同时，我们和国外其他团队的研究也证实，二次电切既不能进一步降低整块切除术患者的复发和进展风险，也不能提升分期准确性。因此，接受整块切除术患者可能免于二次电切，从而减少二次电切所导致的医疗费用和手术风险。

目前报道的ERBT主要用于较小的肿瘤，比如＜3 cm。由于尿道的限制，大体积膀胱肿瘤切除后标本难以取出限制了ERBT在膀胱大肿瘤中的应用。

2. ERBT治疗大体积膀胱肿瘤和膀胱肿瘤的形态分类

膀胱大肿瘤的精准分期诊断和经尿道手术切除对于泌尿外科医生是一项挑战。主要原因包括：

（1）术中易出血。膀胱肿瘤的血管多从基底发出而后向冠部分支走近，传统电切常从瘤冠开始分层分片切除，血管在不同层面被反复切割导致持续或反复出血。创面较大时会出现广泛渗血，再加上飘零的组织碎片会导致视野不清晰，容易影响手术进程乃至出现副损伤。

（2）由于肿瘤体积较大加之术野不清，术者容易迷失方向，增加了损伤正常膀胱壁的风险。

（3）对于某些区域的肿瘤，传统电切容易诱发闭孔神经反射从而导致膀胱穿孔、出血、肠道损伤等严重并发症；医生出于对闭孔神经反射的担心，有时不得不进行薄切，从而容易造成肿瘤切除不彻底。

（4）由于传统电切后肿瘤组织多且散碎，同时基底处组织可能切除深度不够或者反复切割和组织烧灼，不利于进行准确病理分期。而整块切除术从肿瘤基底开始切除，易于控制肿瘤血管主干，减少出血；同时切除过程中，采用激光等能量平台可以避免闭孔反射，且膀胱壁切除层次清楚，可以确保到达固有肌层。

虽然ERBT具有前述优势，但目前仍存在大肿瘤难以便捷取出的技术瓶颈。既往国内也有一些研究尝试对大肿瘤进行整块切除，但由于电切镜口径的限制，有的学者采取将肿瘤再次电切碎后取出，但此时膀胱内处于游离状态的大肿瘤再进行切碎时效率低、难度大、膀胱内漂浮散碎的肿瘤组织多，也失去了整块切除的意义。比如，孙圣坤团队采用先行整块切除，但保留部分肿瘤基底与膀胱壁相连，而后进一步切碎瘤冠后将肿瘤基底取出，从而做到精准的病理分期，但这种方法仍需对瘤冠在膀胱内进行碎片式切除，造成大量肿瘤组织漂浮于在膀胱内。后为避免此种传统的碎片式切除，又尝试引入了胃镜下使用的息肉切除器，利用钢丝圈将较大肿瘤分割为直径 1～2 cm 的组织块后取出，但该器械并非专门适合泌尿外科内镜使用的，在套扎肿瘤过程中存在操作不便，有时需要反复尝试多次才能套扎成功。也有国外的学者报告通过腹腔镜抓钳，将肿瘤钳住后随镜鞘一同退出，可完整取出最大直径达 4.5 cm 的肿瘤，但取瘤过程中肿瘤细胞不可避免会与尿道黏膜接触，增加了种植、转移的概率。

严格意义上的 ERBT 应保持肿瘤“肉眼上”大致完整，虽然手术操作本身导致的膀胱肿瘤细胞或组织脱落往往难以避免。因此，我们认为整块切除的核心还应包含尽可能少地破坏肿瘤完整性的手术理念和整块切除的手术技术本身，对于大的肿瘤难以做到严格意义上的整块切除术，但是不能因此而放弃整块切除技术本身所带来的获益。国际相关领域学者也达成共识，建议对≥3 cm 的肿瘤仍可以考虑整块切除，切除的组织可分块取出。我们秉承同样的理念，为了更好地且更具针对性地将整块切除术应用于膀胱大体积肿瘤，我们将常见的膀胱肿瘤按形态分为 a、b、c 三类（图 8-2）并提出了针对膀胱大肿瘤的整块切除术方案。其中，a 类肿瘤是指直径小于等于 2 cm 的肿瘤，此类是传统上最适合进行整块切除术的类型，并且肿瘤切除后往往可以很方便地取出；b 类是指肿瘤大于 2 cm，但带蒂的肿瘤，c 类是指肿瘤＞2 cm 且基底较宽无明显蒂的肿瘤。

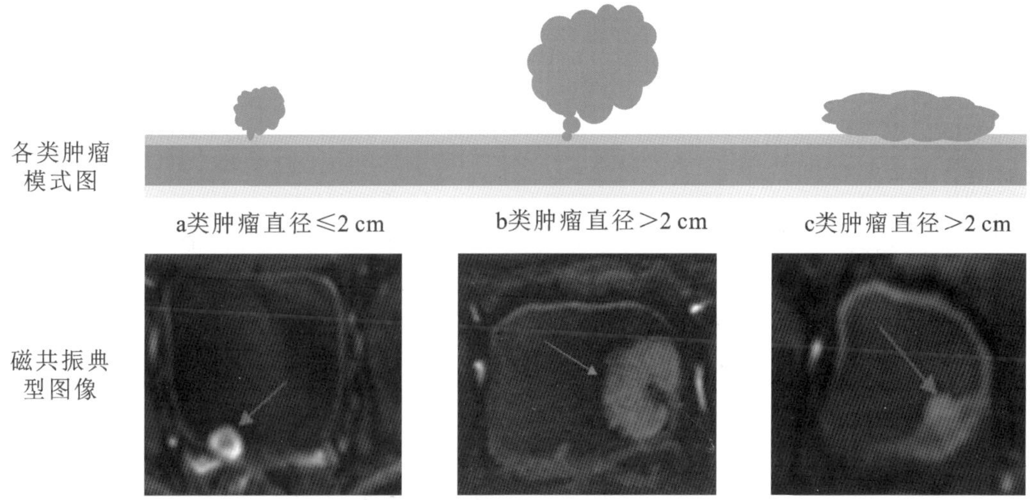

图 8-2　膀胱肿瘤形态分类

对于 b 类肿瘤，于肿瘤基底边缘至少 0.5 cm 进行标记，在蒂最细处离断肿瘤，而后对肿瘤根部行整块切除。即沿标记点轻轻切开黏膜，到浅肌层层面后即可沿膀胱本身弧度平推，如有出血点或结缔组织不易推离处用激光等协助止血或离断；对于较大的肿瘤冠部，采用组织粉碎器在负压状态下吸出，而基底一般可冲出或组织钳抓出（图 8-3）。

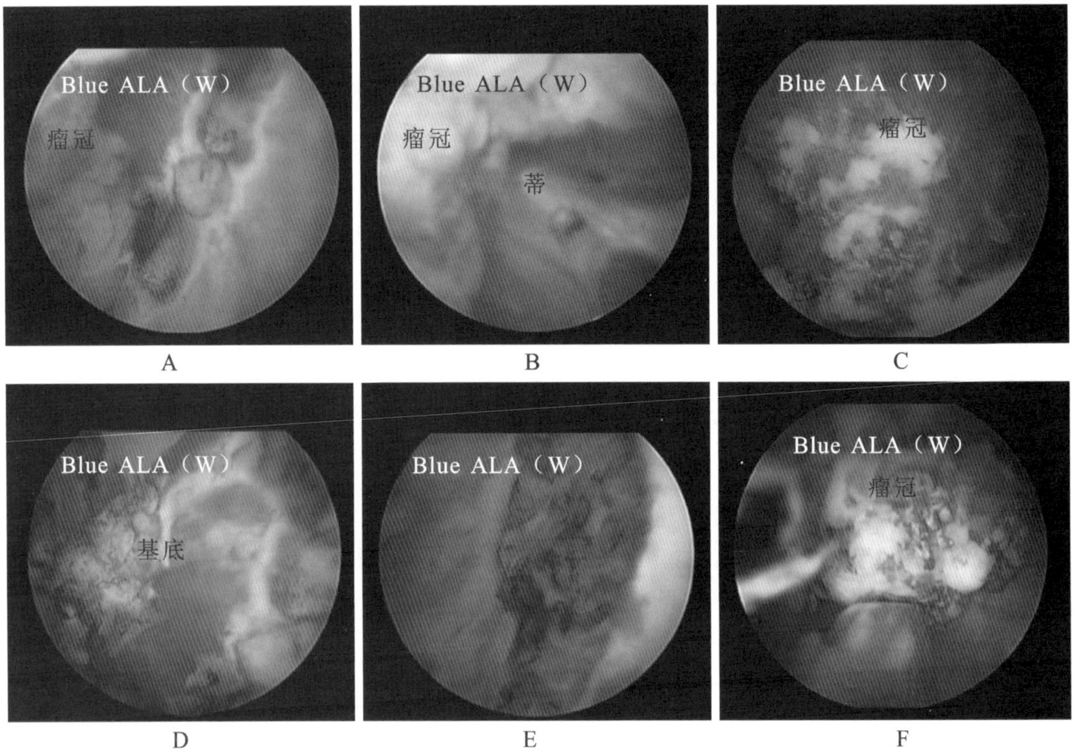

图 8-3　b 类带蒂非肌层浸润性大膀胱肿瘤的处理

A. 环形标记切除肿瘤范围；B. 在蒂处以激光离断；C. 离断后游离的瘤冠；D. 瘤冠离断后的肿瘤根部；E. 肿瘤基底剜除后；F. 组织粉碎器负压吸出瘤冠。

对于 c 类肿瘤，可对肿瘤如同切蛋糕一样进行规整地预分割，并对每一部分逐个行整块剜除并冲出（图 8-4）。

经验显示：对于 b 类带蒂大肿瘤，在蒂处离断肿瘤，而后对肿瘤根部行整块切除。瘤冠采用负压组织粉碎器可在几秒内随膀胱内灌注液一起吸出，避免了肿瘤组织在膀胱内散碎四散，同时可保证基底完整利于病理分期。而对于宽基底的 c 型肿瘤，先进行规整地预分割，从而对每一块进行剜除，类似于将一个大肿瘤转化为多发小肿瘤。建议每块组织区域短径在 1.5～2 cm，肿瘤切除后组织会卷曲，这样即使长径长一些，也可以顺利取出。这种方案，不但达到了尽可能减少破坏肿瘤完整性、提供高质量的组织学标本的目的，同时拓展了整块切除技术的边界，使其不再受肿瘤大小的限制。

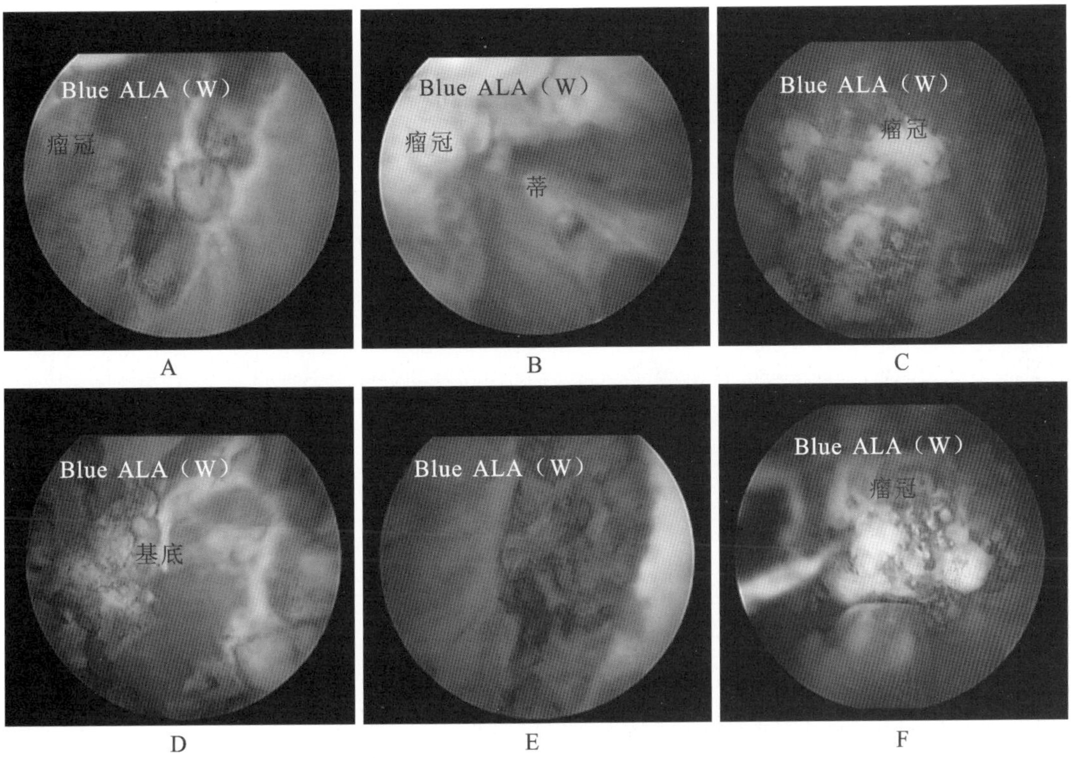

图 8-4　c 类宽基底非肌层浸润性大膀胱肿瘤的处理

注：A. 环形标记切除肿瘤范围；B. 将肿瘤预分割；C. 对分割后的一部分肿瘤区域予以整块激光剜除；D. 剜除后游离的肿瘤块；E. 从膀胱镜鞘冲出第一块肿瘤；F. 第一块肿瘤切除后的基底和相邻的残留肿瘤。

三、基于 VI-RADS 和膀胱肿瘤形态的同济膀胱肿瘤分型和手术治疗体系

VI-RADS 评分主要评估的是肿瘤的生长深度，肿瘤形态分类是对肿瘤外形的总结。将 VI-RADS 评分与肿瘤分类相结合，可以将常见的膀胱肿瘤分为 11 种类型，也可以称之为同济分型。针对各具体分型，我们建立了个体化手术诊疗的具体方法和建议（表 8-3）。

表 8-3　基于 VI-RADS 和膀胱肿瘤的形态的膀胱肿瘤同济分型和整块切除术手术体系

VI-RADS	分型	大小	肿瘤形态	手术方案	切缘距离	切除深度
1	1	任何	任何	整块切除	≥0.5 cm	浅肌层

续表

VI-RADS	分型	大小	肿瘤形态	手术方案	切缘距离	切除深度
2	2a	≤2 cm	任何	整块切除	≥0.5 cm	浅肌层
	2b	>2 cm	带蒂	可于蒂处离断，根部行整块切除		
	2c	>2 cm	宽基底不带蒂	可标记分割肿瘤，分别整块式切除		
3	3a	≤2 cm	任何	整块切除	≥1.0 cm	深肌层
	3b	>2 cm	带蒂	可于蒂处离断，根部行整块切除		
	3c	>2 cm	宽基底不带蒂	可标记分割肿瘤，分别整块式切除		
4	4a[①]	≤2 cm	任何	整块切除	≥1.0 cm	深肌层
	4b[①]	>2 cm	带蒂	可于蒂处离断，根部行整块切除或最大化切除	≥1.0 cm	深肌层
	4c	>2 cm	宽基底不带蒂	诊断性或最大化切除	—	达肌层
5	5	任何	任何	诊断性或最大化切除	—	达肌层

注：对于此两类肿瘤，如有保膀胱意愿，对于位置合适且数量较少的亦可行膀胱部分切除术。

VIRADS 评分为Ⅰ和Ⅱ分的肿瘤肌层浸润可能性很小。对于 1 型以及评分为 2 的 2a 型肿瘤，切缘距离 0.5 cm 即可，轻轻切开黏膜，到浅肌层层面，即可沿膀胱本身弧度平推，当有出血点或者结缔组织不易推离处用激光点凝或点断。切除后标本一般很容易通过操作鞘冲出。评分为 2 的 2b 型肿瘤，为含有较纤细的蒂，基底较窄，但瘤体大。对于此类肿瘤，可先行于蒂处离断，化繁为简，肿瘤根基参照 1 型和 2a 型整块切除基底，保证标本的完整性，以利于分期。而头部则可视情况采用冲出、组织钳抓出或者用组织粉碎器在负压状态下粉碎吸出，这种处理方式尽可能地减少了肿瘤组织散落，且不易影响病理标本质量。评分 2 分的 2c 型肿瘤，此类基底较宽，没有明显的蒂，但肿瘤本身大，整体切除后难以完整取出。我们采取的方案是，环形标记肿瘤范围后，先对肿瘤进行预分割，而不是先做环形切除，否则整个基底挛缩影响后续操作。每块直径约 1.5 cm，环形或长方形，剜除深度到浅肌层，切下即冲出，而后进行下一块组织的剜除。这样既能尽量保证完整结构，又有较高的剜除效率。

评分为3分的肿瘤，肌层浸润风险中等，即使浸润肌层，浸润深度可能也比较浅。为了保证尽可能完全切除肿瘤，达到“根治”的目的，建议切缘距离肿瘤约1 cm，深度达到深肌层。环形标记切除范围后，向肌层切除时，切割时间要稍长，这样才能尽量切到深肌层中间层面。当四周都到达深肌层中间平面后，用工作鞘尝试钝性推离，若阻力较大，则用激光再向深处气化到下一层，再尝试钝性推离，直到基本接近肌层外缘处则可以轻松推离，遂在该层面完全剜除所有组织。其余手术处理细节按照肿瘤大小和形态不同，参照2a、2b、2c型肿瘤的方法进行。

评分为4分的肿瘤，肿瘤肌层浸润的风险很高，但肿瘤一般还处于局部晚期没有突破膀胱壁。对于此类肿瘤第一目的是诊断明确，第二目的是做到最大限度肿瘤切除，为有意愿接受保膀胱综合治疗的MIBC患者提供治疗基础。所以对于4a型的小肿瘤，技术上能够较为简便地做到完整切除，因而我们建议对此类肿瘤参照3a型的方法进行完整切除，即切缘距离肿瘤1 cm，深度达深肌层。对于窄基底带蒂的4b型肿瘤，参照3b型肿瘤，切除较大的瘤冠后，较小的基底在基底上相对容易做到整块切除，与4a型类似，有较大机会做到肿瘤的“根治性”切除。此外，对于4a和4b型肿瘤，视肿瘤的具体部位，也可采用膀胱部分切除术已达到完全切除肿瘤的目的。

评分为5分者一般分期较晚，几乎所有都存在肌层浸润，且往往侵犯到了膀胱壁以外。对于此类，大多数情况下不太适合保留膀胱。术前应重点告知患者及家属临床分期和可选方案，如行手术，建议以明确诊断为目的进行活检或诊断性切除。而后依据病理结果和患者意愿决定后续治疗方案。

经尿道膀胱肿瘤整块切除术，手术方面最为关键的是识别切除范围和大肿瘤的切除。水平方向上距离肿瘤的切缘是容易识别而易于做到切缘阴性的。而垂直方向上在到达目的层面后，手术进行中不迷失层面是非常重要的。对于肿瘤基底面的切除，建议操作时尽量用工作件在层面间做钝性分离，有较韧的结缔组织牵连时再用能量将其切断。这个过程以钝性分离为主，才不易迷失层面，进而保证高质量切除。同时，我们建议先从两边往中间分离，再从下往上将整块掀起，这样切除效率更高。

通过我们的实践以及其他临床研究证据，我们认为该手术体系可以做到：①术前无创而准确评估患者肿瘤特点，从而把握好手术适应证并做好手术预案。②降低肿瘤组织破碎程度，减少肿瘤组织在膀胱内弥散和创面种植风险。③可获得高质量的肿瘤标本，其清晰的肿瘤、黏膜、固有层、肌层的分布层次，利于病理的准确诊断。④可以对NMIBC和部分MIBC做到了肿瘤切缘阴性。总之，促进经尿道膀胱肿瘤切除术的规范化和个体化治疗，提升了手术质量，为保留膀胱创造了最核心的条件。

第三节　MDT团队建立、专科化建设与膀胱癌保留膀胱治疗

一、膀胱癌 MDT 团队组织架构和工作流程

1. 膀胱癌 MDT 团队组织架构

膀胱癌 MDT 团队立足于为膀胱癌患者实现个体化、精准化诊疗和全程化管理为目标，团队由多学科专业且经验丰富的医疗专家构成，包括：泌尿外科、肿瘤科、放疗科、影像科、病理科、核医学科、超声科、介入科/中心、麻醉科、护理团队、营养科、康复科/中心、心理卫生中心等，共同致力于为患者提供高质量的膀胱肿瘤诊疗服务，并将个体化的治疗方案应用于每位患者，确保最佳的治疗效果。

各学科均需推荐具有高年资主治医师及以上职称、专业从事膀胱癌临床诊治和管理且具备独立诊治能力和一定学术水平的人员，加入膀胱癌 MDT 核心团队。团队应设立组长，一般由泌尿外科医师担任，具备主持和领导能力，会议组织和实施能力，以及对 MDT 团队的文化和临床决策流程熟悉。组长作为召集人定期组织团队开展讨论，并对患者的评估和讨论结果全权负责。当讨论意见出现分歧时，组长负责以投票制或其他形式决定意见的形成，最终形成一份统一的建议和方案。建议团队设立多个 MDT 秘书，负责 MDT 讨论的通知、协调、会议记录和意见整理、患者追踪管理、方案跟进等工作。

2. 膀胱癌 MDT 团队工作流程

膀胱癌 MDT 讨论流程包括：门诊接诊与预约、病情汇报和讨论、方案形成、方案实施、方案阶段评估和调整、病例总结。

泌尿外科和肿瘤内科常作为膀胱癌患者首诊科室，承担门诊接诊中的主要工作，因此需要相应医师具有丰富的临床诊治经验，准备识别患者的病症并开具相应的检查，由首诊医师提请 MDT 讨论。患者可通过 MDT 秘书或门诊 MDT 讨论挂号窗口预约，由 MDT 秘书统一协调安排讨论时间。MDT 讨论前，患者应尽可能完成必要的实验室检查、影像学检查、膀胱镜以及病理检

查。MDT秘书根据协调安排的时间，提前通过邮件、工作微信群、MDT信息系统等方式，将会议时间、地点、讨论患者的大致情况，以及讨论需求发送给各位成员。MDT讨论当天，由MDT秘书组织汇报患者病史，提请会诊医师和相关接诊医师补充完善患者诊治过程中的具体情况。影像科、病理科、核医学科、超声科等医师现场分析相关检查资料，提出各自诊断意见，并解答其他临床科室医师的疑问。泌尿外科、肿瘤科、放疗科医师根据患者个体情况、辅助检查结果和上述医师的诊断意见，提出各自学科的治疗策略，分析保膀胱治疗的可能性、预期疗效、可能的并发症和风险，以及进一步需完善的相关检查。MDT组长最后根据讨论意见，结合患者个体情况，最终形成和确定统一的保膀胱综合治疗方案，并根据方案将相关工作进行整体部署，患者根据MDT的综合诊疗方案绿色通道进入序贯的诊疗流程，并由MDT秘书负责方案的跟进和协调安排。泌尿外科根据患者膀胱肿瘤情况评估是否需要再次TURBT或者膀胱部分切除治疗，接下来肿瘤科便是方案实施过程中主要的科室。在保膀胱治疗过程中需要肿瘤科医生对治疗效果进行阶段性评估，或治疗中发现疾病进展或出现不良反应等情况，需要及时反馈，是管理患者和把控细节的关键环节，并根据患者的情况如有需要可再次提请MDT讨论，再次MDT成员协商对方案进行阶段性评估和调整。保膀胱MDT治疗方案实施完成后，患者仍需定期复查，由MDT组长组织团队对患者进行随访，并将随访结果向MDT成员反馈，进行病例总结。

二、多学科联合保膀胱治疗平台建设和转诊机制

随着信息技术的发展，中国泌尿肿瘤MDT会诊平台（mdt. urocancer. org）已经上线，可实现为全国的泌尿肿瘤患者进行MDT线上会诊服务。借助该MDT会诊平台，全国的膀胱癌患者可在本地医疗机构提请国内专业的膀胱癌MDT团队进行会诊，各区域诊疗中心机构也可通过该平台承接或申请保膀胱MDT会诊服务。该平台将保膀胱MDT会诊服务模式从院内复制到全国，使广大膀胱癌保膀胱患者能够及时接受到国内顶级专家的MDT会诊服务，有利于改善我国区域间医疗水平不平衡的问题，全面提高我国膀胱癌患者的保膀胱诊疗的水平。

保膀胱治疗方案的制定固然重要，一个专业的MDT团队具体实施和执行方案并动态反馈和调整方案对于保膀胱的成功同样也十分重要。由于各级医疗机构的医疗水平存在较大差距，即使有合适的保膀胱患者以及顶级专家的

MDT 会诊服务，医疗水平和缺乏专业的 MDT 团队也极大地限制了保膀胱的成功率，甚至无法实施保膀胱治疗。因此，为了更好地服务全国范围内的膀胱癌保膀胱患者，在不断提高各地区专科医疗技术水平和逐步建立 MDT 团队的同时，制定合理的转诊制度，经过 MDT 会诊的患者可通过绿色通道，到就近的具有保膀胱治疗能力的医疗中心进行进一步诊治，对于提高保膀胱率具有重要意义。MDT 团队信息平台的建设可以推送膀胱肿瘤相关知识，引起有保膀胱治疗需求的患者的注意，同时以官方信息的推送方式正确普及患者相关知识，可以加强患者对保膀胱治疗的认知，提高患者的依从性，引导患者寻找恰当的就诊路径，及时得到有效的保膀胱治疗方案。

三、多学科联合保膀胱治疗工作内容

膀胱肿瘤个体化治疗多学科团队的专家密切合作，通过定期的讨论会议和交流，共同制定最佳的治疗方案，并为每位患者提供全面、妥帖的治疗和护理。MDT 团队的目标是提供最优质的医疗服务，改善患者的生活质量，并为膀胱肿瘤的治疗做出重要贡献。涉及的工作流程包括：MDT 接诊机制建立，MDT 预约和完善检查，内外科联动及辅助科室分工协作分析病情，个体化精准治疗方案的决策制定，效果评价、不良反应管理和患者心理疏导，MDT 随访及方案调整。

1. MDT 预约和完善检查

对网上预约、转诊或者线下就诊的 MDT 患者，初诊 MDT 团队成员实行首诊负责制，初步评估患者的病情及就诊目的、治疗意愿，筛选出有意向的保膀胱治疗的患者，建立相关初诊病历，提请 MDT 会诊。对于有保膀胱治疗医院的膀胱癌患者，全面准确的病理和临床分期对于精准评估患者的病情、治疗策略和预后判断十分重要。对于就诊患者，在预约 MDT 的基础上，也要根据患者的自身情况安排相关的检查，包括胸腹部 CT、膀胱 MRI、超声以及尿液脱落细胞学检查，最重要的是由有经验的 MDT 外科成员完成膀胱镜检查和（或）TURBT，从膀胱镜的视角评估肿瘤的生长特点，膀胱累积范围，以及明确肿瘤的病理和分期分级；同时根据患者有无心肺脑等系统合并症，安排相应的心脏彩超、肺功能检查，以及根据前期胸腹部 CT 检查结果合理安排是否需要进一步检查。PET-CT 对于明确病灶的范围、肿大的淋巴结性质有进一步提示意义。在进行 MDT 会诊前，要全面收集到患者膀胱肿瘤病理类型、肿瘤临床分期、有无淋巴结转移及远处转移等信息，以及患者心脏功能、肝肾功能及骨髓造血功能等特点。

2. 内外科联动及辅助科室分工协作分析病情

待患者的病理类型、临床分期和合并症等信息收集完善后，可以进入 MDT 就诊讨论环节。在这个环节上，内科、外科和放疗科等医生互动，深入讨论患者病情，病理科、影像科、超声科、核医学科医师根据患者的相关资料分析给出各自诊断。最后由资深的 MDT 成员，总结患者的疾病特征，分析患者是否属于合适保膀胱治疗的人群，如果非合适保膀胱治疗人群是否可以通过内科、外科及放疗科的协作优化患者的保膀胱治疗的自身条件，转化为理想保膀胱治疗人群，最终有无实现长期保留膀胱生存的可能。

3. 个体化精准治疗方案的决策制定

根据患者目前的条件和既往手术或检查的结果，由泌尿外科医师进行最大限度地 TURBT 或评估再次 TURBT 或者膀胱部分切除治疗的必要性，肿瘤内科医师评估患者是否需要化疗、免疫治疗或者其他方式的全身治疗以及潜在的治疗风险和对策，肿瘤放疗医师评估放射治疗的适应证及时机。经过有经验的 MDT 成员的共同讨论，根据患者目前的状态和治疗的目的，制定出最终保膀胱治疗的策略，并评估方案的预期疗效、不良反应及相关费用。综合治疗的方法、有效性及优缺点详见本章第一至第三节。MDT 组长最后与患者及家属沟通方案，签署知情同意并根据方案将相关工作进行整体部署，患者根据 MDT 的综合诊疗方案绿色通道进入序贯的诊疗流程。方案实施不同的治疗阶段由泌尿外科外科、肿瘤内科、放疗科医生专人负责，体现了 MDT 个体化精准治疗方案的决策制定和精准实施。

4. 效果评价、不良反应管理和患者心理疏导

保膀胱治疗是一个循序渐进的过程，后期治疗决策的选择与前期治疗效果息息相关，因此保膀胱治疗过程中专业的效果评价是关键，需要根据治疗进度，安排胸腹部 CT、膀胱 MRI 甚至 PET-CT 等进行影像学评价，并由影像科、超声科和核医学科老师分析患者治疗前后的影像学特征进行影像学疗效评估。此外，治疗过程中多次的 TURBT 及活检对疗效的评估也具有重要意义。治疗过程中，由前期行 TURBT 的泌尿外科医生进行多次的 TURBT，或足够深度的多点活检，从内镜下对膀胱整体和局部进行观察，结合包括尿液脱落细胞学在内的病理结果对治疗疗效进行病理评估。治疗过程中，MDT 秘书组织专门的人员随访并记录患者在不同的治疗阶段的治疗反应，并及时进行疗效反馈。同时，接诊医师在对患者进行治疗中，若发现不良反应则及时对症处理，若发生严重不良反应需要停止治疗，则需在 MDT 成员医师指导下进行，且患者在停止治疗并复查后，重新提请 MDT 讨论。若患者的情况仍适合进行保膀胱综合治疗，则讨论后进行方案调整；若患者基本情况不支持继续接受其他综合治疗，则根据患者能否耐受手术，建议转为根治性手术切除或内科姑息性治疗。在接受了综合治疗过程中若接诊医师发现患者出现疾病进展，则应及时提请 MDT 讨论，同样根据患者能否耐受手术，建议转为根治性手术切除或姑息性治疗。保膀胱治疗是一个长期且复杂的过程，患者需要长时间反复多次地进行住院或门诊治疗，且在治疗过程中患者经常因为治疗副作用产生身体不适反应，如恶心、呕吐、腹部疼痛、尿频尿急、免疫性心肌炎、免疫性肝炎等等。这些不良反应除了导致躯体的症状以外，对患者造成的心理压力也不容忽视。同时，多数患者对于罹患癌症已经具有较大的心理压力，加之治疗的不良反应带来的压力，患者的情绪状况不容乐观，使得患者很难坚持完成全部的治疗而中途选择放弃治疗，即便已经取得了比较好的保膀胱治疗效果。因此在治疗过程中患者的心理疏导也是需要关注的方面。对患者产生的不适情绪，除了主管或者接诊的 MDT 成员医师应予以及时疏导和处理以外，MDT 团队中心理卫生中心医生的介入，可能极大地提高患者对于保膀胱治疗的信心，帮助患者顺利完成保膀胱治疗。

5. MDT 随访及方案调整

对于接受过保膀胱治疗的患者均需要一个长期的密切随访过程。对于达到 CR 的接受 TMT 保膀胱的患者总体的复发率为 26%～43%，治疗后 5 年内复发的概率为 82%，30%的患者以局部复发为主，中位的复发时间约为 2 年；淋巴结转移率为 12%～15%，远处转移率为 31%～35%。MDT 成员根据患者的个体特点制定相应的随访制度。告知患者随访强度，做好相关的健康宣教。在随访过程中注意监测患者急性或者慢性的毒副反应，根据不良反应及随访结果，应做出及时的应对措施，必要时提出再次 MDT 讨论，根据患者的情况调整治疗的决策，做到及时解决问题，不延误病情。

四、膀胱癌 MDT 团队发展与展望

膀胱癌 MDT 团队以为患者制定完整的综合诊治方案使患者最大获益为主要目标，因此膀胱癌 MDT 团队的业务能力决定了保膀胱综合治疗的效果。MDT 团队业务能力与团队的发展、人才培养、理论学习等息息相关，具体来说包括：开展 MDT 大讲堂及实践、病历总结及经验分享；各学科年轻医生加入；理论知识培训；国际/国内会议交流；开展个体化精准治疗临床研究；教

学相长、开展肿瘤患者健康教育。

1. MDT 大讲堂及实践

以中国医生科学院肿瘤医院深圳为例，全院各学科均有组织各亚专业的 MDT 团队，医院每月定期会组织不同的 MDT 团队，选取一些典型或不典型的、具有教育意义的病例在全院开展 MDT 大讲堂和现场 MDT 实践，一方面加强了理论知识学习和实践演练，更重要的是给大家展示了 MDT 讨论的作用以及如何开展 MDT 讨论。在全院起到示范、检阅、引领的作用，所有的 MDT 团队相互学习各团队的优点，整体提高全院 MDT 团队的业务水平和管理能力。

2. 病历总结，分享经验

对随访的有典型代表意义的 MDT 诊疗的病历要不定期在 MDT 会议上进行归纳总结，向 MDT 成员反馈患者的治疗效果及不良反应，分享病历的成功之处及总结需要改进的地方，让患者获益，最终以促进 MDT 团队能力的持续进步和稳定发展。

3. 理论知识培训

理论的学习是提高义务能力的基础，尤其是注重年轻医生的培养。定期开展高级培训班，邀请资深 MDT 成员讲解专业领域的基础及进展，普及 MDT 各专业的基础知识，夯实 MDT 成员的整体业务能力。膀胱癌 MDT 团队定期给 MDT 成员以及预备年轻医师开展多学科知识普及和培训，包括影像科医师可针对性给 MDT 成员培训和普及膀胱癌 MRI 的影像学特点及鉴别诊断，病理科医师可给 MDT 成员培训膀胱肿瘤的病理分类、特点，肿瘤科医师可培训膀胱癌化疗临床实践及管理，膀胱癌放疗相关知识，等等。同时膀胱癌 MDT 团队定期组织全体成员对泌尿肿瘤领域新进展进行学习，对 ASCO-GU/EAU/AUA/ESMO 等国际重要泌尿肿瘤会议进行反复精读和讲解。

4. 国际/国内会议交流

膀胱癌 MDT 团队每年组织成员积极参加 ASCO、ESMO、EUA 等国际大会，并积极在会议上代表 MDT 团队做大会发言；同时也积极通过向优秀的 MDT 团队学习，开展泌尿肿瘤 MDT “大讲堂”，提升整体的学术地位和影响力。

5. 开展个体化精准治疗临床研究

MDT 团队成员积极开展以患者为中心的个体化精准治疗的临床研究，MDT 团队成员相互协作，开展多学科交流与融合，促进临床科研能力的提升和科研成果的产出，促进 MDT 人才的培养。

6. 教学相长、开展肿瘤患者健康教育

将学习交流及科研产出的结果通过公众号平台向广大膀胱肿瘤患者推广，在开展肿瘤患者健康教育的同时，也提高了肿瘤患者对医生和 MDT 团队的信任感及依从性，加强了患者对自身疾病的认识以及对目前保膀胱进展的认知；通过这种教学相长的全程管理的模式，最终提高保膀胱治疗的成功率。

7. 建立 MDT 的评价和激励机制

当前，MDT 团队的构建基础是基于各学科医师成员的热爱、责任感和情怀。各成员医师均是在自己繁忙的临床工作之余，牺牲自己的休息时间来参加 MDT 讨论且无任何的绩效或者非常微薄的奖励，绝大部分工作属于公益性质。因此，对于 MDT 团队的评价和激励机制应当与其他医疗服务不同，例如以接受 MDT 治疗的患者的总体临床预后与未接受 MDT 治疗的患者进行对比，作为评价 MDT 团队的考核评价指标，并从医院及科室层面，对于 MDT 成员的付出酌情予以一定的政策上或绩效上的倾斜。从报告数据看，MDT 治疗均能从各方面提高患者的临床预后，因此制定合适的评价和激励机制，对于 MDT 团队的发展具有一定的意义。

8. 展望

MDT 诊疗是保膀胱治疗的最佳诊疗模式，得到了国际国内指南共识的一致认同。通过建立高品质、及时的专家召集讨论协商模式，可以充分整合利用医疗资源，依靠多学科队伍，以患者为中心，实现保膀胱“一站式”服务，同时能改善患者就医体验，控制诊疗费用，便民利民，是实现高质量保膀胱治疗的重要举措。

参考文献

[1] Choudhury A, Porta N, Hall E, et al. Hypofractionated radiotherapy in locally advanced bladder cancer: an individual patient data meta-analysis of the BC2001 and BCON trials[J]. Lancet Oncol, 2021, 22(2): 246-255. DOI: 10.1016/s1470-2045(20)30607-0.

[2] Choudhury A, Swindell R, Logue J P, et al. Phase Ⅱ study of conformal hypofractionated radiotherapy with concurrent gemcitabine in muscle-invasive bladder cancer[J]. J Clin Oncol, 2011, 29(6): 733-738. DOI: 10.1200/jco.2010.31.5721.

[3] Coen J J, Zhang P, Saylor P J, et al. Bladder Preservation With Twice-a-Day Radiation Plus Fluorouracil/Cisplatin or Once Daily Radiation Plus Gemcitabine for Muscle-Invasive Bladder Cancer: NRG/RTOG 0712-A Randomized Phase Ⅱ Trial[J]. J Clin Oncol, 2019, 37(1): 44-51. DOI: 10.1200/jco.18.00537.

[4] Coppin C M, Gospodarowicz M K, James K, et al. Improved local control of invasive bladder

cancer by concurrent cisplatin and preoperative or definitive radiation. The National Cancer Institute of Canada Clinical Trials Group[J].J Clin Oncol,1996,14(11):2901-2907. DOI:10. 1200/jco. 1996. 14. 11. 2901.

[5] Efstathiou J A,Spiegel D Y,Shipley W U,et al. Long-term outcomes of selective bladder preservation by combined-modality therapy for invasive bladder cancer:the MGH experience [J].Eur Urol,2012,61(4):705-711. DOI:10. 1016/j. eururo. 2011. 11. 010.

[6] Eswara J R,Efstathiou J A,Heney N M,et al. Complications and long-term results of salvage cystectomy after failed bladder sparing therapy for muscle invasive bladder cancer [J].J Urol,2012,187(2):463-468. DOI:10. 1016/j. juro. 2011. 09. 159.

[7] Giacalone N J,Shipley W U,Clayman R H,et al. Long-term Outcomes After Bladder-preserving Tri-modality Therapy for Patients with Muscle-invasive Bladder Cancer:An Updated Analysis of the Massachusetts General Hospital Experience[J].Eur Urol,2017,71(6):952-960. DOI:10. 1016/j. eururo. 2016. 12. 020.

[8] Hall E,Hussain S A,Porta N,et al. Chemoradiotherapy in Muscle-invasive Bladder Cancer: 10-yr Follow-up of the Phase 3 Randomised Controlled BC2001 Trial[J].Eur Urol,2022,82 (3):273-279. DOI:10. 1016/j. eururo. 2022. 04. 017.

[9] Hoskin P J,Rojas A M,Bentzen S M,et al. Radiotherapy with concurrent carbogen and nicotinamide in bladder carcinoma [J]. J Clin Oncol, 2010, 28 (33): 4912-4918. DOI: 10. 1200/jco. 2010. 28. 4950.

[10] Hu H,Zhou M,Yang B,et al. A Systematic Review on the Role of Repeat Transurethral Resection after Initial en Bloc Resection for Non-Muscle Invasive Bladder Cancer[J].J Clin Med,2022,11(17). DOI:10. 3390/jcm11175049.

[11] James N D,Hussain S A,Hall E,et al. Radiotherapy with or without chemotherapy in muscle-invasive bladder cancer[J].N Engl J Med,2012,366(16):1477-1488. DOI:10. 1056/NEJMoa1106106.

[12] Kaufman D S,Winter K A,Shipley W U,et al. The initial results in muscle-invading bladder cancer of RTOG 95-06:phase I/Ⅱ trial of transurethral surgery plus radiation therapy with concurrent cisplatin and 5-fluorouracil followed by selective bladder preservation or cystectomy depending on the initial response[J].Oncologist,2000,5(6):471-476. DOI:10. 1634/theoncologist. 5-6-471.

[13] Khalil M I,Alliston J T,Bauer-Erickson J J,et al. Organ-sparing procedures in GU cancer: part 3-organ-sparing procedures in urothelial cancer of upper tract,bladder and urethra[J]. Int Urol Nephrol,2019,51(11):1903-1911. DOI:10. 1007/s11255-019-02232-z.

[14] Korpics M C,Block A M,Martin B,et al. Concurrent chemotherapy is associated with improved survival in elderly patients with bladder cancer undergoing radiotherapy[J].Cancer, 2017,123(18):3524-3531. DOI:10. 1002/cncr. 30719.

[15] Krasnow R E,Drumm M,Roberts H J,et al. Clinical Outcomes of Patients with Histologic

Variants of Urothelial Cancer Treated with Trimodality Bladder-sparing Therapy[J].Eur Urol,2017,72(1):54-60. DOI:10. 1016/j. eururo. 2016. 12. 002.

[16] Kulkarni G S,Hermanns T,Wei Y,et al. Propensity Score Analysis of Radical Cystectomy Versus Bladder-Sparing Trimodal Therapy in the Setting of a Multidisciplinary Bladder Cancer Clinic[J].J Clin Oncol,2017,35(20):2299-2305. DOI:10. 1200/jco. 2016. 69. 2327.

[17] Mak K S,Smith A B,Eidelman A,et al. Quality of Life in Long-term Survivors of Muscle-Invasive Bladder Cancer[J]. Int J Radiat Oncol Biol Phys, 2016, 96(5): 1028-1036. DOI: 10. 1016/j. ijrobp. 2016. 08. 023.

[18] Mak R H,Hunt D,Shipley W U,et al. Long-term outcomes in patients with muscle-invasive bladder cancer after selective bladder-preserving combined-modality therapy: a pooled analysis of Radiation Therapy Oncology Group protocols 8802,8903,9506,9706,9906,and 0233[J].J Clin Oncol,2014,32(34):3801-3809. DOI:10. 1200/jco. 2014. 57. 5548.

[19] Michaelson M D,Hu C,Pham H T,et al. A Phase 1/2 Trial of a Combination of Paclitaxel and Trastuzumab With Daily Irradiation or Paclitaxel Alone With Daily Irradiation After Transurethral Surgery for Noncystectomy Candidates With Muscle-Invasive Bladder Cancer (Trial NRG Oncology RTOG 0524)[J].Int J Radiat Oncol Biol Phys,2017,97(5):995-1001. DOI:10. 1016/j. ijrobp. 2016. 12. 018.

[20] Mignot F,Fabiano E,Xylinas E,et al. Clinical outcomes of adapted hypofractionated radiotherapy for bladder cancer in elderly patients[J]. BJU Int, 2023, 132(1): 56-64. DOI: 10. 1111/bju. 15983.

[21] Mitin T,Hunt D,Shipley W U,et al. Transurethral surgery and twice-daily radiation plus paclitaxel-cisplatin or fluorouracil-cisplatin with selective bladder preservation and adjuvant chemotherapy for patients with muscle invasive bladder cancer (RTOG 0233):a randomised multicentre phase 2 trial[J].Lancet Oncol,2013,14(9):863-872. DOI:10. 1016/s1470-2045(13)70255-9.

[22] Mori K,D'Andrea D,Enikeev D V,et al. En bloc resection for nonmuscle invasive bladder cancer: review of the recent literature[J]. Curr Opin Urol, 2020, 30(1): 41-47. DOI: 10. 1097/mou. 0000000000000697.

[23] Munro N P,Sundaram S K,Weston P M,et al. A 10-year retrospective review of a nonrandomized cohort of 458 patients undergoing radical radiotherapy or cystectomy in Yorkshire, UK[J].Int J Radiat Oncol Biol Phys,2010,77(1):119-124. DOI:10. 1016/j. ijrobp. 2009. 04. 050.

[24] Panebianco V,Narumi Y,Altun E,et al. Multiparametric Magnetic Resonance Imaging for Bladder Cancer:Development of VI-RADS (Vesical Imaging-Reporting And Data System)[J].Eur Urol,2018,74(3):294-306. DOI:10. 1016/j. eururo. 2018. 04. 029.

[25] Ploussard G,Daneshmand S,Efstathiou J A,et al. Critical analysis of bladder sparing with trimodal therapy in muscle-invasive bladder cancer:a systematic review[J].Eur Urol,2014,66(1):120-137. DOI:10. 1016/j. eururo. 2014. 02. 038.

[26] Quilty P M, Duncan W. Primary radical radiotherapy for T3 transitional cell cancer of the bladder: an analysis of survival and control[J]. Int J Radiat Oncol Biol Phys, 1986, 12(6): 853-860. DOI: 10. 1016/0360-3016(86)90376-7.

[27] Ramani V A, Maddineni S B, Grey B R, et al. Differential complication rates following radical cystectomy in the irradiated and nonirradiated pelvis[J]. Eur Urol, 2010, 57(6): 1058-1063. DOI: 10. 1016/j. eururo. 2009. 12. 002.

[28] Sell A, Jakobsen A, Nerstrøm B, et al. Treatment of advanced bladder cancer category T2 T3 and T4a. A randomized multicenter study of preoperative irradiation and cystectomy versus radical irradiation and early salvage cystectomy for residual tumor. DAVECA protocol 8201. Danish Vesical Cancer Group[J]. Scand J Urol Nephrol Suppl, 1991, 138(193-201.

[29] Shipley W U, Rose M A, Perrone T L, et al. Full-dose irradiation for patients with invasive bladder carcinoma: clinical and histological factors prognostic of improved survival[J]. J Urol, 1985, 134(4): 679-683. DOI: 10. 1016/s0022-5347(17)47381-2.

[30] Teoh J Y, D'Andrea D, Gallioli A, et al. En bloc resection of bladder tumour: the rebirth of past through reminiscence[J]. World J Urol, 2023, 41(10): 2599-2606. DOI: 10. 1007/s00345-023-04547-0.

[31] Teoh J Y, MacLennan S, Chan V W, et al. An International Collaborative Consensus Statement on En Bloc Resection of Bladder Tumour Incorporating Two Systematic Reviews, a Two-round Delphi Survey, and a Consensus Meeting[J]. Eur Urol, 2020, 78(4): 546-569. DOI: 10. 1016/j. eururo. 2020. 04. 059.

[32] Territo A, Bevilacqua G, Meneghetti I, et al. En bloc resection of bladder tumors: indications, techniques, and future directions[J]. Curr Opin Urol, 2020, 30(3): 421-427. DOI: 10. 1097/mou. 0000000000000737.

[33] Wen F, Lin T, Zhang P, et al. A phase 2, open-label study of neoadjuvant chemotherapy plus tislelizumab followed by radiotherapy-based, bladder-preserving treatment for high risk/locally advanced muscle invasive urothelial bladder cancer (HOPE-02)[J]. J Clin Oncol, 2023, 41(516-516. DOI: 10. 1200/JCO. 2023. 41. 6_suppl. 516.

[34] Witjes J A, Bruins H M, Cathomas R, et al. European Association of Urology Guidelines on Muscle-invasive and Metastatic Bladder Cancer: Summary of the 2020 Guidelines[J]. Eur Urol, 2021, 79(1): 82-104. DOI: 10. 1016/j. eururo. 2020. 03. 055.

[35] Yanagisawa T, Mori K, Motlagh R S, et al. En Bloc Resection for Bladder Tumors: An Updated Systematic Review and Meta-Analysis of Its Differential Effect on Safety, Recurrence and Histopathology[J]. J Urol, 2022, 207(4): 754-768. DOI: 10. 1097/ju. 0000000000002444.

[36] Zhou M, Yang B, Zhou S, et al. Will repeat resection after initial transurethral en bloc resection benefit patients with high-risk non-muscle-invasive bladder cancer? A propensity score matching analysis[J]. J Cancer Res Clin Oncol, 2023, 149(9): 5861-5869. DOI: 10. 1007/s00432-022-04564-3.

[37] 胡恒龙，李博亚，刘征，等. 基于 VI-RADS 的个体化经尿道膀胱肿瘤整块切除术的初步应用经验[J].中华泌尿外科杂志，2021，42(3)：5.

[38] 胡恒龙，李博亚，孟晓岩，等. 膀胱影像报告和数据系统对肌层浸润性膀胱癌的预测价值研究[J].中华泌尿外科杂志，2019，40(7)：4.

[39] 胡恒龙，刘征，孟晓岩，等. 经尿道膀胱肿瘤整块切除术治疗大体积非肌层浸润性膀胱癌的手术策略及初步经验[J].临床泌尿外科杂志，2023，05 vo 38)：327-331. DOI：10.13201/j. issn. 1001-1420. 2023. 05. 003.

[40] 黄健. 中国泌尿外科和男科疾病诊断治疗指南(2019 版)[M].北京：科学出版社，2020.

[41] 王良，刘征. 泌尿外科医生需要知道的膀胱癌磁共振成像和 VI-RADS 评分[J].现代泌尿生殖肿瘤杂志，2020，12(6)：3.

[42] 中华医学会泌尿外科学分会，中国膀胱癌联盟. 非肌层浸润性膀胱癌二次电切中国专家共识[J].中华泌尿外科杂志，2017，38(08)：561-563.

(张文珏　胡恒龙　胡志全　刘　征　张　朋)

第九章　膀胱癌保留膀胱治疗模式探索

第一节　激光手术用于膀胱癌保留膀胱治疗

激光技术在医学领域发挥着重要作用，参与着包括泌尿外科、眼科、皮肤科等专科的临床实践。在泌尿外科，由于微创技术的发展和需要，激光也作为一个有效的工具得到了广泛的运用。近年来，随着激光手术的发展和保膀胱治疗理念的深入，激光手术用于保膀胱治疗的临床实践不断增加，并且这些实践所产生的循证医学证据显示了激光手术用于保膀胱的优越性，使得激光手术在膀胱恶性肿瘤的保膀胱综合治疗中占据了一席之地。

一、激光手术的原理及优势

激光手术的发展在本书第二章第二节部分已有介绍。简而言之，到 20 世纪 80 年代，美国食品药品监督管理局就批准了钕激光和绿激光等在泌尿外科中的使用。至此，激光手术在泌尿外科开始得到广泛运用。

激光作用于生物组织主要表现为光热效应，光机械效应和光化学效应。光热效应在临床使用最多，组织的消融、切割、止血均是利用其光热效应。在激光作用下，生物组织表面温度逐渐升高，最终不同温度使组织发生水肿，蛋白凝固，乃至于气化等变化，从而实现组织的止血及切割等功能。

由于激光切割时同时伴有凝固效果，良好的止血性能使其受到青睐，因此被较为广泛地运用于外科手术中。激光手术的精准切割使得损伤减小，在手术安全性上具有优势。

激光的生物效应主要由激光光束本身的强弱以及相应的吸收介质对激光的吸收系数所决定。而目前外科手术所用的激光如钬激光和铥激光多数是以水为吸收介质，由于组织中含水量较为丰富，这使得激光对于组织的穿透效应小，损伤也相应较小。绿激光则以血红蛋白为吸收介质，这使得水吸收热量少，组织间的热传递更弱，且能够发挥更好的止血效果。

更精准的切割及更小的损伤使得激光手术在保留功能手术及功能重建等操

作中更有优势。在一些有特殊要求的手术中，激光手术的精准切割性能也能发挥出优势，如非肌层浸润性膀胱癌（non-muscle-invasive bladder cancer，NMIBC）手术中肌层的获取更方便，膀胱穿孔的风险也更减小。

激光的另一优势在于其优秀的止血性能。电切手术中，切割与止血往往使用的是不同的工作功率，在有明显出血时需要转换功率后分别进行切割和凝固。不同于电切手术切割与止血相分离的模式，由于激光与组织的相互作用原理不同，激光在气化或者切割后，会在创面形成一层凝固层，可以发挥良好的止血效果。切割与止血同步一方面使得手术视野也更加干净清晰，便于手术操作，此外也可以减少手术时间，降低麻醉相关风险。而且由于凝固层存在，术后的出血也相应减少，术后冲洗等的需求及时长也有减少，也可以降低再次手术进行止血的风险。

膀胱癌手术中，电切环容易对电切组织造成灼伤，导致病理样本质量不合格，即使是使用双极电极也难以克服此缺点。激光手术的热损伤相对较小，标本的质量可以更符合要求。

另一方面，NMIBC 手术中常因电流引发闭孔神经反射，容易造成膀胱穿孔等严重手术并发症，而激光手术则可以完美地避免此类事件发生。而且，电切由于导电性的原因，含有离子的冲洗液无法采用，只能使用含有甘露醇等成分的冲洗液。激光手术中则没有特殊要求，冲洗只需使用生理盐水即可，降低了发生经尿道电切综合征的风险。此外，由于激光可通过软光纤传输，可以在减少损伤的同时获得更完整的视野。同时光纤可重复使用，且石英光纤成本不高，手术的成本也可以大大降低。这些优点为激光手术的推广奠定了坚实的基础。

二、膀胱癌常用手术激光的类型

激光技术发展至今，其种类已非常丰富。其具体分类及原理在本书第二章第二节部分已有介绍。下面对目前膀胱癌手术治疗中最为常用的几种激光进行简单的介绍。

钕激光波长在血红蛋白和水的吸收峰之外，因此临床上穿透深度可达到 5～6 mm。早在 1983 年，Watson 等人使用脉冲 Nd：YAG 激光尝试了碎石，之后 Nd：YAG 激光也在膀胱癌中得到了使用。但是 Nd：YAG 激光的能量利用效率极低，90％的能量以无用的热能方式散发了，又加之组织穿透深度过大，安全性不佳，现已逐渐被其他新型的激光所取代。绿激光是 Nd：YAG 激光的衍生产品。通过增加晶体转换的步骤，1064 nm 波长的 Nd：YAG 激光可被转换为 532 nm 的绿激光，与血红蛋白的吸收波长接近，因此水吸收热量少，组织间的热传递更弱，止血效果较为满意，组织穿透深度约 0.8 mm，安全性相较于 Nd：YAG 激光大为改善，因此被广泛地运用于血供丰富组织如前列腺的手术中。

钬激光器是目前激光碎石的极佳工具，并在临床实践体现出良好的疗效，将结石清除率提升至 90%以上。另一方面，由于热量被水迅速吸收，因此钬激光的组织穿透深度仅 0.4 mm，且只对 0.5～1 mm 的邻近组织产生热损伤。因为穿透深度较浅，钬激光拥有更好的精确度，因此从 20 世纪 90 年代初开始，钬激光在膀胱肿瘤中也得到了广泛使用，是现今泌尿外科使用最普遍的激光工具。

铥激光则是继钬激光之后的又一代激光工具，释放波长为 1940 nm，组织穿透深度仅 0.2 mm。2004 年，夏术阶等率先将其应用于前列腺增生的手术治疗。2005 年高旭等人将铥激光膀胱肿瘤整块切除术（thulium laser en bloc resection of bladder tumor，TmLERBT）应用于 NMIBC 的治疗。不同于钬激光的脉冲释放，铥激光可作为连续激光使用，且其组织穿透深度仅 0.2 mm，具有极高的精准度、止血效果好以及平顺切割等特点。因此，铥激光很快在结石，BPH 以及 NMIBC 等治疗领域得到了使用并显示出良好的临床效果。

铥光纤激光器（TFL）是一项正在积极研究的新技术，可以替代钬：钇铝石榴石（Ho：YAG）激光器，与 Ho：YAG 激光器相比，与 TFL 有关的早期研究结果显示出许多潜在的优势。体外和离体研究强调了 TFL 利用更小的激光光纤、获得更快的结石消融速率以及在碎石术中与 Ho：YAG 激光进行测试时实现较少的反冲的能力。目前，调查 TFL 利用率的体内研究有限。然而，现有的体内结果对于激光碎石术和软组织消融看起来都很有希望。TFL 的波长可优化水中的吸收，增加石材气化，提高能源效率，并可能增强激光器的安全性。值得注意的是，大多数评估激光碎石术技术的已发表文献都是在体外环境中进行的。以前的体外碎石研究表明，TFL 可以利用比 Ho：YAG 更小的纤维，并且可以更有效地消融结石，并且具有更少的反冲性。早期的体内研究也显示了 TFL 在软组织消融中的应用结果，但关于 TFL 用于泌尿软组织手术的文献仍然有限。有必要使用随机对照试验进行进一步研究，以确定 TFL 在碎石术和软组织泌尿外科手术中的完全实用性。

三、激光手术在 NMIBC 的应用

膀胱癌是威胁全球居民的主要恶性肿瘤之一，位居美国男性恶性肿瘤发病率第 4 位，位居中国男性恶性肿瘤发病率第 7 位，在新发膀胱癌病例中，约 75%为 NMIBC。NMIBC 推荐的治疗方式是外科手术治疗，其中经尿道膀胱肿瘤电切术（transurethral resection of bladder tumor，TURB）是众多指南推荐的标准术式。但在行 TURBT 的患者中，4%～6%的患者会出现术后并发症，最常见的包括泌尿系感染及血尿。此外，在行 TURB 切除侧壁肿瘤时，高达 20%～30%的患者可能会出现闭孔神经反射，引发大腿内收肌群的剧烈收缩，甚至可能因此导致膀胱穿孔。为了克服电切术的这些缺点，泌尿外科医师引入了激光手术。与传统 TURB 相比，激光对人体组织的穿透深度很浅，故对周围组织热损伤极小，组织穿透深度小于 0.4 mm，其余热损伤深度可达 0.5～1.0 mm，组织的凝固与坏死局限于 3～4 mm。不产生电切时的闭孔神经反射，可避免膀胱穿孔等损伤，安全性高。

在激光发明不久后的 20 世纪 60 年代，Parsons 等人就使用激光在狗的膀胱中进行了手术操作以探索激光手术的适用性。到 70 年代，Staehler 等人系统性地在动物模型上探索了氩气激光和 Nd：YAG 激光对膀胱组织的切割功效和组织学改变，之后更是在 15 例患者中使用 Nd：YAG 激光进行了膀胱癌的切除。之后 Staehler 等扩大了病例数，在 39 例患者共 83 个膀胱病灶中进行了切除，充分阐明了激光手术在膀胱癌中的安全性及有效性。

继钕激光之后，钬激光作为新一代激光被得到了广泛使用。Johnson 等人使用钬激光在动物器官上做了前期研究，发现钬激光在肾脏、膀胱、前列腺手术中均显示出精准切割，止血性能优异等特点。1992 年，Johnson 在 15 个患者身上使用钬激光切除了 52 个复发的表浅型膀胱肿瘤病灶，阐明了激光切除在膀胱肿瘤治疗中的适用性和临床疗效。在钬激光之后，2005 年，铥激光开始在 NMIBC 的手术治疗中得以使用。迄今为止，钬激光、绿激光和铥激光都在 NMIBC 手术治疗中得到比较广泛的使用。无论是钬激光还是铥激光，都具有激光系统的普遍优点。由于手术中无电流产生，因此避免了闭孔神经的反射，降低了膀胱穿孔的风险。另外，由于激光优越的止血性能，术后膀胱灌洗的时间也得以缩短，同时术后留置尿管和住院时间都相应减少。

与其他肿瘤有区别的是，NMIBC 的传统手术方式 TURBT 采用的是碎片式的切除，这造成了组织病理样本质量的不足。而激光手术一方面由于切割精

准，所以更容易完成对肿瘤的整块切除（En bloc），即膀胱肿瘤整块切除术（en-bloc resection of bladder tumors，ERBT），该术式是1997年Kawada教授所提出，它不同于传统膀胱肿瘤电切术的碎片化切除，从头至尾不直接接触肿瘤，沿肿瘤周围组织切割将肿瘤完整从膀胱壁割离下来，使得标本完整，更加利于病理学分级。另外由于没有热灼伤等对样本切缘造成损坏，因此激光手术在获取包含肌层的优质病理样本方面具有一定优势。经尿道膀胱肿瘤激光整块切除术，是近年来新兴的NMIBC腔内治疗手段，是在经尿道激光切除膀胱肿瘤术式上发展而来。与传统的经尿道膀胱肿瘤电切术相比，不仅弥补了后者在闭孔神经反射、膀胱穿孔等并发症发生，焦痂形成而影响切除深度判定等方面的先天不足，而且可以早期、充分控制肿瘤基底部血管，减少术中出血、保持视野清晰从而实现“精准”切割，更重要的是，它在保持肿瘤标本及黏膜层、黏膜下层、肌层的立体层次方面表现优异，为实现“精确”的病理诊断提供了保障，近年来渐受学者关注。目前为止有关激光ERBT和传统的TURB的随机对照研究寥寥，而最终结论大都是激光ERBT具有较高的安全性。激光ERBT的手术并发症较低，相比传统电器激光，ERBT不会出现闭孔反射而导致膀胱损伤，且激光ERBT留置尿管时间较短、住院时间较短，激光ERBT因为其安全性，术后即刻灌注率较高，除此之外，有研究表明激光ERBT术前可免停抗凝药物。对于需要二次TURB的患者，首次采用激光ERBT的患者肿瘤残存风险要明显低于传统TURB的患者，这是由于激光整块切除肿瘤，解剖层次清晰，基底切除彻底，由此为其避免二次电切提供依据。在剜除肿瘤前可封闭肿瘤蒂部周围的淋巴管、血管，剜除时不压迫肿瘤从而减少或避免癌细胞的扩散，避免癌细胞种植和转移。但对于膀胱前壁肿物，激光ERBT手术时间较传统TURB要更长。

为探究浅表性膀胱癌经尿道腔内手术治疗的适应证与疗效，王东文教授等采取回顾性分析研究的方法，对124例浅表性膀胱癌患者进行分组治疗比较，其中对照组患者62例，采取尿道膀胱肿瘤电切术，实验组患者62例则采取经尿道2 μm激光切除术，比较两组的治疗时间，以及术中出血量和住院时间等，结果发现经比较两组患者均得到了较好的效果，但是，在总体治疗有效率上，实验组患者优于对照组，且手术时间较短，住院时间较短，术中出血量较少且并发症少，差异具有统计学意义，因而提出在进行现代的临床研究中，采取经尿道2 μm激光切除术，可以更好地保证治疗的安全性，并促进患者早日康复。随后，王东文教授团队进一步优化经尿道膀胱肿瘤激光切除术，对152例确诊膀胱肿瘤患者，肿瘤临床分期为Ta、T1（N0M0）期采用经尿道激光整块切除膀胱肿瘤，术前进行膀胱镜检查，明确患者肿瘤部位、数量及大小等基本情况，术中采用激光在距离肿瘤基底 1.0 cm 处对肿瘤进行整块切除，切至膀胱深肌层或者浆膜层，对术中出血、手术时间、膀胱冲洗时间、尿管留置时间、并发症及肿瘤复发率进行评估，结果显示手术时间 5～30 min，平均 20 min，术中基本无出血，无膀胱穿孔，无闭孔神经反射，无膀胱内液体外渗，术后留置导尿管 1～3 d，膀胱冲洗时间 0～1 d，部分患者行膀胱冲洗，随访时间 2～36 个月，平均 17.5 个月，复发率 10.9%（14/129），激光助力经尿道膀胱肿瘤整块切除术安全、精确、有效，能提供足够完整的病理标本，对肿瘤浸润深度、切缘是否阳性进行准确评估，具有创伤小、并发症少、术后恢复快、肿瘤复发风险低等优点，是实现膀胱肿瘤腔内精准治疗的理想方法。中国医科大学附属盛京医院泌尿外科亦比较了经尿道钬激光切除术（holium laser resection of bladder tumor，HOLBT）和电切术对浅表性膀胱癌患者疗效及预后的影响，TURBT 和 HOLBT 组分别为 48、53 例，经过统计分析发现 HOLBT 组术中失血量低于 TURBT 组，留置尿管时间短于 TURBT 组。两组治疗后 TNF-α、IL-6 及 IL-10 水平均较治疗前上升，HOLBT 组治疗后 IL-10 水平高于 TURBT 组，但 TNF-α、IL-6 水平均低于 TURBT 组。两组治疗后 VEGF、FGF 水平均显著下降，HOLBT 组 VEGF、FGF 水平均低于 TURBT 组。HOLBT 组并发症总发生率低于 TURBT 组。HOLBT 与 TURBT 相比较，前者治疗浅表性膀胱癌患者围手术期指标更优，可更显著改善炎性因子水平。湖北省第三人民医院泌尿外科分析了经尿道钬激光切除术对非肌层浸润性膀胱癌患者氧化应激因子和肿瘤相关因子的影响，HOLBT、TURBT 组均为 68 例，对比发现 HOLBT 组血清 GSH-Px、SOD、IGFBP-3 水平均高于 TURBT 组，血清 MDA、IGF-Ⅰ、VEGF 水平低于 TURB 组。手术并发症发生率低于 TURBT 组。提示了 HOLBT 可有效切除病灶，且创伤小，可缓解手术导致的机体氧化应激，促进分泌抑癌因子，抑制致癌因子生成，有助于 NMIBC 患者转归。

碎片式切除带来的另一个问题是肿瘤控制效果。研究也表明，TURBT 手术能导致肿瘤细胞在膀胱以及循环系统中播散，这可能是膀胱癌高复发率和高进展率的原因之一。而激光手术往往使用的 En bloc 切除方式，一般不直接切割肿瘤组织，而是将肿瘤及边缘组织整块地剜除，这一方面使得样本质量更高，利于组织病理学分级，另一方面也减少了肿瘤细胞播散的可能性。部分荟萃分析的结果提示，激光手术可能拥有更好肿瘤控制效果，但由于纳入研究质量及数量的不足等原因，结论尚需更多证据佐证及明确。在 NMIBC 的手术治疗推荐中，激光手术本身的价值在于为 En bloc 切除提供合适的工具，其是否本身优于传统的电刀以及哪种激光最为合适尚存在争议，需要将来的研究来明确各种手术工具的适用范围。

四、激光手术在肌层浸润性膀胱癌中的应用

肌层浸润性膀胱癌（muscle-invasive bladder cancer，MIBC）按照指南是需要行根治手术的，但手术范围较大涉及膀胱、前列腺、精囊、部分输尿管、盆腔淋巴结等，回肠膀胱术和原位膀胱术还需破坏肠道，如此的手术创伤所带来的应激反应较重，往往伴随较高的并发症发生率，因此对患者的身体精神条件要求比较严格。除此之外，MIBC 患者中有保留膀胱意愿的并不算少数，随着恶性肿瘤综合治疗手段的丰富和泌尿肿瘤医生治疗理念的变化，真实世界中有一部分患者选择了保留膀胱治疗策略，涉及 TURB、化疗、放疗、免疫治疗等等。适合保膀胱策略的肌层浸润性膀胱癌患者一般有以下特点：强烈的保留膀胱意愿、依从性好、无高危因素（如淋巴管侵犯、淋巴结转移、肿瘤直径大于 5 cm 等）。

早在 40 年前，麻省总院便提出了保留膀胱三联疗法（trimodality treatment，TMT），即 TURB＋化疗＋放疗，并用于临床，但尚无法完全取代根治性膀胱切除术（RC）的标准地位，临床上仅用于部分选择性患者。目前缺乏对比三联疗法和根治性切除的随机临床试验（randomized clinical trial，RCT），SPARE 研究因种种原因早期终止。一些回顾性研究或荟萃分析所得结果有差异。终于，2022 年 ASCO-GU 大会上，美国西奈山医院 Alexandre 教授的一项多中心队列研究，三联疗法在无转移生存方面与根治性切除相似。该研究回顾性分析了 703 例分期为 T2～T3/4aN0M0 的 MIBC 患者，其中 421 例为 RC 患者，282 例为 TMT 患者。为了比较同质队列，该分析中的所有患者均为单发肿瘤＜7 cm，无肾积水或单侧肾积水，无原位多灶癌。使用 logistic 回归估计治疗倾向评分，并将患者与置换患者进行 3∶1 匹配。协变量包括年龄、性别、临床 T 分期、肾积水、（新）辅助化疗、体重指数、吸烟史和 ECOG 状态。使用调整后的 Cox 模型估计总生存（OS）；采用调整后的竞争风险模型估计癌症特异性生存（CSS）、无远处转换以生存、无盆腔淋巴结转移生存和无转移生存（包括远处和盆腔淋巴结转移）。主要终点是无转移生存。配对队列共有 1116 例患者（834 例 RC 患者和 282 例 TMT 患者）。匹配后，RC 和 TMT 队列的年龄（71.3% vs. 71.6%）、cT2 临床分期（88% vs. 90%）、肾积

水（12% vs. 10%）和（新）辅助化疗的使用（60% vs. 65%）相似。经 TMT 治疗的 38 例患者（13%）进行了挽救性膀胱切除术。结果显示，RC 组和 TMT 组患者的 5 年无转移生存率、无远处转移生存率、无盆腔淋巴结转移生存率均无显著差异：5 年无转移生存率为 73% vs. 78%，$P=0.07$；5 年无远处转移生存率为 78% vs. 82%，$P=0.14$；5 年无盆腔淋巴结转移生存率为 96% vs. 94%，$P=0.33$。在缺乏随机试验的情况下，这项大型多中心当代匹配研究提供了迄今为止最好的证据，为选定 MIBC 患者提供了 TMT 支持。总体上，TMT 和 RC 的肿瘤学治疗结果相当，证实了 TMT 应作为一种有效的替代方案。

TMT 中 TURB 手术的首要目的是在保证安全的情况下，尽可能彻底切除肿瘤组织，其次在于评估患者是否适合保留膀胱。手术前需要通过麻醉下的双合诊，评估肿瘤的大小、范围、淋巴结状态和远处转移情况。手术中需要注意切除肿瘤的深度和范围，达到膀胱周围脂肪层，并取出足够数量和质量的活检标本。手术后需要进行二次经尿道膀胱肿瘤电切术或精确放射治疗，以确保肿瘤彻底切除。膀胱灌注化疗药物作为辅助组成部分，药物的作用是增强放射治疗的效果，并减少远处转移的风险。药物可以通过静脉给药或动脉灌注给药，也可以直接通过导管灌注到膀胱内。常用的药物有顺铂、吉西他滨、氟尿嘧啶、丝裂霉素 C 等。药物的选择、剂量、频率和周期数需要根据患者的具体情况和医生的建议而定。放射治疗是主要组成部分，放射的作用是杀灭残留的肿瘤细胞，并保护正常的膀胱组织。放射治疗一般采用体外放疗的方式，通过高能 X 线或电子线照射肿瘤和周围组织。放射治疗的剂量、分配、分期和评估需要根据患者的具体情况和医生的建议而定。TMT 主要包括两种模式：一是连续模式，即在经尿道膀胱肿瘤电切术后立即开始化学药物膀胱灌注和放射治疗，不进行二次经尿道膀胱肿瘤电切术或精确放射治疗。这种模式可以缩短治疗时间，减少复发风险，但也可能导致残留肿瘤未被彻底清除；二是分阶段模式，即在经尿道膀胱肿瘤电切术后先进行化学药物膀胱灌注，然后进行二次经尿道膀胱肿瘤电切术或精确放射治疗，再进行放射治疗。这种模式可以确保肿瘤彻底清除，但也可能延长治疗时间，增加并发症的风险。

保留膀胱综合治疗的 TURB 环节至关重要，最大程度切除膀胱肿瘤与保膀胱成功率密切相关。而激光切除膀胱肿瘤在完整切除、手术并发症、术后恢复等方面对于一些 MIBC 患者是具有优越性的。重庆医科大学附属第一医院泌尿外科团队比较了保留膀胱的综合治疗与根治性膀胱切除术治疗 T2 期肌层浸润性膀胱癌（MIBC）的临床疗效，120 例 MIBC 患者中综合治疗组 82 例采用经尿道1470激光膀胱肿瘤整块切除术联合术后规律卡介苗膀胱灌注治疗及GC方案（吉西他滨＋顺铂）化疗的综合治疗，根治组38例采用根治性全膀胱切除术并行尿流改道术。随访6～36个月，结果发现保留膀胱的综合治疗与根治性切除术对T2期MIBC治疗的肿瘤复发情况无明显差异，且前者提高了患者的生活质量，减少了手术并发症的发生，对高度选择的T2期MIBC是一种可行的治疗方案。该研究中并无应用放疗，可能由放疗资源有限性所致，若将放疗纳入综合治疗中效果可能更佳。上海市第一人民医院刘海涛教授团队指出，对于T2期的膀胱癌患者，保留膀胱综合治疗的长期生存率与膀胱癌根治手术相当。对于T2N0M0期，依从性好的肌层浸润性膀胱癌患者，在无肾积水、前列腺部尿道肿瘤、膀胱原位癌等保留膀胱不良因素的前提下，如有意愿可选择保留膀胱综合治疗。刘海涛教授团队在铥激光膀胱肿瘤整块切除术的基础上，致力于肌层浸润性膀胱癌的"保膀胱"综合治疗的创新发展，首次融入铥激光技术，开展特色创新的"保膀胱"三明治疗法（即经尿道铥激光整块切除术＋髂血管介入化疗＋局部调强放疗）应用于T2期膀胱癌患者的治疗。之所以采用髂血管介入化疗代替全身化疗，是因为它既可以提高局部的药物浓度，又减少全身化疗导致的不良反应。其每年完成"保膀胱"综合治疗50余例，为本应切除膀胱的患者实现了膀胱保留，极大提高患者术后生活质量。刘海涛教授团队前期采用铥激光整块切除术配合髂内动脉灌注化疗和膀胱放疗治疗T2膀胱癌患者并长期随访，术后4年肿瘤特异性生存率和总生存率分别为98％和96.15％，疗效显著。

对于一部分MIBC患者，膀胱部分切除术也是可选择的方法，但传统的膀胱部分切除术有赖于术中触诊及对于膀胱肿瘤位置的熟悉程度，但对于相当一部分患者，由于膀胱出口梗阻导致的膀胱壁增厚、既往TURB已切除肿瘤等因素使得术中很难能触及肿瘤，因此迫切需要新的技术手段去确认膀胱肿瘤的位置。激光技术辅助腹腔镜膀胱部分切除术应运而生，它可有效提高肿瘤完整切除率，按照经尿道膀胱肿瘤激光切除手术流程，沿肿瘤边缘5～10 mm距离以激光切开膀胱黏膜直至脂肪暴露，之后再以腹腔镜技术完整切除肿瘤。基于激光切开止血效果好、不会诱发闭孔神经反射等优越性，腹腔镜的清晰视野得以保障，另外对于侧壁肿瘤，激光可完美避开输尿管口，这大大降低了术中损伤输尿管口的风险。韩国加图立大学Kim KS教授等分析了10例接受钬激光技术辅助腹腔镜膀胱部分切除术的T2～T3的MIBC患者，0例患者出现手术并发症，术后病理显示切缘干净，随访12个月无肿瘤复发或进展，提示这种激光辅助膀胱部分切除术是安全有效的，有望提高保膀胱成功率。西安交通大学第一附属医院泌尿外科贺大林教授团队探究了绿激光辅助腹腔镜膀胱部分切除术的安全性和有效性，10 例 MIBC 患者接受了绿激光辅助腹腔镜膀胱部分切除术，0 例出现手术并发症，10 例全部切缘阴性，术后病理证实 1 例 T1、4 例 T2、5 例为 T3，随访 22 个月后 8 例患者无复发或转移，2 例出现肿瘤复发。

第二节　光动力用于膀胱癌保留膀胱治疗

一、光动力在恶性肿瘤治疗中的应用现状

（一）光动力治疗膀胱癌等恶性肿瘤的历史

光动力治疗（photodynamic therapy，PDT）已有 4000 多年的历史。最早人们发现皮肤白斑病的患者口服某含有补骨脂素成分的草药后再照日光，白斑会消失。但有关 PDT 的科学探索则始于 19 世纪中叶。直到 1907 年，Tappeiner 提出光动力（photodynamic）并证明氧是 PDT 产生毒性的关键物质，PDT 才真正发展并完善起来。直到 20 世纪 60 年代，PDT 才逐渐成为一项治疗肿瘤的新技术，随着肿瘤的光动力治疗研究的发展，逐渐被英国、美国、法国、日本、德国等不少国家批准。1976 年，Kelly 等观察了 PDT 对 5 例膀胱癌患者的治疗作用，由此展开了光动力在膀胱癌治疗中应用探索。1993 年，加拿大首先批准 Photofrin© 用于膀胱癌的治疗。1995 年，美国食品与药品管理局（Food and Drug Administration，FDA）批准 Photofrin© 用于阻滞性食管癌的治疗。中国 1981 年随即分离到 HpD，并研究它们的光动力特性。1981 年 7 月，北京同仁医院首次应用国产光敏剂成功治疗 1 例左下睑基底细胞癌患者，开创了国内 PDT 应用的先河。1981 年，也在北京成立了“北京地区 PDT 治疗协作组”。中国医学科学院肿瘤医院光动力治疗恶性肿瘤是国家“六五”“七五”科技攻关项目，共治疗各类恶性肿瘤 931 例。1997 年该项目获得了卫生部科技进步三等奖。膀胱癌光动力治疗是该课题子项目，治疗 130 余例，取得了举世瞩目的成就。但近年来由于受光敏剂的影响，国内光动力的临床研究及应用受到限制。目前世界许多国家已批准了 PDT 治疗恶性肿瘤，日本、欧洲国家、美国和中国相继批准了用 PDT 来治疗一些恶性肿瘤，如胃癌、膀胱癌、肺癌、胆管癌、脑胶质瘤等。

（二）光动力治疗恶性肿瘤的基本原理和主要机制

目前认为光敏反应生成的活性氧物质是关键。光动力治疗的基本原理是光敏剂被细胞或组织吸收后，在特定波长的激光照射下产生活性氧物质，包括单线态氧、羟基自由基、过氧化氢等，它们的共同特点是具有很强的细胞毒性。不同光敏剂产生光敏效应的途径相似，各自的光物理和光化学特性差异很大。一般有下列两种机制。I 型机制（自由基机制）：光敏剂直接与底物或溶剂发生反应生产自由基物质。其中带负电荷的自由基与氧发生电子转移作用进一步触发链反应导致大范围的氧化性损伤。Ⅱ型机制（单重态氧机制）：光敏剂三重激发态直接与氧发生能量传递反应，生成的单线态氧有高反应活性和高氧化性，进一步高效氧化生物分子，如蛋白质、不饱和脂肪酸和线粒体膜等，诱导加速肿瘤细胞的凋亡。上面两种过程相互作用、相互促进、相互转化，同时产生杀伤作用。而光动力对体内肿瘤细胞的杀伤可能有下列四种机制。

（1）PDT 对肿瘤细胞的直接杀伤作用：在 PDT 治疗肿瘤时以直接杀伤肿瘤为主，导致肿瘤细胞凋亡。其中定位于内质网和线粒体的光敏剂一般比较容易引起细胞凋亡，如 Photofrin©、原卟啉和 a-5-氨基酮戊酸（5-aminolevulinic acid，5-ALA）。弱 PDT 作用引起细胞凋亡，而强 PDT 作用直接造成细胞的迅速死亡。

（2）PDT 对间质的破坏作用：间质是肿瘤细胞生长的环境，对新生血管形成具有重要作用。PDT 对间质的破坏，由于间质中光敏剂含量很高，对防止肿瘤的残留有一定意义。

（3）PDT 对微血管的破坏：PDT 的光敏反应可造成微血管破坏，导致炎性因子释放，激活血小板及炎性细胞从而引起血管收缩、血流停滞和血细胞滞留凝集造成组织缺血、缺氧和水肿，从而杀伤肿瘤细胞。

（4）PDT 引起的抗肿瘤免疫反应。PDT 引起的炎症反应与治疗部位的免疫反应的程度密切相关。经 PDT 处理的肿瘤细胞外基质蛋白发生交联可抵抗基质金属蛋白酶降解从而阻碍癌细胞的转移。同时淋巴细胞、白细胞和巨噬细胞浸润在 PDT 诱导的炎症反应过程释放的细胞外基质降解酶中，参与多种细胞因子和炎症因子的活化，促进免疫细胞在肿瘤局部的浸润。PDT 可引起细胞毒性 T 淋巴细胞在肿瘤局部浸润增加，光照低剂量 PDT 组对肿瘤局部 CD8+CTLs 的免疫增强效应优于光照高剂量 PDT 组。有相关动物试验显示光照高能剂量 PDT 组的抑瘤效果显著高于光照低能剂量 PDT 组。

（三）光动力在膀胱癌中的应用

膀胱癌光动力治疗在膀胱癌的治疗中得到了广泛的运用，在非肌层浸润性膀胱癌患者人群中的疗效已经得到了验证。现膀胱光动力治疗主要用于传统TURBT及术后辅助化疗灌注或卡介苗灌注难以控制的非肌层浸润性膀胱癌，其中包括肿瘤弥漫性生长、合并广泛原位癌以至于无法手术切除的患者，以及手术切除后复发风险较高、需要光动力治疗延长无复发生存期的患者。

1. 光动力用于不适于手术切除的非肌层浸润性膀胱癌

最早在1986年，Benson在15例传统治疗无效、伴有广泛原位癌的膀胱癌患者中，使用第一代光敏剂静脉给药进行了光动力治疗，3月后膀胱镜及活检显示，所有原位癌均被杀灭，仅有2例患者术后仍有Ta小病灶。同年Shumaker等报告的结果也显示，在14例伴有广泛原位癌的非肌层浸润性膀胱癌患者中，光动力治疗3个月后患者病灶均消失，其中11例患者随访期未见肿瘤复发。后期多个中心使用了第一代光敏剂静脉给药后光动力治疗的方式，报道的有效率在45%～100%。其中，对于合并原位癌的非肌层浸润性膀胱癌，光动力治疗仍有50%～88%的有效率。

国内李长岭等较早尝试静脉滴注血卟啉衍生物后进行光动力治疗来消灭难治性的浅表性膀胱癌，20例患者中，19例患者一次治疗后肿瘤完全消失，仅有1例患者因肿瘤较大且多发，行2次治疗后肿瘤消失，在随访3～23个月后，20例患者仅有2例患者复发，取得了较好的长期肿瘤控制。

静脉给药存在皮肤黏膜光毒性等不良反应，限制了光动力治疗的运用。膀胱作为球形器官，灌注给药存在较大优势，因而较多中心尝试了灌注给药光动力治疗。国外多使用ALA灌注后行光动力治疗，报道的有效率在40%～75%，与静脉给药差异不大，但皮肤黏膜光毒性最大程度得以避免。

2. 光动力用于中高危非肌层浸润性膀胱癌的辅助治疗和保膀胱治疗

中高危的非肌层浸润性膀胱癌术后复发率高，需要进一步辅助治疗以降低复发风险。Nseyo等最早在标准灌注治疗后复发的患者中尝试使用光动力治疗预防术后复发，19例患者在手术切除病灶后行光动力治疗，3个月后复查膀胱镜17例（89%）患者未见复发灶，在98个月的随访后，15例（79%）患者保持长期无瘤状态，取得了良好的长期疗效。国内李长岭等较早使用了膀胱灌注血卟啉衍生物后行光动力治疗以预防复发，30例患者随诊30个月，其肿瘤复发率为23.3（7/30），无一例发生膀胱挛缩以及皮肤光毒副反应，具有良好的安全性及疗效。

目前标准术后灌注方案中，卡介苗是证据等级最高、预防复发效果最佳的灌注用药，当卡介苗耐药后，往往需要进行膀胱根治性切除。目前光动力治疗主要用于传统灌注治疗后复发或进展，尤其是卡介苗灌注无效的患者中。对于卡介苗灌注效果不佳的患者，TURBT 手术切除可见病灶后予以光动力治疗，6 个月后患者无复发率可达 67%～97%。更长期的随访结果显示，光动力治疗后 1 年无复发率在 54%～91%，2 年无复发生存率也保持在 29%～71%。文献报道 Nseyo 研究证实对于卡介苗治疗失败的难治性原位癌（CIS）患者，静脉注射血卟啉衍生物光动力治疗在 3 个月时可达到完全缓解为 58%（36 名患者中的 21 名）并且 11 名患者在超过 1 年的随访时间内无肿瘤复发。Walther 试验在卡介苗灌注治疗失败的复发性浅表性尿路上皮癌患者中，45%的患者在静脉注射血卟啉衍生物光动力治疗 3 个月时获得完全缓解，20 名患者中有 4 名患者在 23～56 个月的随访期内完全没有肿瘤复发。随后的研究开始使用第二代光敏剂 5-ALA 或 HAL 并增加膀胱内灌注给药。Stenzl 等研究显示 6 名非肌层浸润性膀胱癌患者经膀胱内灌注 5-ALA 光动力治疗后，患者中有 5 名在 10～16 个月的随访中无肿瘤复发。随后，Skyrme 等人。既往报道的 PDT 治疗非肌层浸润性膀胱癌的有效性多为小样本研究，而关于近期和远期的疗效缺少高证据等级的系统性评价。对于光动力治疗后的序贯治疗，Skyrme 等研究发现丝裂霉素 C 和 5-ALA PDT 的序贯治疗是安全的且耐受性良好的，对于治疗复发性非肌肉浸润性膀胱癌有效。在这项研究中，24 名复发性 pTa、pT1 或 CIS 患者接受了 6%～10%的 5-ALA 膀胱内灌注和 15～25 J/cm^2 的光动力治疗。PDT 后 4 个月的累计肿瘤复发人数为 0，8 个月时复发人数为 2，12 个月时复发人数为 6，18 个月时复发人数为 9，24 个月时复发人数为 11，整组患者无死亡病例报道。

二、光动力用于保膀胱治疗的适应证及禁忌证

（一）光动力用于保膀胱治疗适应证

1. 一线或二线治疗

（1）对不愿行膀胱癌根治术的膀胱原位癌患者，PDT 可用于一线治疗或 BCG 治疗失败后的二线治疗。

（2）辅助治疗：反复复发的非肌层浸润性膀胱癌经尿道膀胱肿瘤电切（TURBT）治疗后的辅助治疗。

（3）替代治疗：中高危非肌层浸润性膀胱癌卡介苗（BCG）灌注失败、无

反应或不耐受，以及反复复发的高危非肌层浸润性膀胱癌患者，如果患者不愿意接受或者不能耐受膀胱根治性切除术的保留膀胱替代治疗。

（4）肌层浸润性膀胱癌保膀胱综合治疗：肌层浸润性膀胱癌不愿意接受或者不能耐受膀胱癌根治性切除者，PDT 可作为联合化疗、免疫治疗及放疗的保膀胱综合治疗的方法之一。

（5）保膀胱治疗后的姑息对症治疗：晚期或转移性膀胱癌，如果出现严重膀胱疼痛、血尿、尿路刺激症状，不能接受手术、介入放疗，可以考虑用 PDT 对症姑息治疗。

2. 光动力用于保膀胱治疗禁忌证

（1）对光敏剂过敏者。

（2）尿道严重狭窄不能置入膀胱镜者或膀胱挛缩且容积小于 150 ml 者。

（3）严重凝血功能障碍者或伴有严重的心脑肺疾患或身体情况差不能耐受麻醉或膀胱镜检查者。

（4）有严重尿路感染者或疑有膀胱阴道瘘或者膀胱直肠瘘患者。

三、光动力用于保膀胱治疗的治疗流程及不良反应

（一）光动力治疗基本流程

1. 术前前期准备

（1）光动力室需配置专门的设备及器械如 PDT 激光肿瘤治疗仪，激光波长常用为 630 nm。光源选择一定要与治疗用的光敏剂相匹配。光动力治疗中光源的作用就是给光敏剂发生能级跃迁提供光子能量，是用来激发光敏剂的。不同的光敏剂激发效率不同，发生能级跃迁所需要的能量不同。相应的产生荧光和单态氧的量子产率不同，光漂白量子产率也不同。所以要选择合适的激发光源的波长和能量。因此，光动力治疗中光源设备的选择由所用光敏剂决定。一般情况下，光源设备的选择主要看两个参数。①波长：设备波长与光敏剂的峰值激发波长相对比，刚好匹配或覆盖光敏剂的峰值激发波长的光源设备即可用于治疗。光源设备一般会明确指出其中心波长或波长范围。光源设备的中心波长或波长范围在光敏剂激发光谱峰值两侧，如果离峰值越远，激发效果越差。②功率：光源设备的功率要求都是连续可调的，功率范围在光动力治疗建议范围内即可。1～10 W 的光源设备是比较合适的。膀胱肿瘤光动力治疗常用功率为 1.8 W。光动力治疗室在方便医师操作、保证患者得到有效治疗的原则上建立。此外建议光动力治疗室配备吸氧、吸痰装置，备有小型心电监护仪等

必要的急救设备。患者注射给药光敏剂后需及时戴墨镜、入住暗房，并注意观察病情变化情况。病房要求：病房门窗须用黑色遮光布，采用小功率乳白色灯光照明或使用小台灯。由于目前国内唯一获批应用于肿瘤治疗的光敏剂是喜泊分，作为血卟啉衍生物，在应用中最主要问题是光过敏反应。所以在治疗前应该对患者进行避光宣教，尤其是通过静脉途径给药的患者。充分告知患者避光时间及程度，而通过膀胱灌注给药的患者无需严格避光。

（2）术前检查包括实验室检查：血常规、血型、肝肾功能、电解质、凝血功能、肿瘤标志物、尿常规、大便常规、尿脱落细胞学和功能检查：B超，心电图，必要时查超声心动图及肺功能等。

2. 光敏剂药物准备

光敏剂静脉滴注给药前需进行光敏剂皮试：配浓度为 0.01 mg/ml 的血卟啉注射液，0.1 ml 皮内注射，注射区避强光，15～20 min 后观察局部反应，阴性者方可注射光敏剂。静脉滴注给药方案按照皮试阴性者按体重 2～3 mg/kg 的剂量用药。用注射器将所有药品抽取并溶于 250 ml 生理盐水中，使用避光输液器输注 1 h；（前 15 min 慢滴，观察患者有无特殊不适）。滴注过程中严密观察患者的血压脉搏，有个别患者可能出现血压偏低现象。48h 后膀胱内激光照射治疗。

因光敏剂膀胱内灌注给药术后无需避光，较少出现光敏反应，是临床常用的给药方式。治疗前将血卟啉注射液 2～3 支（50～75 mg），解冻后溶于以 40 ml生理盐水中，再经导尿管注入膀胱，保留 1～2 h 后嘱患者排空膀胱。

3. 操作步骤

（1）激光治疗仪调试：连接光纤，开机后仪器自检；检测光导纤维激光通过率，校调相应的治疗光照功率和时间；

（2）麻醉准备：可使用尿道黏膜局部浸润麻醉；不耐受患者可使用静脉麻醉或硬外麻醉。硬镜采取截石位或软镜可采取平卧位。膀胱灌注患者冲洗膀胱 2～3 次，将膀胱内的光敏剂冲洗干净。先进行膀胱镜检查，可以对光敏剂浓聚的异常黏膜予以活检 2～3 块组织送病理，再对浓聚黏膜予以电灼。将膀胱内的光敏剂冲洗干净，冲洗完成后排空膀胱。

（3）光动力治疗：激光光纤通过水封帽经膀胱镜轻柔置入膀胱内，注意拧紧水封帽以减少 PDT 治疗过程中漏液。球状光纤穿过可调式水封帽固定于膀胱镜尾端，光纤通过水封帽轻柔置入膀胱内，防止光纤在膀胱镜内接口处折断光纤，输液延长管（鲁尔接头）连接于膀胱镜进水口，另一端接 50 ml 注射器。经注射器注入 PDT 生理盐水膀胱黏膜无皱褶即可，检查光纤位置是否位于膀胱中心，适当调整光纤位置，开始激光全膀胱照射。膀胱镜进水口接延长管，注入 PDT 生理盐水 150～250 ml。(治疗体积选择可参考表 9-1)，照射时间计算公式如下：照射时间（s）＝光照剂量（$J \cdot cm^{-2}$）/输出功率（W）×膀胱内表面积（cm^2）。

表 9-1　治疗体积选择对照表

膀胱表面积 /m^2	膀胱治疗体积 /ml	光纤末端输出功率/W	光照时间 /s	光照剂量 /（$J \cdot cm^{-2}$）
104.1	100	1.8	1 156.2	20.0
110.9	110	1.8	1 232.1	20.0
117.5	120	1.8	1 305.6	20.0
123.9	130	1.8	1 377.2	20.0
130.2	140	1.8	1 447.0	20.0
136.4	150	1.8	1 515.1	20.0
142.4	160	1.8	1 581.7	20.0
148.2	170	1.8	1 646.9	20.0
154.0	180	1.8	1 710.9	20.0
159.6	190	1.8	1 773.7	20.0
165.2	200	1.8	1 835.4	20.0
170.6	210	1.8	1 896.1	20.0
176.0	220	1.8	1 955.8	20.0
181.3	230	1.8	2 014.6	20.0
186.5	240	1.8	2 072.6	20.0
191.7	250	1.8	2 129.8	20.0
196.8	260	1.8	2 186.2	20.0
201.8	270	1.8	2 241.9	20.0
206.7	280	1.8	2 296.9	20.0
211.6	290	1.8	2 351.3	20.0
216.5	300	1.8	2 405.0	20.0
221.2	310	1.8	2 458.2	20.0

续表

膀胱表面积/m²	膀胱治疗体积/ml	光纤末端输出功率/W	光照时间/s	光照剂量/(J·cm⁻²)
226.0	320	1.8	2 510.8	20.0
230.7	330	1.8	2 562.8	20.0
235.3	340	1.8	2 614.3	20.0
239.9	350	1.8	2 665.3	20.0
244.4	360	1.8	2 715.9	20.0
248.9	370	1.8	2 765.9	20.0
253.4	380	1.8	2 815.5	20.0
257.8	390	1.8	2 864.7	20.0
262.2	400	1.8	2 913.5	20.0

4. 治疗中的器械安全注意事项

由于治疗光纤具有易脆、易断及不能对折等特点，在进行操作时要注意以下几点。

(1) 光纤不能对折。光纤虽然可以 360°弯曲，但是不能对折或折叠，容易造成光的泄漏，光纤损耗增加，导致治疗剂量不稳定及光纤损害。

(2) 光纤不能直接接触膀胱黏膜组织或前列腺组织。光纤与组织直接接触会产生以下隐患：①造成组织直接损伤，因为光纤较为坚硬且尖锐，光纤与组织直接接触易造成组织损伤，出血；②造成光纤直接断裂，光纤脆弱，碰到较硬的组织或用力过度，会造成光纤断裂，致使治疗中断。最危险的是光纤断头掉入组织中，若未及时取出，造成后续医疗事故；③容易造成光纤烧蚀，当光纤端口被组织或组织液包裹时，因为组织和空气的热传导性能不同，容易产生过热，“烧糊”光纤外包层。所以与内窥镜配合使用进行膀胱腔内照射时要注意不要将光纤直接与组织接触。

(3) 光动力仪产生激光对操作医师的眼睛有危险。应避免眼睛或皮肤暴露于光束，所有激光使用的区域必须给予保护措施。特别是当激光系统工作时，建议所有人都要戴保护眼镜。不要注视正在定位的光束或直接通过光学设备观察激光射线。

(4) 不要使用可燃或易爆、可能被激光点燃的麻醉气体。避免在设备操作场所使用其他的可燃或挥发气体物质。所有使用者应该在操作激光设备之前通读并且彻底地熟悉机器的操作手册。

5. 术后护理

膀胱光动力治疗后一般无特殊不适主诉，常见的不适主诉早期为尿频、尿痛、尿急等尿路刺激不适，予以对症治疗即可。静脉注射给药治疗后由于光敏剂会扩散到全身，所以患者必采取适当避光措施，避免阳光直接照到皮肤上造成损伤。避光期长短视光敏剂的种类不同，一般在 4 周左右。患者宣教可遵循下表建议（表 9-2）。一般通过多喝水会加速光敏剂的代谢。术后严格避光 1 个月，如过早暴露于太阳等强光下，脸、手等暴露部位会出现皮肤水肿、瘙痒、红斑等光毒反应。膀胱灌注给药患者无需严格避光。

表 9-2　光敏剂应用时间对应避免具体要求

光敏剂应用时间	患者避光具体要求
第 1 天 （0～24 h）	患者第 1 天应在暗室中度过，拉上窗帘，严格避免阳光直接照射
第 2～14 天	可以逐渐恢复正常室内光线，但应避免透过窗户的阳光或室内灯光的直射。可以看电视，黄昏后也可以外出散步。白天如果必须外出，应注意遮盖所有皮肤暴露的地方，并佩戴墨镜。应穿着深色、厚实衣物，禁止穿着不能遮挡阳光的轻薄衣物。若不慎避光不严，皮肤会有烧灼或刺痛的感觉，应立即严密避光。眼睛对光线格外敏感，避光不严会感觉眼部疼痛和头痛，如果有这些问题，应佩戴墨镜
第 15～28 天	可以逐渐开始户外活动，但应在阴天外出或呆在阴凉处，并继续穿着深色厚实衣物。第 15 天起可以在室外活动 10～15 min，若在 24 h 内无皮肤光敏反应，此后可以逐渐增加白天户外活动时间，但仍应避免强光直射
28 天以后	可以逐渐恢复正常生活状态，但之前必须通过认真测试无皮肤光敏反应发生。可以将手背硬币面积大小皮肤暴露在阳光下直射 5 min，若 24 h 有皮肤光敏反应发生，继续避光 24 h，然后重复测试。如果测试没有皮肤光敏反应，可以每天逐渐增加暴露在阳光下的时间，第一次在阳光下应不超过 15 min，以后每天增加 15 min，即第二天 30 min，第三天 45 min，依此类推，如果皮肤发生光敏反应应返回前一天的户外活动时间。在此期间，严禁应用强光对眼睛测试。用药后 3 个月内应避免紫外线治疗，禁止日光浴

续表

光敏剂应用时间	患者避光具体要求
28 天以后	可以逐渐恢复正常生活状态，但之前必须通过认真测试无皮肤光敏反应发生。可以将手背硬币面积大小皮肤暴露在阳光下直射 5 min，若 24 h 有皮肤光敏反应发生，继续避光 24 h，然后重复测试。如果测试没有皮肤光敏反应，可以每天逐渐增加暴露在阳光下的时间，第一次在阳光下应不超过 15 min，以后每天增加 15 min，即第二天 30 min，第三天 45 min，依此类推，如果皮肤发生光敏反应应返回前一天的户外活动时间。在此期间，严禁应用强光对眼睛测试。用药后 3 个月内应避免紫外线治疗，禁止日光浴

6. 疗效评价及随访

光动力治疗后评价的有效性指标：①无复发生存期（relapse-free survival，RFS），定义为从光动力治疗后开始至第一次发生膀胱肿瘤复发的时间；②无进展生存期（progression-free survival，PFS），定义为从光动力后开始至第一次发生膀胱肿瘤进展的时间（如反复复发的 NMIBC 患者出现肌层浸润，认为是肿瘤进展）；③临床完全缓解（cCR）定义为通过尿液细胞学、膀胱 MRI/CT、膀胱镜检查和膀胱/前列腺尿道活检均为阴性的患者。膀胱癌光动力治疗保膀胱的患者，建议前 2 年内每 3 个月复查尿液细胞学、膀胱 MRI/CT、膀胱镜检查和膀胱/前列腺尿道活检。对于高危患者可增加膀胱内光动力治疗次数（建议选择与膀胱检查同步进行）可能提高疗效。

（二）光动力治疗的不良反应及处理

膀胱癌光动力治疗并发症与光敏剂类型、给药方式有关。早期多使用经静脉给药，常见的并发症为皮肤黏膜光毒性反应，早期研究还有膀胱挛缩的报道。现多采用膀胱内灌注给药，全身毒性反应及膀胱挛缩基本避免，常见并发症为膀胱局部刺激症状、血尿等。

1. 皮肤黏膜光毒性反应

皮肤黏膜的光毒性反应是经静脉注射光敏剂最显著的并发症。早期的光敏剂容易蓄积于皮肤黏膜，若给药后避光不严格可导致“晒伤”样皮肤改变、皮肤痒感、红斑、水肿，严重者可起水泡，溃破后形成糜烂或溃疡。光敏剂静脉给药还可出现眼部并发症，包括视网膜色素上皮的撕裂、萎缩，视功能障碍，急性视力下降、视幻觉、黄斑孔、热点的产生等。为避免上诉光毒性反应，静脉注射血卟啉等光敏剂后常规需要避免阳光或室内强光的照射达 6 周以上时间。膀胱内灌注血卟啉或5-盐酸氨基酮戊酸（5-ALA）时，光敏剂与膀胱黏膜直接接触渗透，光敏剂无全身皮肤分布，避免了发生全身皮肤光毒性反应，患者也无需长时间避光。偶有患者发生光敏剂过敏相关皮疹，可使用抗组胺类药物如马来酸氯苯那敏、氯雷他定、依巴斯汀、西替利嗪、苯海拉明、倍他司汀等对症处理或联合糖皮质激素治疗。

2. 膀胱局部并发症

尽管光敏剂主要结合在肿瘤组织中，但在正常尿路上皮中依旧存在非特异性积累，光动力治疗中仍可导致非特异性组织破坏，引起膀胱局部相关不良反应和毒性。膀胱光动力治疗后局部不良反应主要表现为膀胱刺激症状如尿频、尿急、尿痛、肉眼血尿、耻骨上区疼痛、膀胱痉挛、排尿不适感及急迫性尿失禁等。多数患者症状较轻，治疗结束后1周内可自行缓解，症状严重者可短期使用非甾体消炎药及止血、解痉、镇静等药物对症治疗。急迫性尿失禁患者可留置尿管处理。严重血尿患者需留置尿管持续膀胱冲洗或膀胱镜下清除膀胱内血块。使用软式膀胱镜进行膀胱光动力治疗有助于减轻治疗过程中的黏膜损伤，降低术后膀胱刺激症状程度及血尿的发生率。文献报道第一代光敏剂（光卟啉和血卟啉）有导致膀胱输尿管无症状反流的风险。如果肿瘤浸润透膀胱壁，静脉注射光敏剂行PDT后肿瘤坏死有膀胱穿孔的风险。

3. 泌尿系感染

膀胱癌光动力治疗需要进行膀胱镜检查，过程中可能出现尿道逆行感染，常表现为膀胱局部刺激症状或发热、腰痛等不适、尿细菌学检测及培养阳性。主要预防措施是在光动力治疗过程中严格遵循无菌操作，治疗前应明确尿细菌学检测，必要时预留取尿培养。出现感染症状后，因留取尿培养及行药敏实验用于指导用药，多数感染患者使用敏感抗生素可有效控制感染。

4. 膀胱挛缩

膀胱挛缩是膀胱癌光动力治疗的严重并发症，主要因为光敏剂蓄积于膀胱肌层，光化学反应造成肌肉组织的损伤导致纤维化。早期Nseyo等报道非浸润性膀胱癌患者采用光卟啉静脉滴注给药后行全膀胱光动力治疗，36例患者中有19.4%（7例）的患者发生了不同程度的膀胱挛缩。膀胱挛缩目前无有效的治疗方法，有研究表明大剂量照射时，膀胱壁的顺应性及组织学变化更为明显，更容易出现膀胱挛缩，控制光照的剂量以及光敏剂的浓度可以避免膀胱挛缩。随着光敏剂给药方式从静脉注射向膀胱腔内灌注的改变和第二代光敏剂的普遍使用，目前膀胱挛缩并发症罕有报道。

四、光动力联合其他治疗保膀胱

膀胱肿瘤光动力杀伤肿瘤细胞依赖（reactive oxygen species，ROS）的细胞毒性效应，与其他抗肿瘤治疗联合使用不会引起交叉耐药，光动力可增加癌细胞对化疗、靶向、免疫治疗和放疗的敏感性，提高疗效。

1. PDT 联合膀胱灌注化疗

基础研究显示，光动力与化疗药物联合使用，能增加对膀胱癌细胞的杀伤作用。Shakibaie M 等研究结果表明光动力可以增加促凋亡基因 *BAX* 的增加，将膀胱癌细胞抑制在 G1 期，降低癌细胞的葡萄糖消耗和乳酸形成，减少了肿瘤微环境中乳酸的分泌对免疫逃逸和转移的影响，增强顺铂对膀胱癌细胞的毒性作用。French 等结果显示在膀胱癌细胞或耐药的膀胱癌细胞中，丝裂霉素 C 能够增强 ALA-PDT 的治疗效果。Arentsen H C 等已证明了 TPCS2a 为光敏剂的光化学内化联合博莱霉素在体内可诱导协同抑制 T24 和 AY-27 膀胱癌细胞株生长，PDT 联合博莱霉素的处理效果显著高于单一处理之和。这些研究均强调了 PDT 在药物增强和耐药逆转中的作用。Teplov 等报道了 ALA 光动力疗法联合丝裂霉素与单用丝裂霉素相比能明显降低复发率，此外，在灌注前行 ALA 光动力治疗可增加肿瘤组织中裂霉素的浓度。中国医学科学院肿瘤医院深圳医院开展的前瞻性临床研究“膀胱内血卟啉灌注光动力疗法联合吡柔比星灌注化疗预防中高危非肌层浸润性膀胱癌术后复发有效性的多中心临床试验”（中国临床试验注册中心 ChiCTR2100046736），患者 1 年复发率低于文献报道。临床试验初步显示，光动力治疗联合化疗是一种安全、有效、有临床实用价值的新的治疗策略，可能能进一步降低膀胱癌术后的复发率。

2. PDT 联合卡介苗膀胱灌注治疗

由于单一的光动力治疗产生的免疫效应较弱，不足以改变免疫抑制肿瘤微环境，卡介苗膀胱灌注可引发机体局部和全身的免疫反应，为了获得更好的治疗效果，近年来卡介苗膀胱灌注联合光动力治疗的策略受到了人们的广泛关注。Durrani F 等研究表明光动力疗法联合免疫疗法增强了小鼠膀胱癌的长期治愈率。Szygula M 等报道接受 PDT 与 BCG 治疗相结合的 14 名复发性膀胱癌的患者，在 2 年的随访中复发率得到了改善（CR＋PR＝71％）。与迄今为止发表的文章中报道的 TURBT 后接 BCG 治疗或 PDT 相比，这一结果往往更好。Korbelik M 等研究结果显示光动力疗法和卡介苗免疫疗法之间的协同作用可减少治疗小鼠原位膀胱癌的复发。

3. 经尿道膀胱肿瘤电切联合术后即刻光动力治疗

Korbelik等研究发现经光动力治疗后的肿瘤细胞内会出现补体激活及免疫细胞活性明显提高，诱导抗肿瘤免疫力增强。目前国内有探索光动力联合经尿道膀胱肿瘤电切治疗非肌层浸润性膀胱癌疗效，在膀胱肿瘤电切前膀胱灌注血卟啉50 mg，或电切后膀胱灌注血卟啉50 mg并保留30～40 min，电切完后利用球状光纤通过膀胱镜进行全膀胱光照治疗，对比未进行光动力治疗患者，初步得到光动力疗法远期疗效较好，并且在治疗过程中无严重不良反应，是一种可靠、安全的治疗方法。目前需要更大临床样本去证实这一结论。

4. PDT联合放疗

PDT治疗肿瘤的机制与放疗不同，两种治疗方法之间没有交叉抗性，这是联合治疗的良好基础。PM Schaffer等将光敏剂PhotofrinⅡ作为放射增敏剂来增强放射治疗，一名患有不可切除的膀胱癌的女性和一名患有复发性不能手术的膀胱癌的男性接受了骨盆区域的放射治疗（44.8 Gy＋14 Gy boost），其中女性患者的肿瘤体积减少了约40％，男性患者减少了35％。另有报道在90例手术失败或无手术指征且有空洞或浅表中晚期恶性肿瘤的患者（32例胃癌、12例食管癌、24例直肠癌、8例膀胱癌、6例宫颈癌和8例浅表肿瘤）的PDT联合放射治疗中，PDT联合调强放疗可明显缓解症状，从而提高中晚期恶性肿瘤患者的生活质量。

5. 其他

目前一些联合疗法虽然处于基础研究阶段，但为临床治疗策略提供了新的思路。Louis C. 等研究表明光动力和热疗对膀胱癌T24细胞具有协同杀伤作用。huvaneswari R等研究表明血管内皮生长因子（VEGF）和表皮生长因子受体（EGFR）的单克隆抗体与PDT的组合能够有效抑制膀胱癌细胞的迁移以及膀胱肿瘤异种移植模型中的肿瘤生长。Lin等制造了一种产生氧的HSA-MnO 2-Ce6 NPs纳米颗粒以克服肿瘤缺氧，从而增强膀胱癌治疗的光动力效应。Szliszka等结果表明肿瘤坏死因子相关凋亡诱导配体（TRAIL）和PDT的联合治疗对膀胱癌细胞死亡产生协同作用。

五、展望

目前报道PDT制备肿瘤疫苗的相关方法，并且指出PDT体外制备的疫苗具有免疫刺激效应。Gollnick等将PDT制备的肿瘤疫苗与紫外线及电离辐射制备的肿瘤疫苗进行比较，发现PDT制备的肿瘤疫苗具有肿瘤特异性，可诱导细胞毒性 T 细胞反应，且不需免疫佐剂即可发挥效应。PDT 疫苗具有诱导 DC 细胞成熟，如分泌 IL-12 的能力。

光动力治疗主要用于预防膀胱癌术后复发的辅助治疗，具有一定的优势。膀胱为空腔脏器，充盈后形状大致呈球体，激光照射均匀、光照剂量可准确控制。光敏剂经尿道灌注进入膀胱腔内，在局部起作用，消灭肉眼难以辨别的微小病灶，临床操作较为简单，几乎不会引起全身的毒副反应，患者无需避光、依从性好。国内外的临床资料也证实了膀胱癌光动力治疗的有效性和安全性，光动力具有独特的抗肿瘤机理，对膀胱灌注化疗或卡介苗治疗无效的患者光动力治疗也有一定的疗效。

但目前膀胱癌光动力治疗的临床数据主要来源于Ⅰ～Ⅱ期临床研究和回顾性研究，尚缺乏高等级证据的临床研究；光动力治疗的参数不统一，主要源于经验，较少有相关研究；膀胱癌的光动力治疗主要用于复发风险较高的患者，治疗中低危患者的临床资料较少；光动力治疗也多为单独使用，联合局部膀胱灌注化疗或卡介苗治疗，以及与免疫治疗、靶向治疗、抗体偶联药物及化疗的联合，是否能进一步提高疗效尚不明确。近年来光敏剂和激光技术发展迅速，实验研究显示有更好的疗效，临床中新药物和新技术的使用却明显滞后。我国还面临着临床可用的光敏剂单一、膀胱癌光动力治疗不规范等问题。未来膀胱癌光动力治疗的相关工作和研究将针对上述各个问题展开。

首先，将组织开展具有高等级证据的前瞻性临床研究，提供更科学和更可靠的临床数据，指导临床实践。研究方向主要包括：①明确膀胱癌光动力治疗的最佳参数。膀胱癌光动力治疗能量多采用 20～30 J/cm^2，应兼顾疗效与副作用，明确膀胱癌光动力治疗适宜的能量。进一步探索光敏剂剂量、灌注时间、光动力治疗窗口等因素与疗效及副反应之间的关系。②拓展膀胱癌光动力治疗的适应证。目前光动力治疗主要针对卡介苗治疗失败、T1G3、多次复发的膀胱癌患者，光动力治疗对这些复发及进展风险高的患者具有一定疗效。尚不清楚对中低危风险患者的疗效，研究光动力治疗预防中低危膀胱癌患者的术后复发，将拓宽光动力治疗的应用范围，给患者带来更多的选择。③研究光动力治疗与膀胱灌注治疗是否具有协同作用。多项基础研究显示累积在细胞膜状亚结构的光敏剂，经光化学反应破坏细胞膜的耐药蛋白、线粒体、溶酶体，导致细胞去极化、蛋白水解、主动转运受抑制以及凋亡等，从而与化疗、靶向治疗、免疫治疗和放疗产生协同抗肿瘤作用。例如光动力可增强顺铂和丝裂霉素对膀胱癌细胞的杀伤作用。光动力治疗联合膀胱灌注治疗是否能进一步降低膀胱癌的复发率具有临床研究价值。

其次，探索新型光敏剂、新的激光技术等应用于膀胱癌的光动力治疗。近年来，随着纳米技术的兴起，新型光敏剂的研发成为热点。与传统的光敏剂对比，由于纳米光敏剂的靶向性更好、定位更加准确，在细胞水平和动物水平，纳米光敏剂已显示出更强的杀伤和抑制肿瘤的作用，更为有效诱导机体免疫的作用，而对正常组织的损伤更小。相信未来这些高效低毒的纳米光敏剂将进入临床，逐步取代现有的光敏剂。推动开展新型光敏剂的临床应用将是未来光动力治疗的一个重要方向。此外，双光子、细胞内化、可植入微光源 PDT 光源监测及量化 PDT 等新技术也被研究用于光动力治疗，临床应用虽然仍有距离，但为肿瘤的光动力治疗开拓了更广泛的前景。

最后，必须结合我国的具体国情，规划膀胱癌光动力治疗事业的发展策略。国外已有多种光敏剂用于膀胱癌的临床治疗，引进或开发在国外已经应用于临床的光敏剂，让膀胱癌光动力治疗能有更多的选择。参考国内外现有的临床资料，制定较为合理的膀胱癌光动力治疗的规范，有高等级循证医学证据时及时更新，不断地推进膀胱癌光动力治疗的规范化，推广膀胱癌的光动力治疗的临床应用。

膀胱癌适于行光动力治疗，光敏剂膀胱内灌注光动力治疗简便、安全、有效，开展临床研究、探索新技术应用于临床、推动规范化治疗，相信未来光动力治疗有望成为对不愿行膀胱癌根治术的膀胱原位癌患者或 BCG 治疗失败后膀胱癌患者的可选择治疗，同时为反复复发的非肌层浸润性膀胱癌 TURBT 治疗后的保膀胱治疗或联合化疗、免疫治疗及放疗等为肌层浸润性膀胱癌的保膀胱综合治疗助力。

第三节　基于精准分型的手术保留膀胱治疗

一、背景

全球癌症数据显示，膀胱癌已成为全球第十大常见癌症，2020 年，全世界新诊断膀胱癌 573 278 人，死亡 212 536 人，新发膀胱癌中大约 75％为非肌层浸润性膀胱癌（NMIBC），25％为肌层浸润性膀胱癌（MIBC）。其中肌层浸润性膀胱患者的预后较差。新辅助治疗后的根治性膀胱切除术＋加盆腔淋巴结清扫是 MIBC 的标准治疗方案。然而，根治性膀胱切除术造成的身体创伤和围术期并发症使患者的生活质量严重受损，部分患者难以接受。

近年来，全球范围内的人口老龄化加剧，人们对于生活质量的需求增高，以及膀胱癌治疗的理念与技术不断进步，保膀胱治疗（bladder preservation treatment，BPT）成为不符合 RC 和拒绝 RC 的患者的有效替代治疗方案。伴随生物医药的快速发展和治疗手段的更新，BPT 模式也具有了多样化选择。

二、术前精准分型

对于一种手术的标准化设计，我们需要设定一种评估系统进行精准分层，将最适合的那个亚组及不适合的亚组以及可以探索性手术的亚组分出，这样根据亚组特征制定不同的手术对策，才能更好地完成手术计划，保证手术质量，给患者带来最大获益。

既往，在膀胱手术前，医生通常会对患者进行膀胱镜及活检以确定肿瘤大小、数量及肿瘤的性质，并行 CT 检查了解肿瘤的浸润范围，但是 CT 对肿瘤术前分期准确率只有 54.9%，约 39%的患者会出现分期偏低的情况，膀胱镜活检也有 22.6%的可能出现分期偏低；磁共振成像（MRI）的弥散加权成像（diffusion weighted imaging，DWI）序列受到重视后，我们一度把希望放在小视野 DWI 序列，但是实践证明使用该序列对肿瘤进行术前分期准确度也只能达到 60%～70%。所以既往 TURBT 手术的目标只能定为：①切除肉眼可见的全部肿瘤；②对切除组织进行病理分级和分期。显然，这并不是一种以根治性为目标的手术，因此首次电切后的肿瘤残余率可达 33.8%～36%。近年来，多参数磁共振成像（multiparmetic MRI，mpMRI）技术迅速发展，已成为膀胱疾病的最佳影像检查方法。2018 年，Panebianco 等制定了膀胱影像报告和数据系统（VI-RADS），并得到欧洲泌尿外科学会、欧洲泌尿影像学会和日本腹部放射学会一致支持和认可。随后，欧洲泌尿外科学会 2019 年版膀胱癌诊治指南对相关章节进行了更新，并建议对 VI-RADS 进行验证。我们团队验证的数据表明 VI-RADS 对膀胱肿瘤分期准确性较高，尤其是在区分肌层浸润与否方面，准确性可达 93%以上。

目前 VI-RADS 的应用主要集中在区分评分 2 分、3 分的肿瘤危险性上，Francesco 等认为，VI-RADS 评分较高的 NMIBC 判断为肌层浸润的敏感性为 85%、特异性为 93.6%，所以评分较高的 NMIBC 应该行二次电切。基于 mpMRI 的 VI-RADS 可以提供肿瘤数量、大小、位置和浸润深度等多种信息，我们可以借助这个评分对患者是 NMIBC 还是 MIBC 进行鉴别，对 MIBC 是否行转化或者新辅助治疗进行鉴别，对于适合行 En-bloc 的 NMIBC 患者进行预评估，同时对手术进行规划，包括切除范围和深度，进而提高手术质量，最终达到提高肿瘤治疗效果的目标。

同时，我们也可以利用 PET-CT 或者 PET-MRI 对膀胱癌进行分子分型，比如对 PD-1、Her-2 进行标记，可以在术前进行相应药物选择，做新辅助治疗，再行保膀胱手术。

三、对 NMIBC 的精准分型下标准化手术

（一）适应证

（1）可以耐受 mpMRI 检查的膀胱肿瘤患者。

（2）患者术前最好已行膀胱镜检查。

（3）VI-RADS 评分 1～2 分者为最佳适应证，VI-RADS 评分为 3～4 分的患者要求为单发及直径不超过 2 cm。

（4）没有全麻或者腰硬麻醉禁忌的患者。

（二）禁忌证

（1）不能耐受全麻或者腰部阻滞麻醉的患者。

（2）VI-RADS 评分为 5 分，或预期肿瘤直径大于 2 cm 或数量大于 1 个的 VI-RADS 评分为 3～4 分的患者。

（3）有明显凝血功能异常的患者。

（4）有尿道狭窄无法进镜，体位受限无法摆截石位者。

（三）所需器材清单

膀胱镜及激光工作手件、激光工作平台（以铥激光为例）、标本收集器、组织染色剂、若瘤体大于 3 cm，需准备组织粉碎器（大白鲨）及相应工作鞘。

（四）团队要求

（1）诊疗流程制定并优化流程。

（2）设定入组标准。

（3）泌尿外科、放射科、病理科三方工作讨论群：多参数磁共振预约的绿色通道，手术标本的手术室处理，病理标本取样和结果沟通。

（五）操作步骤

1）麻醉成功后，患者摆截石位，常规消毒铺巾。

2）膀胱镜进镜观察整个膀胱，后尿道，输尿管开口，与术前 MRI 数据及

膀胱镜结果进行核对。

3）以 VI-RADS 评分为分层，结合术中视检情况开始手术。

4）标准手术流程：

一个基本操作步骤：标记（使用铥激光 12.5～37.5W 距离肿瘤基底 0.5～1 cm 标出切除范围）；环切（将标记点用激光连接成线，环形切开黏膜层到合适的肌层）；游离（沿该层肌肉平面向心性钝性游离；离断（锐性切断穿插不同层面的结缔纤维、血管、基底）；取出（顺利取出标本）；检查（检查瘤床，有无穿孔、出血、残留，偶有出血点用激光止血）。

在此基本步骤基础上，我们将非标准手术通过处理，最后分解为若干个标准手术的组合。根据 VI-RADS 评分和肿瘤大小、数量，预设手术目标，我们将 NMIBC 分为 5 个型，每种类型的手术操作都有不同。

（1）VI-RADS 评分为 1 分，Ⅰ型。

解读：评分为 1 分的肿瘤大小必须小于 2 cm，基底浸润深度不超过固有层，一般为有蒂且分化良好的乳头状瘤，我们的数据显示，评为 1 分最后判定为肌层浸润的比例为 0。手术目标：得到完整标本，基底包含完整的固有层（其中有黏膜下肌层），期待病理示切缘阴性，达到根治效果。

手术操作要点：①在标记基底范围时，距离不用太远，0.5 cm 即可。②轻轻切开黏膜一圈，肿瘤及周围组织会自我收缩，很自然暴露浅肌层与固有层交界的层面，上面为黄色的黏膜下层，下面为白色的肌肉层，沿膀胱本身弧度向心性平推，将该平面以上所有组织一起推离即可。推行距离很短，操作难度很小。③一般仅蒂部有一根血管，用激光点凝或点断，止血效果极好。④该型取出标本最易，标本很容易通过操作鞘冲出。

（2）VI-RADS 评分为 2 分，单发，2 cm 内，Ⅱa 型。

解读：该型手术即为标准 En-bloc 手术。该型肿瘤基底可能侵犯固有层，但是不太可能浸润到肌层，我们的数据显示，评为 2 分最后判定为肌层浸润的比例为 7.4%。手术目标：得到完整标本，不能烧焦基底部，标本最好包含完整浅肌层，且病理提示切缘阴性，这表示达到最大程度根治效果，同时需要避免任何并发症。

手术操作要点：①环绕肿瘤做黏膜标记点时，应距离不正常黏膜 0.5 cm 远，应标记整圈后再做下一步。②连接各个标记点的操作时，控制激光头移动速度匀速移动，这个速度能让激光切到浅肌层和深肌层交界处，如果移动速度太快，可能烧得深度不够，还在肌层与固有层间，如果第一圈后觉得没到期望深度，再重复一次即可。③整圈全部切开到期望深度后，组织自我收缩，会暴露期望层次，再用操作鞘将切离处在平行和多个方位向心方向推离。④在肌层平面操作时，注意推离弧度，不要迷失层次，向心性钝性分离，激光锐性切断中间穿梭的肌纤维和结缔纤维条索，操作时往往会看到平行存在于肌肉间血管，往往不用处理，也可以用激光多点凝固。⑤该型取出标本简单，组织剜除后基本就可以顺利从操作鞘冲出；碰到略大点的标本可以使用粗电切刀通过操作鞘钩出。⑥处理标本时，一定用组织染料把瘤床面染色，并在病理申请单上标注清楚。

另外，一定要注意仔细观察周围黏膜，我们往往会在周围发现原位癌或其他微小病变；如见他处黏膜可疑，按 VI-RADS 评分 1 分的手术要点操作，该过程应该快速完成，减少操作时间。既往国内原位癌报道病例不多，推测与 TURBT 手术标本质量不佳和手术后随机活检少有关，我们最初预期本术式能提高原位癌检出率，但就目前结果来看，本术式并未显示明显增多的原位癌检出率，具体原因还需研究。

（3）VI-RADS 评分为 2 分，单发，大于 2 cm，或多发，Ⅱb 型。

既往 En-bloc 手术的文献都有意无意地将该型全部或者部分剔除出论文中的统计纳入标准，而临床实践中，该型病例最为常见。如果该型的手术过程与Ⅱa 型一样，就会碰见标本过大难以取出和操作困难的问题。为解决标本取出问题，既往医生使用过可经膀胱镜置入的标本袋操作，但是这种方式有两个明显的缺点，一是成本极高，二是操作难度大。后来人们设计了另一种方法，即在剜除术最后保留一点瘤体与膀胱的联系不断，再用电切刀或激光将瘤体切成小块然后取出，这种解决方案仍然很难操作，存在缺点，一是分割标本操作时间远高于剜除手术本身所需时间，二是电刀或者激光极易误伤膀胱比如输尿管口，三是违反肿瘤处理原则，没有保存肿瘤的完整性，四是最后得到的标本远非初衷。因此，针对该型目前还没有好的解决方案，这一点大大限制了 En-bloc 的在临床上的应用。为此，我们提出，既然该型浸润肌层的可能性不太大，我们可以在浅肌层面以上进行预分割，将大块肿瘤分割成多个范围，每块范围大小为刚好能顺利从操作鞘冲出，即每块操作可以重复标准 En-bloc 手术步骤，然后将每一块组织在深肌层平面以上做整块剜除，这样还是可以得到完整的肿瘤基底信息（包含完整固有层及浅肌层）。如果术后病理提示肿瘤边缘及基底切缘阴性，患者仍然可以得到根治性效果。同时我们发现这样的设计增加了操作维度，使得手术变得简单，完成超大块的肿瘤完整剜除的手术风险远比分成数个小块剜除要高，降低了操作难度。

解读：VI-RADS 评分 2 分，肿瘤基底基本不会侵犯浅肌层，但是肿瘤瘤体较大或者基底较宽或多发，手术难度增加。手术目标：通过多个标准操作组合，得到的标本可以拼成完整结构，标本基底大部分不会被烧焦，可以包含有几乎完整浅肌层，期待病理提示切缘阴性，以达到根治效果，避免出现并发症。

手术操作要点：①在仔细环绕肿瘤边缘用激光打点标记完整肿瘤范围后，不要先作环形切，否则整个基底挛缩影响后续操作。②在标记范围内，开始从最易操作处做小块的连续切割，这样每块会自我收缩，边界清楚，每块直径不超过 1.5 cm，环形或长方形，深度到浅肌层与深肌层间。这个大小剜除效率最高，切下即可冲出，又能尽量保证完整结构。学习曲线最开始阶段，可以每次用操作鞘比划出大小比操作鞘略小的范围，即这块可以从操作鞘冲出；切除深度一定要到深肌层。③收起光纤头用操作鞘在深浅肌层间钝性分离，从两边往中间效率会高，再从下往上将整块掀起，这时将光纤头露出，一边镜鞘头掀组织并保护光纤，一边有结缔组织牵连时用激光气化切断。这个过程以钝性分离为主，才不会迷失层面，提高效率。④将该块组织剜除后立刻冲出，再开始下一块组织剜除，不要到最后才取出所有组织，这样处理标本时可以把每块组织还原。

对于瘤体特别大，但瘤蒂明显的肿瘤，我们建议在开始手术时就先将瘤蒂最细处用激光气化横断，离断的瘤体部分可以直接用组织粉碎器边粉碎边负压吸出，剩下的基底部分即可以按标准手术步骤一个或多个组合操作。使用组织粉碎器存在一定争议，但是我们认为，实际操作时任何与瘤体的接触过程中就已经有肿瘤细胞脱落，不可避免，在组织粉碎器使用时，全程负压吸引，不会比其他操作更易引起肿瘤细胞扩散。也有文献报道过类似思路，在消化道肿瘤中，使用消化内镜黏膜切除术（EMR）的套环工具将瘤体套出，再行基底 En-bloc。瘤体切断后，基底再按标准操作：开始距离肿瘤基底边缘 0.5 cm 环绕整圈打点标记，环形切开，在浅肌层与深肌层间钝性加锐性结合的方式剜除剩下的肿瘤基底。该型通过这样的手术设计，避免了较大的瘤体一接触即出血，以及过多挤压触碰瘤体造成大量脱落肿瘤细胞在膀胱里漂浮，手术视野非常干净；同时解决了大肿瘤标本取出难题，极大缩短了手术时间；能够得到完整基底，基底的病是决定后续治疗选择的主要依据。

总的来说，对于Ⅱ型肿瘤的 En-bloc 术，整个过程中的第一难点是切割深度，所以我们引入了 VI-RADS 评分，VI-RADS 评分 2 分意味着切到深肌层才能保证不会有残留肿瘤；第二是切割大小，以能通过操作鞘的大小最适；第三是一定不能迷失层面，所以钝性剥离是核心操作，过多使用激光锐性切割气化烧灼组织就容易迷失层面，在完整层面的操作也是该术式的核心思想，即把没有假包膜的肿瘤按一个假想的安全平面当成假包膜行剜除术，这也是将传统的TRUBT这样的瘤体内切除手术方式转变成瘤体外完整切除术式的关键。

（4）VI-RADS评分为3～4分，单发，直径小于2 cm。Ⅲa型。

解读：该型行En-bloc术在既往是有争议的。相关数据显示VI-RADS评分3分的膀胱肿瘤肌层浸润可能为57.8%，VI-RADS评分4分的肌层浸润可能为90.8%。如果是肌层浸润性膀胱癌，那么肿瘤是没有边界的，TURBT术中，即使经验再丰富的手术医师操作，都无法保证切除干净，需要尽量扩大切除面积与深度，徒增膀胱穿孔和出血的风险。而且对于该型患者，应该建议选择二次电切或者在病理报道肌层浸润后选择做根治性膀胱切除。但该型多为T2a期，有报道称该型患者做根治性电切（MAX-TURBT），术后有40%可达T0。所以若该型患者不愿接受全膀胱切除，选择做局部切除也是可以接受的。如何用En-bloc到达根治性部分切除呢？那么切除深度就必须将肿瘤的瘤床范围内所有肌层全部切除，即达到膀胱浆膜层，但是实际上浆膜层仅覆盖在膀胱顶部，所以大部分情况包裹膀胱的外膜是由疏松结缔组织构成的纤维膜，切除范围可以保留一点菲薄的肌层或者到纤维膜；切除范围要距离肿瘤基底一定距离，但是距离多远目前没有研究，我们推测，肿瘤越大其浸润的范围越大，所以我们暂定该型肿瘤大小不超过2 cm，其浸润范围应该在可切除范围，那么距离肿瘤基底1 cm应该有希望包含所有肿瘤细胞。这个结论还需要更多证据，但是目前我们进行的此类手术，术后病理报告均为切缘阴性，而且没有出现严重并发症，故我们暂且如此定义。

手术操作要点：①标记肿瘤边缘应扩大到1 cm远，环绕基底用激光做间隔标记。②连接标记点的环形切除时，激光移动速度要更缓慢，前后左右四点需要短暂停留，这样才能尽量切到深肌层的层面，或者重复多圈环形切除动作到合适层面。③四周都到达深肌层平面后，用工作鞘尝试向心性钝性推离，若阻力较大，则用激光再向深处气化到下一层，再尝试钝性推离，直到基本接近肌层外缘处则可以轻松推离，遂在该层面完全剜除所有组织。④取出标本，该过程可能会麻烦，如果标本体量过大，会处理困难。我们现在用两种方法取出：第一种，使用专用的经膀胱镜使用标本袋，但是标本袋昂贵且极少能得到这种标本袋。第二种，瘤体直径比操作鞘内芯略粗，比外鞘略小，使用抓钳抓住标本同时退内芯，将标本抓入外鞘内则容易冲出。总之，3～4分肿瘤不能太大，太大则瘤床大，操作过多容易穿孔，同时标本过大不易取出，徒增风险，而且很可能肿瘤浸润超出想象导致肿瘤无法切除干净。

(5) VI-RADS 评分为 3～4 分，多发或直径大于 2 cm。Ⅲb 型。

解读：该型若使用 En-bloc 术式，操作风险太大，而且很难达到根治效果，并且取出完整标本十分困难，在现有手术条件下不建议选择 En-bloc 术，也许以后有新的手术设备可以安全地完成手术。如果术前评估不准确，麻醉后膀胱镜进入膀胱后最后评估为该型，建议使用激光行诊断性切除术，或者改用 TURBT 术式。

该型的争议在于，是否把 3 分和 4 分区别开。我们认为，虽然 VI-RADS 评为 3 分预示肌层浸润的风险中等，即使浸润肌层，浸润深度可能也比较浅，如果存在这样一个 3 cm 大小的Ⅲb 型，行保留一点深肌层的 En-bloc 术是不是可行？应该是可行的。但是应该看到手术的风险，应该充分在术前说明，并警惕膀胱穿孔，而且必须行二次电切。这型的手术如果想做到根治效果，还有待手术设备的创新。

(6) VI-RADS 评分为 5 分，Ⅳ型。

解读：该型侵犯肌层可能性 96.6%，甚至可能侵犯到膀胱外，应该首选全膀胱切除术。如果使用激光行经尿道手术，我们建议行诊断性切除，或主要目标是封闭明显出血的血管达到缓解临床症状的目的。

5) 标本取出后，我们需要彻底止血（一般没有多少被破坏的血管），多冲洗几次，确定冲洗液清亮后，再上导尿管结束手术。术后要不要选择冲洗目前也有争议，从促进患者快速康复角度来说，术后不冲洗对患者快速康复是有利的。尿管选择合适粗细的双腔尿管即可，如果是Ⅰ～Ⅱb 型，应在手术台上立刻予以化疗药物灌注，夹闭尿管 30 min 再打开。目前我们没有碰见术后出血严重的案例；如果患者是Ⅲa 型，术后膀胱基本是处于穿孔的边缘，行即刻灌注有穿孔和创面愈合慢的风险，所以不建议即刻灌注。

6) 标本处理。

标本处理很关键，是该术式成功的一个重要环节。标本全部取出后，将组织仔细检查，如：Ⅱb 型的标本应拼还原貌，将基底层和四周切缘用组织染色剂做染色，标本瓶及病理单做好标识及说明。

7) 尿管放置时间。

无尿潴留发生风险的患者，我们建议尿管放置 1～3 d。对于Ⅰ～Ⅱb 型患者，我们团队常规 3 d 内拔除，未观察到患者发生严重并发症。

8) 术后根据病理报告决定下一步治疗方案。

（六）要点解析

该术式一定要团队合作，磁共振数据解读需要有经验的影像科医师，必要时需勾画范围；病理科医师需要确保标本取材准确，并要理解外科医师的需求；外科医师需要把术中情况术后病理向团队做说明。

（1）难点一：确定并标记范围。标记点距离肿瘤基底距离，一定是到不正常黏膜距离算，不是简单地以肿瘤基底为准，往往仔细观察，在肿瘤基底瘤床外还有少量细小黏膜病变，所以应该距离这些细小黏膜病变 0.5 cm 开始。手术开始尽量不要先触碰肿瘤，避免出血影响视野；使用最小功率，避免过度烧毁黏膜；不要担心范围太大造成标本过大难以取出。

（2）难点二：确定最佳操作深度。需要多实践操作对膀胱肌层解剖有更深体会。钝性分离时动作温柔，稍粗暴就会戳深，横向分离时沿弧度用力。一定要避免迷失层面。

（3）难点三：特殊部位的肿瘤手术。比如在前壁、憩室、前列腺突出患者三角区的肿瘤，我们尝试使用膀胱软镜下激光切除，手术可行，但是对软镜有很大的损伤风险。还需要新的手术设备。

（4）难点四：标本取出，具体操作上文已叙。

四、对 MIBC 的精准分型下保膀胱手术

MIBC 的保膀胱的综合治疗又称膀胱肿瘤防御性治疗（bladder preservation therapy，BPT），最早的 BPT 手术可追溯到 20 世纪 70 年代美国西北大学泌尿外科 Resnick 等报道的一项膀胱癌部分切除术（partial cystectomy，PC）的回顾性研究，102 例患者接受了 PC，其 5 年总生存率（over survival，OS）和复发率分别为 41.9%和 75.6%。另一项来自意大利圣拉斐尔生命健康大学 Capitanio 等人的回顾性研究，通过匹配患者的基本信息和病理特征比较了 PC 和 RC 在 MIBC 治疗中的疗效，随访五年的 OS 和肿瘤特异性生存率（cancer specific survival，CSS）分别为 57%与 70%和 55%与 69%。虽然该研究中 PC 取得了类似于 RC 的预后效果，但理想的 PC 患者需要满足严苛的筛选条件，如肿瘤单发且直径＜3～4 cm，不伴发原位癌（carcinoma in situ，CIS），切缘距病灶至少 2 cm，不需要输尿管再植，膀胱功能正常。经统计最终符合 PC 标准的患者不足 5%。尽管如此，PC 治疗的有效肿瘤控制结果仍然为 BPT 的发展奠定了基础。

随后多项研究针对经尿道膀胱肿瘤切除术（transurethral resection of bladder cancer，TURBT）在 BPT 中的疗效进行了探索。其中一项纳入 133 名 MIBC 的Ⅱ期研究，经过长达 15 年的随访，133 名接受 TURBT 患者的 5 年、10 年和 15 年

OS 和 CSS 分别为 73.7%、39.8%、24.8%和 81.9%、79.5%、76.7%。

同期，Herr 报道了另一项 TURBT 与 RC 的对比研究结果，99 名接受 TURBT 和 52 名接受 RC 患者的 10 年 CSS 分别为 76%和 71%。由此可见，TURBT 在部分患者治疗中可达到长期的瘤控效果和生存预后，但作为 RC 的替代治疗方案同样需要满足严格的筛选标准，如肿瘤切除位置可及，肿瘤大小<3 cm，无多灶性 CIS，无肾积水，膀胱功能正常。MIBC 是一种高度侵袭性疾病，近 50%的患者在诊断时可能已存在微转移。因此，无论是 PC 还是 TURBT 单一手术的局部瘤控对于 MIBC 患者远期疗效仍然有限。

故对于 MIBC 的保膀胱手术需要术前的精准分型来挑选合适患者。

（一）最大程度经尿道膀胱肿瘤切除术

最大程度经尿道膀胱肿瘤切除术（maximal transurethral resection of bladder tumor，mTURBT）既是 TMT 方案的首要步骤，又是核心环节。初次能否完全切除肿瘤是提高 MIBC 患者长期 CR 率和降低补救性 RC 发生率的关键。有研究显示，初次 mTURBT 完整切除肿瘤后患者的 CR 率相较于不完全切除提高了 26%（84% vs. 58%）。相应地，初始完整 TURBT 患者行补救性 RC 发生率显著降低（24% vs. 43%）。而不能通过 TURBT 完全切除肿瘤的患者将面临更大的临床复发、进展和补救性 RC 风险。为了获得最佳 BPT 疗效，2022 年 NCCN 指南推荐适合 TMT 方案的患者应满足肿瘤单灶，最大径<6 cm，无肾积水，不伴发广泛或多灶性 CIS，膀胱功能正常等条件。

MIBC 保膀胱治疗疗效是患者对药物治疗的反应的一个重要考量。以免疫治疗为例，膀胱肿瘤的复杂异质性极大程度地限制了免疫治疗的临床应用，目前仅有 30%患者对免疫治疗客观反应，并从中获益。生物标志物有助于识别产生应答的肿瘤，探索这些免疫治疗反应相关的生物标志物对于预测受益人群尤为重要，或可用于指导临床个体化免疫治疗策略。

Andrea 等在 PURE-01 临床研究中发现 PD-L1 联合阳性评分（CPS）≥10%和肿瘤突变负荷（TMB）≥15 mut/Mb 与 Pembrolizumab 治疗后的病理完全缓解率显著相关。DNA 损伤修复（DDR）相关基因 PBRM1 也与治疗后病理降期相关。另一项研究还发现 TMB 和 PD-L1 CPS 具有线性相关性，当 TMB≥11 mut/Mb 时，随着 CPS 的增加，患者的 pCR 率也显著增加。此外，基因组谱分析显示，*TP*53、*EZH*2、*APC*、*TERT*、*CDKN*1*A*、*CDKN*1*B* 和 *ARID*1*A* 基因的体细胞突变以及 *BRCA*2 基因的截断也与免疫治疗应答相关。在 ABACUS 研究中，肿瘤内 CD8+T 细胞的高表达和 8 个与细胞毒性 T

细胞的转录水平相关的基因（*IFN*、*CXCL*9、*CD*8*A*、*GZMA*、*GZMB*、*CXCL*10、*PRF*1 和 *TBX*21）与 Atezolizumab 治疗后 pCR 密切相关。在 Avelumab 治疗研究中，研究者同样发现，患者的生存获益与 PD-L1 高表达或 TMB 高状态相关。此外，DDR 相关基因（*BRCA*1 和 *BRCA*2）和免疫应答相关的趋化因子（包括 CD8A、CD8B、IFNG、CXCR3、CXCL8、CXCL9、CXCL10 和 CXCL11）也与 Avelumab 治疗后更长的 OS 相关，而成纤维细胞生长因子/成纤维细胞生长因子受体（FGF/FGFR）家族成员（FGFR1/2/3）的突变与尿路上皮癌患者免疫细胞肿瘤浸润减少和 ICI 治疗预后不良有关。

综合目前的各项研究结果，PD-L1 和 TMB 水平仍然是 ICIs 治疗反应的主要生物标志物，也应该是可以为保留膀胱治疗提供可靠的疗效预测。

1. 适应证

（1）可以耐受 mpMRI 检查，及可以承受 PET-CT 检查的膀胱肿瘤患者。

（2）患者术前最好已行膀胱镜检查。

（3）磁共振显示，VI-RADS 评分为 4～5 分的患者，单发，最大直径小于 4 cm，无肾积水，无淋巴结转移迹象。

（4）PET-CT 显示，无淋巴结转移，同时评估 Her-2 表达或者 PD-L1 表达。

（5）没有全麻或者腰硬麻醉禁忌，提出保膀胱治疗愿望的患者。

2. 禁忌证

（1）不能耐受全麻或者腰部阻滞麻醉的患者。

（2）VI-RADS 评分为 5 分，肿瘤直径大于 4 cm 或数量大于 1 个（大于 2 cm 的个数）的患者。

（3）有明显凝血功能异常的患者。

（4）有尿道狭窄无法进镜，体位受限无法摆截石位者。

3. 所需器材清单

膀胱镜及激光工作手件、激光工作平台（以铥激光为例）、标本收集器、组织染色剂、需准备组织粉碎器（大白鲨）及相应工作鞘。

4. 团队要求

（1）诊疗流程制定并优化流程。

（2）设定入组标准。

（3）泌尿外科、放射科、病理科三方工作讨论群：多参数磁共振预约的绿色通道，手术标本的手术室处理，病理标本取样和结果沟通。

5. 操作步骤

（1）麻醉成功后，患者摆截石位，常规消毒铺巾。

（2）膀胱镜进镜观察整个膀胱，后尿道，输尿管开口，与术前 MRI 数据及膀胱镜结果进行核对。

（3）以 VI-RADS 评分为分层，结合术中视检情况开始手术。

（4）TURBT 手术的核心是直视下逐层切除。首先要有持续的膀胱灌注，使膀胱充盈到膀胱黏膜完全展开，能刚好看清内部情况，也使膀胱的移动降到最小，也要避免过度充盈使膀胱壁太薄。出刀要清楚。对肿瘤一刀一刀地切除，同时通过电凝止血，保持视野清晰。传统的 TURBT 不建议在大部分肿瘤被切除前去切断根部，这样就没有对抗切割的牵引力。在所有可见肿瘤全部被切除后，可以用电切环再多切一片组织单独送检，确定肿瘤基底部是否有肌层侵犯。一种遵循 En-bloc 的电切模式现有也在使用，即在距离肿瘤边缘0.5 cm 处开始切开膀胱黏膜，再沿黏膜下肌层用刀环推离和分离基底，如肿瘤小则有希望直接游离下来并取出，如肿瘤较大，通过这样的分离不能将肿瘤直接分离下，但是可以让大部分肿瘤边缘远离膀胱逼尿肌，再进行环切则出血少并减少穿孔可能。

注意：①膀胱憩室内的肿瘤，膀胱形成憩室是因为该处逼尿肌已缺失，低级别 Ta 期的肿瘤可以电灼，分期 T1 及以上的憩室内肿瘤建议行膀胱部分切除术或者膀胱根治术。②膀胱前壁和顶部大体积肿瘤，需要助手按压腹部将肿瘤移到电切环可到达处。

（二）荧光引导机器人辅助膀胱部分切除术

根治性膀胱切除术（RC）仍然是治疗 MIBC 的标准方法。然而，RC 后的尿液引流可能引发一系列术后并发症，包括腹外疝、尿失禁、尿潴留、反复泌尿道感染和代谢紊乱，严重影响患者的生活质量。对于无法接受 RC 的患者，部分膀胱切除术（PC）是一种保膀胱治疗的替代选择，这种方法自 20 世纪以来一直被用于治疗 MIBC。然而，由于术后复发率高，PC 的应用在临床实践中一直备受争议。Knoedler 等人进行的一项病例对照分析显示，38%的患者出现膀胱内肿瘤复发，其中 19% 最终接受了根治性膀胱切除术。Memorial Sloan-Kettering 癌症中心的另一项研究显示，58 名接受 PC 的患者中有 22 名经历了浅表或晚期复发。尽管术后复发率相对较高，但 PC 在保留膀胱和性功能方面具有优势，避免了尿液引流相关的一系列并发症，并提供比经尿道膀胱肿瘤切除术（TURBT）更准确的肿瘤浸润深度评估，因此 PC 并未被弃用。

有趣的是，术后复发率的高低似乎并不显著影响患者的总体生存。在 Knoedler 的研究中，PC 在 10 年远程无复发生存和癌特异性生存方面与 RC 相比没有差异。此外，Bruins 等人建议，PC 复发后进行根治性膀胱切除术和即刻激进性膀胱切除术在 5 年无复发生存方面没有显著差异。基于这些证据，一些指南建议，对于特定患者（具有足够切缘的孤立肿瘤、或位于膀胱憩室内的肿瘤，并且随机活检未显示原位癌的患者），可以考虑 PC 作为保留膀胱的治疗选择。国家综合癌症网络（NCCN）指南将 PC 的适应证描述为 cT2 肌层浸润疾病，具有孤立病变且无原位癌（CIS）。

先前的研究已经证明，术后出现阳性手术切缘是 PC 后复发的重要预测因子。因此，在 PC 后取得足够的阴性手术切缘对于患者预后至关重要。然而，在进行 PC 期间，准确识别肿瘤切缘仍然具有挑战性，这可能导致阳性手术切缘并延长手术时间。吲哚青绿（ICG）是一种在近红外光下发光的荧光染料，已经获得了美国食品和药物管理局（FDA）的批准，并且现在在临床和研究领域广泛使用。在达芬奇机器人手术系统与 ICG 结合使用的情况下，可以通过红外和白光之间的切换，实现实时荧光成像。例如，ICG 已经用于肾脏肿瘤，并在进行超选择性动脉夹闭以保留更多肾单位时发挥作用。在 Manny 等人的一项研究中，ICG 被有效地用于标记肿瘤切缘，肿瘤周围进行黏膜下注射 ICG，成功识别哨兵淋巴结。基于这些之前研究的有望结果，我们设计了荧光引导机器人辅助膀胱部分切除术。

1. 适应证

单发或者范围单一一处的 MIBC，或者大体积 NMIBC。

2. 禁忌证

多发肿瘤。

3. 所需器材清单

达芬奇手术机器人 Xi、膀胱镜、膀胱腔内注射针、标本收集器。

4. 团队要求

（1）诊疗流程制定并优化流程。

（2）设定入组标准。

（3）泌尿外科、放射科、病理科三方工作讨论群：多参数磁共振预约的绿色通道，手术标本的手术室处理，病理标本取样和结果沟通。

5. 操作步骤（图 9-1）

（1）麻醉成功后，患者摆截石位，常规消毒铺巾。

（2）膀胱镜进镜观察膀胱病变。

（3）在病变周围黏膜下注射吲哚青绿荧光染料以描绘其边缘。撤出膀胱镜，留置双腔导尿管以便排尿和膀胱冲洗。

（4）患者取仰卧位，做皮肤切口，连接达芬奇机器人手术系统的机械臂。进入腹腔，识别并游离输尿管以防止损伤。沿髂血管进行盆腔淋巴结清扫。使用近红外光来可视化吲哚青绿荧光病变。剥离周围组织，显露膀胱壁。沿着荧光边缘切开膀胱壁，切口范围根据荧光信号不断调整（切缘距病灶至少 2 cm）。随后对膀胱进行缝合。仔细检查腹腔，彻底止血，放置引流管。最后，取回标本，关闭腹腔。

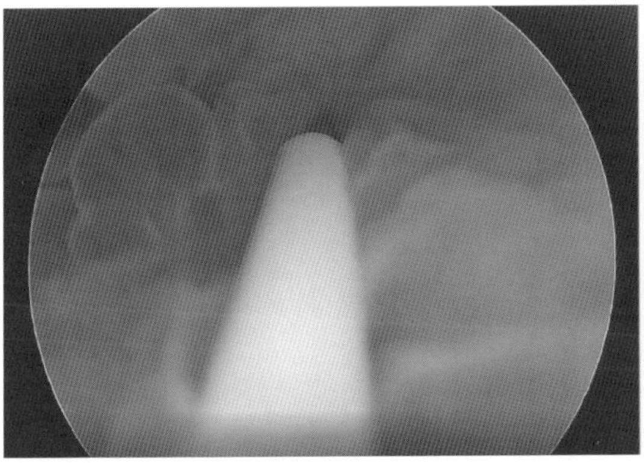
A

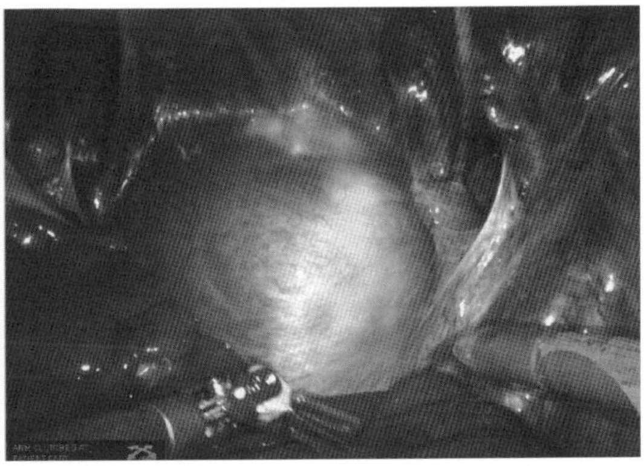
B

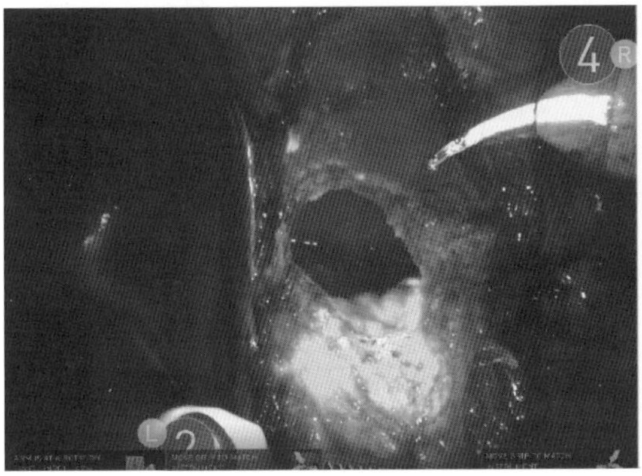
C

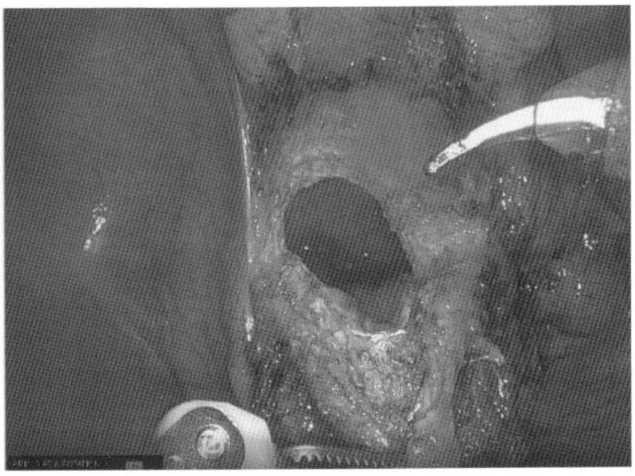
D

图 9-1　荧光引导机器人辅助膀胱部分切除术示例

A. 膀胱镜下吲哚青绿沿肿瘤边缘 1 cm 黏膜下注射一圈。B. 机器人辅助腹腔镜下，荧光视野下观察到清晰的待切除范围。C. 沿绿色范围边界快速切开腹膜、肌层、黏膜层，打开膀胱。D. 完全切除标记的膀胱全层。

第四节　动脉栓塞化疗用于膀胱癌保留膀胱治疗

自 1953 年 Seldinger 首次提出经皮血管穿刺技术，再到 1964 年 Dotter 成功报道将同轴导管插入股浅动脉，介入治疗领域经历了飞速的发展。这一进步不仅仅改变了医学实践，还重新定义了临床医疗的范围。介入治疗之所以能够如此迅猛地崭露头角，完全归功于其一系列卓越的优点：创伤小，术后恢复快，精确度高，适用范围广泛。如今，它已成为医疗领域的第三大临床科室，与内科和外科并驾齐驱。介入治疗在膀胱癌的治疗中已有多年历史，20 世纪 70 年代，国外专家率先尝试了髂内动脉栓塞治疗中晚期膀胱癌，并取得了显著的疗效。随着技术与器械的不断改进，介入治疗逐渐成熟，为那些不愿或无法接受传统手术，或已经失去手术机会的膀胱癌患者开辟了新的治疗原则。

一、动脉化疗简介

与传统的全身静脉化疗相比，动脉化疗具有一系列显著的优势。主要包括：①局部药物浓度更高。在动脉灌注化疗中，药物通过血管直接送达到肿瘤部位，因此能够实现更高的局部药物浓度。这有助于更有效地杀死肿瘤细胞，减少肿瘤的生长和扩散。②快速药物吸收。动脉灌注化疗允许药物迅速通过肿瘤供血的动脉进入肿瘤组织，从而减少了治疗的反应时间，适用于快速控制肿瘤生长。③减少全身毒性。相较于静脉化疗，动脉灌注化疗可以降低药物对全身健康组织的影响。由于药物更有针对性地传递到肿瘤部位，较少的药物会进入其他身体组织，从而减少全身毒性和不良反应。④避免药物失效。在动脉灌注化疗中，药物不容易被血液中的某些成分结合，因此其生物利用度更高，有助于确保药物能够更有效地执行其治疗任务，减少了因药物失效而导致的治疗失败。⑤闭塞肿瘤供血动脉。动脉灌注化疗可以选择性闭塞肿瘤的供血动脉，促使肿瘤的生长减缓或坏死，进一步增加了治疗的有效性。

目前，常见的动脉化疗方案通常参照全身用药的方案，主要有两种：①吉西他滨 1 g/m^2，d1、d8、d15＋顺铂 70 mg/m^2 d2，每 4 周；②表柔比星 40 mg/m^2＋顺铂 70 mg/m^2 d1，每 4 周。治疗一般分为 2～4 个疗程，治疗完成后进行膀胱镜检查以及盆腔 MR 检查评估肿瘤治疗疗效。

二、动脉栓塞化疗用于 MIBC 的保留膀胱综合治疗

既往研究表明，动脉化疗联合放疗和化疗在浸润性膀胱癌（MIBC）保留膀胱治疗中表现出显著的疗效。术前进行新辅助髂内动脉灌注化疗有助于降低大多数 MIBC 的分期，部分患者可通过这一治疗方案实现保膀胱（图 9-2）。有研究指出，对于直径超过 3 cm 的病灶，术前新辅助化疗能够缩小肿瘤体积，减轻分期，有助于更彻底地切除病灶。

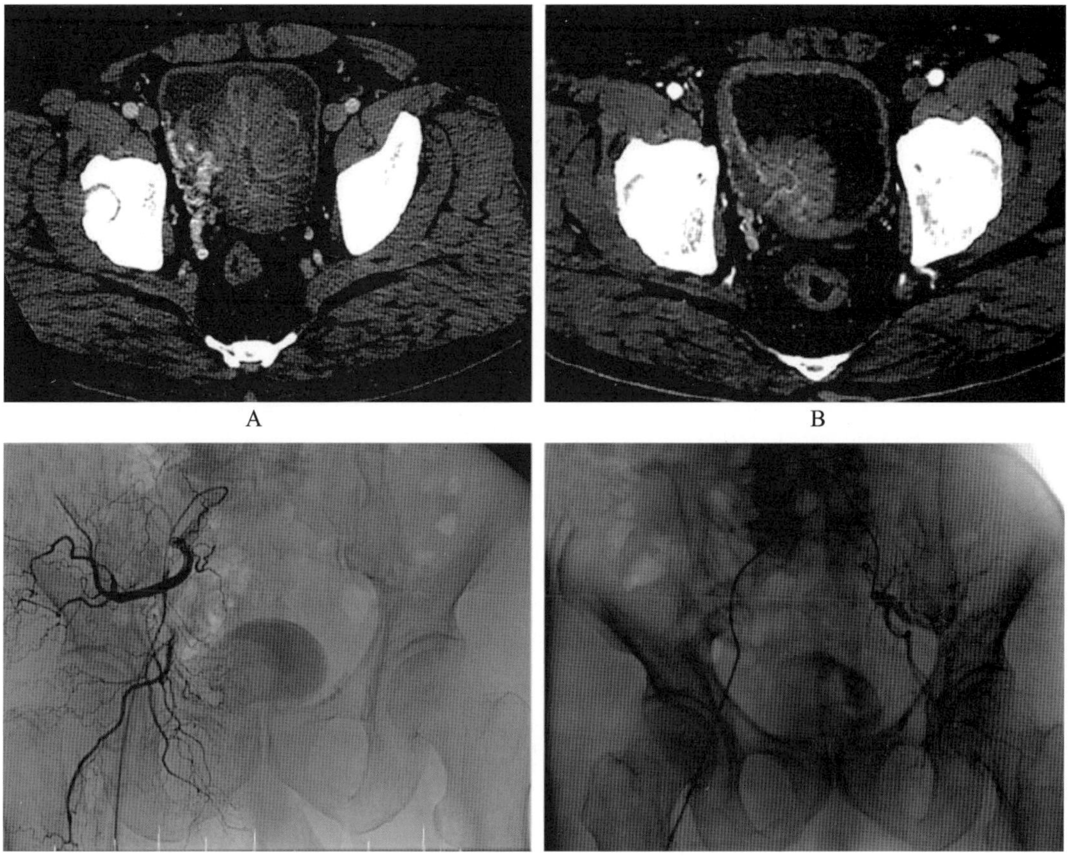

图 9-2 MIBC 的保留膀胱动脉灌注化疗病例

患者为男性，年龄 58 岁。图 A 为 CT 扫描结果，显示患者膀胱右侧壁存在一个约 10 cm 大小的巨大肿块。经过膀胱镜下活检，确诊为膀胱尿路低级别上皮癌，由于病情复杂，患者无法完成完整的电切手术。图 B 为经过经髂内动脉灌注化疗治疗后的 4 周期复查结果，显示肿块明显缩小。图 C 和 D 分别是右侧和左侧髂内动脉插管后的动脉造影图像。左侧图像显示明显的肿瘤血供，同时膀胱内观察到充盈缺损，示动脉灌注药物，而右侧图像则未显示明确的肿瘤血供。

在 28 例 MIBC 患者中，采用术前髂内动脉灌注化疗联合手术治疗，肿瘤在 26 例患者（92.9%）中体积缩小。在这 26 例患者中，有 19 例（73.1%）在手术后经病理评估发现肿瘤分期降低。患者 5 年生存率达到 62.1%，膀胱保留率达到 89.3%。另研究发现，在以顺铂为基础的动脉化疗联合经膀胱切除术和经膀胱镜检查和 TURBT 手术治疗的 127 例 MIBC 患者中，71.7%患者达到了完全缓解，5 年总生存率和肿瘤特异性生存率分别为 50.2%和 59.5%。研究结果还表明，对于 T2 期的肿瘤，术前新辅助动脉化疗联合根治性 TURBT 更为适宜。

研究发现，术后结合动脉化疗也可以提高局部药物浓度，并作为放疗的增敏剂，起到协同作用。Libni Eapen 等报告了 200 例 MIBC 患者，他们接受了 TURBT 手术后的顺铂动脉化疗和局部放疗，结果显示有 83%的患者完全缓解，75%的患者实现保留膀胱，这一疗效表现相当显著。此外，对于经 TURBT 手术后的 24 例 MIBC 患者，采用顺铂为基础的动脉化疗联合放疗，患者的 5 年总生存率和肿瘤特异性生存率分别为 81.6%和 85.6%。Haruhito Azuma 等研究发现，在 124 例 TURBT 手术后的 MIBC 患者中，一组接受了根治性膀胱切除术，而另一组接受了球囊闭塞动脉内输注（BOAI）顺铂/吉西他滨动脉化疗联合放疗（OMC 方案），结果显示，接受 OMC 方案的患者中，有 44 例（70%）在平均随访 163 周后达到了完全缓解，总体生存率在第 14 年达到 79.7%。相比之下，接受根治性膀胱切除术的患者中，27 例（43.5%）出现了疾病复发，且在 1 年内的生存率较低，分别为 53.8%、46.0%和 40.0%。Y. Miyata 等研究比较了 163 例 MIBC 患者，他们接受了全身化疗、动脉化疗和动脉化疗联合放疗以保留膀胱。结果显示，动脉化疗联合放疗组的完全缓解率达到了 43.0%，5 年生存率为 50.3%。多因素分析表明，动脉化疗联合放疗是生存的重要预测因素。这些研究结果强调了动脉化疗在 MIBC 治疗中的有效性，尤其在术前和术后的应用，以及与放疗的联合治疗策略。这种治疗方法提供了更多选择，有望为患有 MIBC 的患者提供更好的治疗结果和生存机会。

三、动脉栓塞化疗用于高危 NMIBC 的保留膀胱综合治疗

目前有关高危非肌层浸润性膀胱癌（NMIBC）标准的治疗方案是膀胱肿物切除联合卡介苗膀胱灌注，尽管卡介苗的应用明显提高了该类患者的预后，但仍有 25%～45%的患者因卡介苗不耐受或难治而出现复发和进展等情况，针对该类患者现有国内外各临床指南大部分推荐行膀胱根治性切除术。尽管患者在标准治疗后出现了复发和进展，但大部分复发病灶仍处在非肌层浸润阶段，因此寻求该类患者的保膀胱治疗手段也是国际热点，涌现出大批相关治疗手段及临床研究。在这些保膀胱治疗方案过程中，联合治疗是一种实用性更强也更简便的办法，即通过将现有标准治疗方法与其他治疗方案或其他给药方式相结合，最终提高高危 NMIBC 膀胱灌注效果或整体抗肿瘤效果，这些联合方案包括卡介苗联合髂内动脉灌注卡介苗膀胱灌注联合免疫调节剂、卡介苗治疗后腺病毒类药物灌注、器械辅助温度调节性膀胱灌注等。在这些新型治疗方案

当中，盆腔髂内动脉灌注作为一种局部化疗手段对于该类患者的治疗无疑是一种新的尝试，该治疗方案涉及药物常规，治疗技术手段及器械要求简单，操作方便，已在国内多家医院临床开展。其中，中山大学附属第一医院泌尿外科陈俊星教授团队在髂内动脉灌注治疗方面进行了长时间多方案的尝试，取得了较好的临床治疗效果（图 9-3）。

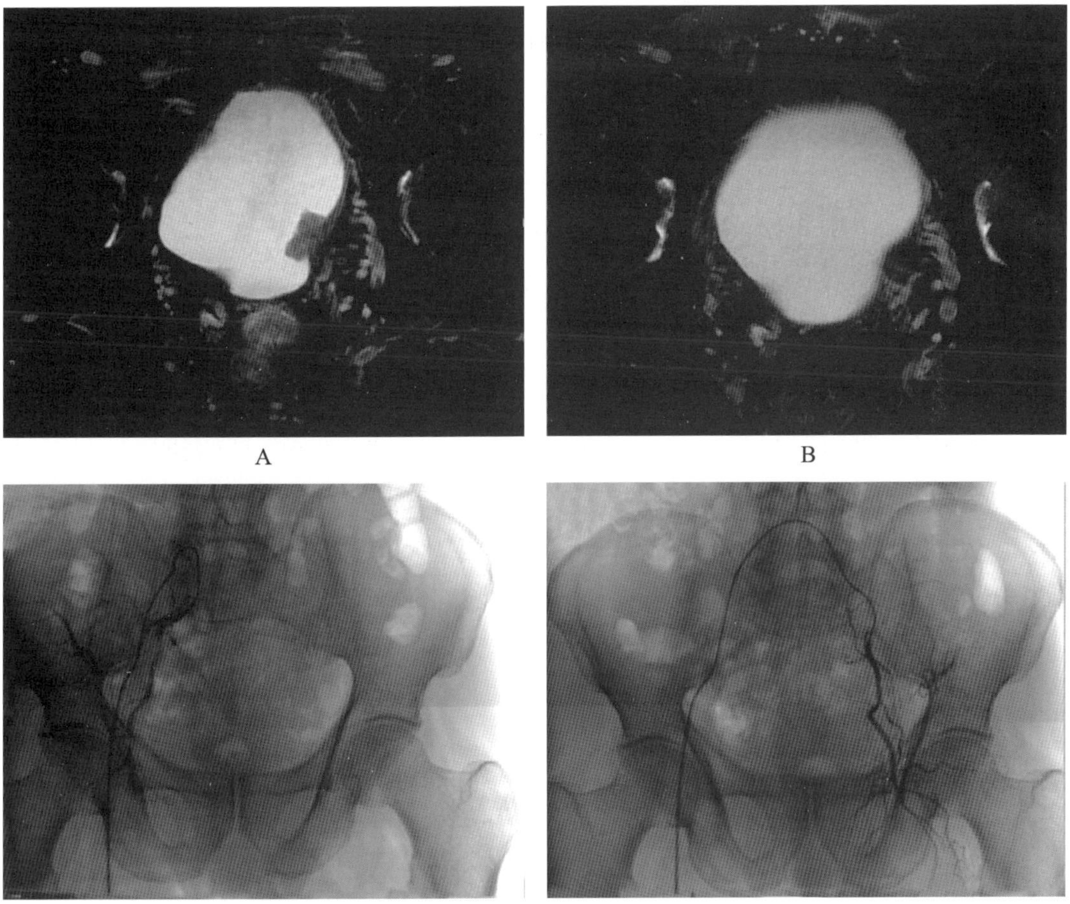

图 9-3　NMIBC 的保留膀胱动脉灌注化疗病例

患者为 64 岁男性。图 A 显示 MR 扫描结果，发现在膀胱左后壁存在一个宽基底结节，大小约为 2.5 cm。经过膀胱电切术后，确诊为膀胱尿路低级别上皮癌，且未侵犯基层组织。图 B 是 TURBT 术后经过髂内动脉灌注化疗治疗的患者进行了 2 周期的复查，未见明显的复发迹象。图 C 和 D 分别展示了经右侧和左侧髂内动脉插管后的动脉造影图像，确认插管位置，然后进行动脉灌注药物治疗。

尽管卡介苗自 1990 年获得美国食品药品管理局批准用于膀胱灌注后，其一直被视作是非肌层浸润性膀胱癌特别是高危型的首选辅助治疗用药，但仍有许多患者接受治疗后仍然会经历肿瘤复发、肿瘤进展等情况。调查表明有约

40%的高危型非肌层浸润性膀胱癌患者在经尿道膀胱肿瘤电切术（TURBT）后的 2 年内会发生肿瘤复发，即使他们已经接受了标准的卡介苗膀胱灌注治疗。此外，卡介苗高昂的售价使得不少患者和临床医生在选择术后辅助治疗用药时对其望而却步，2011 年相关公司停止生产卡介苗更使得这一情况雪上加霜。在这种情况下，陈俊星教授团队开始尝试将髂内动脉介入灌注治疗技术引进用高危 NMIBC 的治疗以应对国内卡介苗治疗药物短缺的问题。当时将髂内动脉灌注与膀胱化疗灌注联用，用于高危或极高危 T1G3 型非肌层浸润型膀胱癌患者的保膀胱治疗。随后设计了相关临床对比实验研究，经过为期约 3 年的前瞻性随机对照研究，他们发现髂内动脉介入灌注联合膀胱灌注化疗组患者的肿瘤复发率（10.3% vs. 45.2%，$P=0.004$）、肿瘤进展率（0 vs. 22.6%，$P=0.011$）相比单纯行膀胱灌注化疗组均更低。药物安全性方面，虽然联用组患者的不良反应率更高（46.7% vs. 6.9%），但多数副作用为轻微可逆的（1～2 级，CTCAE 4.0 评分系统）。这一结果加强了团队继续将髂内动脉介入灌注技术用于 T1G3 非肌层浸润型膀胱癌的信心。

后续团队将髂内动脉介入灌注联合膀胱化疗灌注与卡介苗膀胱灌注进行比较研究，通过一项回顾性总结分析发现联用组患者与接受标准的卡介苗膀胱灌注治疗患者相比，肿瘤复发率（27.9% vs. 26.4%）、肿瘤进展率（9.3% vs. 9.4%）差异无统计学意义。两组患者的肿瘤无复发生存期和肿瘤无进展生存期之间也无显著差异。这一研究发现提示，髂内动脉介入灌注联合膀胱灌注化疗药物联用方案的抗肿瘤效果可能与卡介苗这一金标准用药相媲美，且前者的花费明显要低于后者，这对于面临卡介苗短缺或卡介苗不耐受等问题的高危非肌层浸润性膀胱癌患者无疑是一种安全有效的替代治疗方案。

在髂内动脉灌注化疗联合卡介苗膀胱灌注治疗高危 NMIBC 方面亦有相关临床应用。该团队的一项回顾性研究结果表明，联合方案组患者的肿瘤无复发生存时间和肿瘤无进展生存时间相比标准卡介苗膀胱灌注组患者均显著延长，且联合用药组患者的卡介苗相关不良反应的发生率相比标准组无差异，化疗相关不良反应的分级也集中于 1～2 级（CTCAE 4.0 评分系统）。表明髂内动脉介入灌注化疗可以进一步促进卡介苗减少高危非肌层浸润性膀胱癌术后发生肿瘤复发和肿瘤进展的风险，且不会带来较多的严重不良反应。

此外，另有其他团队研究显示 TURBT 术后的 52 例高危 NMIBC 患者中，25 例患者接受了经髂内动脉灌注化疗（吉西他滨＋顺铂），而另外 27 例患者接受了膀胱内表柔比星灌注治疗。研究结果显示，接受经髂内动脉灌注化疗的患者无复发率为 83.3%，而接受膀胱内表柔比星灌注治疗的患者无复发率仅为 33.4%（P=0.001）。肿瘤无进展率在经动脉内化疗组为 100%，而在膀胱内表柔比星组为 58.5%（P=0.009）。上述研究结果提示采用经动脉灌注化疗与膀胱内药物治疗相结合的策略在高危 NMIBC 患者中的有效性，其明显减少了复发、进展以及肿瘤特异性死亡的风险。

四、动脉化疗的并发症

动脉灌注化疗虽然是一种有效的治疗方法，但也可能伴随一些潜在的并发症和副作用，包括如下内容。①出血和血栓形成：在插入导管或进行动脉灌注化疗时，可能引起出血、血肿或血栓形成。②感染：插管或治疗过程中，感染的风险可能会增加。③过敏反应：对用于动脉灌注的药物或造影剂可能会引发过敏反应，可表现为皮肤瘙痒、荨麻疹、呼吸急促等症状。④动脉痉挛及过度栓塞的表现，包括髂内动脉痉挛，盆腔脏器缺血和臀部肌肉坏死等。⑤组织损伤：插管操作可能损伤周围组织或血管，导致出血、瘤内出血或其他并发症。⑥化疗药物相关毒副作用，包括头晕、恶心、呕吐、乏力等不适及肝肾功能损伤、骨髓抑制等。需要注意的是，并发症的具体类型和严重程度可能因个体差异、使用的药物和治疗方案而异。医疗团队通常会密切监测患者，并采取适当的措施来处理任何可能出现的并发症。

五、动脉栓塞化疗用于难治性血尿

膀胱癌患者常伴有血尿，原因包括肿瘤块脱落、放射性膀胱炎、环磷酰胺引起的出血性膀胱炎（CIHC)，伴发肾盂输尿管癌或严重感染有关。对于那些不适合或不愿接受根治性治疗带来的并发症的患者，通常需要其他方法来减少出血和输血频率、减轻疼痛并改善生活质量。临床上一些保守治疗方案，如持续膀胱福尔马林、硝酸银或明矾溶液冲洗、膀胱内静水压、高压氧或内镜下透热治等，止血疗效欠佳。

在 1974 年，Hald 和 Mygind 首次报告了栓塞单侧腹下动脉的个案，用于治疗膀胱癌患者的难治性血尿。一项包含 1981 年至 2019 年间的 13 项研究的荟萃分析显示，201 例采用动脉栓塞（TAE）治疗膀胱源性血尿的患者中，技术成功率为 99.0%，临床成功率为 80.9%，主要并发症发生率为 5.5%，第一个月内再出血率为 4.5%。M. Korkmaz 等对 18 例患有顽固性血尿的膀胱癌患者进行了动脉栓塞，结果显示，16 例（88.9%）患者达到了完全缓解，平均红细胞压积（P=0.003）和血红蛋白（P=0.005）水平明显改善。Myung

Sub Kim 等纳入了 20 例膀胱源性顽固性血尿患者，经过动脉栓塞后，除了 2 例患者死于潜在的心力衰竭和全身转移外，其余 17 例患者在首次栓塞后出血得到控制，1 例在二次栓塞后出血得到控制。

髂内动脉化疗栓塞/髂内动脉栓塞术治疗难治性血尿的常见的并发症包括膀胱容量减少、臀部和大腿后部疼痛，以及一过性排尿功能障碍等。引入微导管后，超选择性动脉栓塞能够进一步降低并发症的发生率，同时提高止血成功率。至于米托蒽醌的化疗灌注治疗，目前尚未获得广泛的研究证实，并且其止血时间相对于常规栓塞较长（图 9-4）。

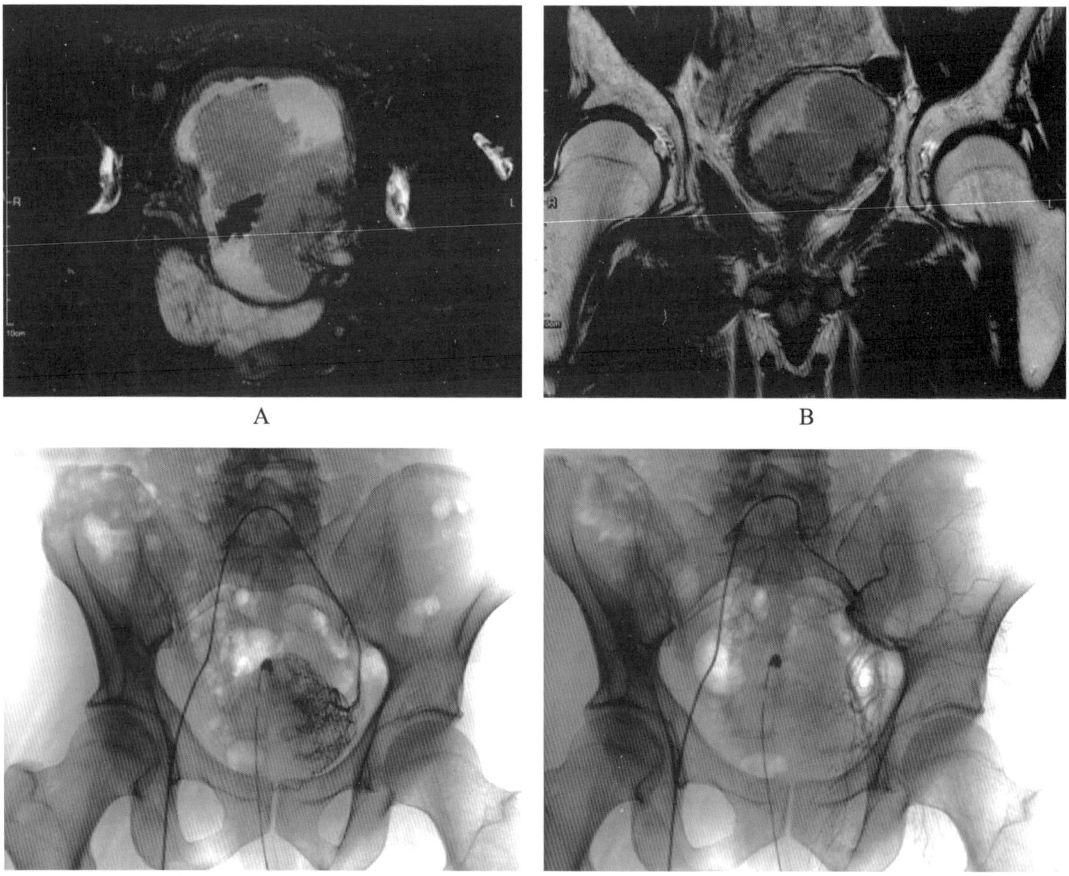

A B

C D

图 9-4　无法手术切除出血性膀胱癌动脉栓塞术病例图

患者为 58 岁的男性，持续性血尿 2 周。图 A 和 B 展示了 CT 扫描结果，显示在膀胱左侧壁存在一个巨大的肿块，大小约为 15 cm。经过膀胱镜下活检后，确诊为膀胱尿路上皮癌，无法行完整的电切术治疗。图 C 展示了右侧和左侧髂内动脉插管后的动脉造影图像，左侧可见明显的肿瘤血供，膀胱内出现充盈缺损。随后，通过超选择插管至膀胱动脉，使用 100～300 μm 的 EmboSphere 空白微球进行栓塞。图 D 展示了栓塞后的造影图像，肿瘤的血供明显减少，患者在接受栓塞治疗后的 12 h 内尿液变清。

优势：髂内动脉化疗栓塞/髂内动脉栓塞术在膀胱癌难治性血尿中的应用是一种有效的治疗方法，通常用于减轻或控制患者的持续性血尿症状，特别是对于那些不适合根治性治疗或不愿意接受根治性治疗的患者。具体包括以下内容。①止血效果：髂内动脉化疗栓塞/髂内动脉栓塞术可有效减少或停止膀胱癌患者的难治性血尿，改善血尿症状，提高生活质量。②减少输血频率：对于那些频繁需要输血的患者，髂内动脉化疗栓塞/髂内动脉栓塞术可以显著减少输血的频率，减轻了输血相关的风险和负担。③疼痛缓解：血尿可能伴随疼痛和不适，髂内动脉化疗栓塞/髂内动脉栓塞术有助于减轻与血尿相关的疼痛。④生活质量改善：通过有效控制血尿，该治疗方法可以显著改善患者的生活质量，减少了频繁的症状和相关并发症。⑤技术成功率高：髂内动脉化疗栓塞/髂内动脉栓塞术通常具有较高的技术成功率，使患者的血尿得以控制。⑥可用于难治性病例：这一治疗方法通常适用于那些难治性血尿的膀胱癌患者，尤其是对于那些不适合根治性治疗或不愿意接受手术的患者。需要强调的是，髂内动脉化疗栓塞是一种有创性的治疗方法，患者和医生在决策时应充分考虑风险和益处，并根据个体情况做出决策。

参考文献

[1] Babjuk M, Böhle A, Burger M, et al. EAU Guidelines on Non-Muscle-invasive Urothelial Carcinoma of the Bladder: Update 2016[J]. Eur Urol, 2017, 71(3): 447-461. DOI: 10.1016/j.eururo.2016.05.041.

[2] Babjuk M, Burger M, Compérat E M, et al. European Association of Urology Guidelines on Non-muscle-invasive Bladder Cancer (TaT1 and Carcinoma In Situ)-2019 Update[J]. Eur Urol, 2019, 76(5): 639-657. DOI: 10.1016/j.eururo.2019.08.016.

[3] Baskaran R, Lee J, Yang S G. Clinical development of photodynamic agents and therapeutic applications[J]. Biomater Res, 2018, 22(25. DOI: 10.1186/s40824-018-0140-z.

[4] Benson R C, Jr. Integral photoradiation therapy of multifocal bladder tumors[J]. Eur Urol, 1986, 12 Suppl 1(47-53. DOI: 10.1159/000472700.

[5] Chen C, Kim P H, Shin J H, et al. Transcatheter arterial embolization for intractable, non-traumatic bladder hemorrhage in cancer patients: a single-center experience and systematic review[J]. Jpn J Radiol, 2021, 39(3): 273-282. DOI: 10.1007/s11604-020-01051-y.

[6] Cumberbatch M G K, Jubber I, Black P C, et al. Epidemiology of Bladder Cancer: A Systematic Review and Contemporary Update of Risk Factors in 2018[J]. Eur Urol, 2018, 74(6): 784-795. DOI: 10.1016/j.eururo.2018.09.001.

[7] Del Giudice F, Barchetti G, De Berardinis E, et al. Prospective Assessment of Vesical Imaging Reporting and Data System (VI-RADS) and Its Clinical Impact on the Management of High-

risk Non-muscle-invasive Bladder Cancer Patients Candidate for Repeated Transurethral Resection[J].Eur Urol,2020,77(1):101-109. DOI:10. 1016/j. eururo. 2019. 09. 029.

[8] Divrik R T,Yildirim U,Zorlu F,et al. The effect of repeat transurethral resection on recurrence and progression rates in patients with T1 tumors of the bladder who received intravesical mitomycin: a prospective, randomized clinical trial[J]. J Urol, 2006, 175(5): 1641-1644. DOI:10. 1016/s0022-5347(05)01002-5.

[9] Eapen L,Stewart D,Collins J,et al. Effective bladder sparing therapy with intra-arterial cisplatin and radiotherapy for localized bladder cancer[J].J Urol,2004,172(4 Pt 1):1276-1280. DOI:10. 1097/01. ju. 0000140456. 42509. b6.

[10] Fan J,Wu K,Zhang P,et al. Green-laser assisted laparoscopic partial cystectomy for selective muscle-invasive bladder cancer: technique and initial outcome[J]. World J Urol, 2019, 37(12):2671-2675. DOI:10. 1007/s00345-019-02712-y.

[11] French A J,Datta S N,Allman R,et al. Investigation of sequential mitomycin C and photodynamic therapy in a mitomycin-resistant bladder cancer cell-line model[J].BJU Int,2004,93(1):156-161. DOI:10. 1111/j. 1464-410x. 2004. 04576. x.

[12] Gross A J,Herrmann T R. History of lasers[J].World J Urol,2007,25(3):217-220. DOI:10. 1007/s00345-007-0173-8.

[13] Han B,Liang S,Jing Y,et al. Organ preservation for muscle-invasive bladder cancer by preoperative intra-arterial chemotherapy and transurethral resection[J]. Med Oncol, 2014, 31(4):912. DOI:10. 1007/s12032-014-0912-9.

[14] Hayashida Y,Miyata Y,Matsuo T,et al. A pilot study to assess the safety and usefulness of combined transurethral endoscopic mucosal resection and en-bloc resection for non-muscle invasive bladder cancer[J].BMC Urol,2019,19(1):56. DOI:10. 1186/s12894-019-0486-0.

[15] Huang B, Huang G, Li W, et al. Intra-arterial chemotherapy combined with intravesical chemotherapy compared with intravesical BCG immunotherapy retrospectively in high-risk non-muscle-invasive bladder cancer after transurethral resection of the bladder tumor[J].J Cancer Res Clin Oncol,2021,147(6):1781-1788. DOI:10. 1007/s00432-020-03453-x.

[16] Huang B,Zheng J,Yao Z,et al. Efficacy of intra-arterial chemotherapy combined with intravesical chemotherapy in T1G3 bladder cancer when compared with intravesical chemotherapy alone after bladder-sparing surgery:a retrospective study[J].World J Urol,2019,37(5):823-829. DOI:10. 1007/s00345-018-2437-x.

[17] Khusid J A,Khargi R,Seiden B,et al. Thulium fiber laser utilization in urological surgery:A narrative review[J].Investig Clin Urol,2021,62(2):136-147. DOI:10. 4111/icu. 20200467.

[18] Kim K S,Kim S H,Cho H J,et al. Holmium laser-assisted laparoscopic partial cystectomy for bladder cancer:a single-institutional pilot study with technical feasibility and short-term oncological outcome[J].BMC Cancer,2022,22(1):195. DOI:10. 1186/s12885-022-09308-7.

[19] Kim M S,Hong H P,Kang K A,et al. Superselective vesical artery embolization for intracta-

ble bladder hemorrhage related to pelvic malignancy[J]. Acta Radiol, 2021, 62(9): 1229-1237. DOI: 10.1177/0284185120952781.

[20] Korbelik M, Sun J, Posakony J J. Interaction between photodynamic therapy and BCG immunotherapy responsible for the reduced recurrence of treated mouse tumors[J]. Photochem Photobiol, 2001, 73(4): 403-409. DOI: 10.1562/0031-8655(2001)073 < 0403: ibptab > 2.0.co;2.

[21] Korkmaz M, Şanal B, Aras B, et al. The short-and long-term effectiveness of transcatheter arterial embolization in patients with intractable hematuria[J]. Diagn Interv Imaging, 2016, 97(2): 197-201. DOI: 10.1016/j.diii.2015.06.020.

[22] Kramer M W, Rassweiler J J, Klein J, et al. En bloc resection of urothelium carcinoma of the bladder (EBRUC): a European multicenter study to compare safety, efficacy, and outcome of laser and electrical en bloc transurethral resection of bladder tumor[J]. World J Urol, 2015, 33(12): 1937-1943. DOI: 10.1007/s00345-015-1568-6.

[23] Kriegmair M, Baumgartner R, Lumper W, et al. Early clinical experience with 5-aminolevulinic acid for the photodynamic therapy of superficial bladder cancer[J]. Br J Urol, 1996, 77(5): 667-671. DOI: 10.1046/j.1464-410x.1996.09717.x.

[24] Kulkarni G S, Lilge L, Nesbitt M, et al. A Phase 1b Clinical Study of Intravesical Photodynamic Therapy in Patients with Bacillus Calmette-Guérin-unresponsive Non-muscle-invasive Bladder Cancer[J]. Eur Urol Open Sci, 2022, 41(105-111.

[25] Kwiatkowski S, Knap B, Przystupski D, et al. Photodynamic therapy-mechanisms, photosensitizers and combinations[J]. Biomed Pharmacother, 2018, 106(1098-1107. DOI: 10.1016/j.biopha.2018.07.049.

[26] Lee J Y, Diaz R R, Cho K S, et al. Efficacy and safety of photodynamic therapy for recurrent, high grade nonmuscle invasive bladder cancer refractory or intolerant to bacille Calmette-Guérin immunotherapy [J]. J Urol, 2013, 190(4): 1192-1199. DOI: 10.1016/j.juro.2013.04.077.

[27] Lee L S, Thong P S, Olivo M, et al. Chlorin e6-polyvinylpyrrolidone mediated photodynamic therapy--A potential bladder sparing option for high risk non-muscle invasive bladder cancer [J]. Photodiagnosis Photodyn Ther, 2010, 7(4): 213-220. DOI: 10.1016/j.pdpdt.2010.08.005.

[28] Lian F, Chen W, Liu Y, et al. Intra-arterial chemotherapy combined with intravesical chemotherapy is effective in preventing recurrence in non-muscle invasive bladder cancer[J]. J Cancer Res Clin Oncol, 2019, 145(6): 1625-1633. DOI: 10.1007/s00432-019-02900-8.

[29] Liu Z, Zhang Y, Sun G, et al. Comparison of Thulium Laser Resection of Bladder Tumors and Conventional Transurethral Resection of Bladder Tumors for Non-Muscle-Invasive Bladder Cancer[J]. Urol Int, 2022, 106(2): 116-121. DOI: 10.1159/000514042.

[30] Long G, Zhang Y, Sun G, et al. Safety and efficacy of thulium laser resection of bladder tumors versus transurethral resection of bladder tumors: a systematic review and meta-anal-

ysis[J].Lasers Med Sci,2021,36(9):1807-1816. DOI:10. 1007/s10103-021-03272-7.

[31] Luo S,Wu Y,Yang R,et al. Intra-arterial chemotherapy plus BCG,a promising combination adjuvant treatment for high-risk NMIBC[J].Urol Oncol,2024,42(2):30. e39-30. e16. DOI:10. 1016/j. urolonc. 2023. 09. 018.

[32] Manyak M J,Ogan K. Photodynamic therapy for refractory superficial bladder cancer:long-term clinical outcomes of single treatment using intravesical diffusion medium[J]. J Endourol,2003,17(8):633-639. DOI:10. 1089/089277903322518644.

[33] Miyata Y,Nomata K,Ohba K,et al. Efficacy and safety of systemic chemotherapy and intra-arterial chemotherapy with/without radiotherapy for bladder preservation or as neo-adjuvant therapy in patients with muscle-invasive bladder cancer:a single-centre study of 163 patients [J].Eur J Surg Oncol,2015,41(3):361-367. DOI:10. 1016/j. ejso. 2014. 07. 043.

[34] Mori K,Nomata K,Noguchi M,et al. Long-term follow up of patients with invasive bladder carcinoma receiving combined cisplatin-based intra-arterial chemotherapy and radiotherapy [J].Int J Urol,2007,14(7):591-594. DOI:10. 1111/j. 1442-2042. 2007. 01780. x.

[35] Nseyo U O,Shumaker B,Klein E A,et al. Photodynamic therapy using porfimer sodium as an alternative to cystectomy in patients with refractory transitional cell carcinoma in situ of the bladder. Bladder Photofrin Study Group[J].J Urol,1998,160(1):39-44.

[36] Panebianco V,Narumi Y,Altun E,et al. Multiparametric Magnetic Resonance Imaging for Bladder Cancer:Development of VI-RADS (Vesical Imaging-Reporting And Data System) [J].Eur Urol,2018,74(3):294-306. DOI:10. 1016/j. eururo. 2018. 04. 029.

[37] Schaffer M,Schaffer P M,Vogesser M,et al. Application of Photofrin Ⅱ as a specific radio-sensitising agent in patients with bladder cancer—a report of two cases[J].Photochem Photobiol Sci,2002,1(9):686-689. DOI:10. 1039/b203732g.

[38] Shakibaie M,Vaezjalali M,Rafii-Tabar H,et al. Synergistic effect of phototherapy and chemotherapy on bladder cancer cells[J]. J Photochem Photobiol B, 2019, 193(148-154. DOI:10. 1016/j. jphotobiol. 2019. 02. 004.

[39] Shumaker B P,Lutz M D,Haas G P,et al. Practical clinical use of laser photodynamic therapy in the treatment of bladder carcinoma in situ[J].Lasers Med Sci,1986,1(4):257-261.

[40] Siegel R L,Miller K D,Wagle N S,et al. Cancer statistics,2023[J].CA Cancer J Clin,2023,73(1):17-48. DOI:10. 3322/caac. 21763.

[41] Skyrme R J,French A J,Datta S N,et al. A phase-1 study of sequential mitomycin C and 5-aminolaevulinic acid-mediated photodynamic therapy in recurrent superficial bladder carcinoma[J].BJU Int,2005,95(9):1206-1210. DOI:10. 1111/j. 1464-410X. 2005. 05506. x.

[42] Szygula M,Pietrusa A,Adamek M,et al. Combined treatment of urinary bladder cancer with the use of photodynamic therapy (PDT) and subsequent BCG-therapy:a pilot study[J].Photodiagnosis Photodyn Ther,2004,1(3):241-246. DOI:10. 1016/S1572-1000(04)00067-5.

[43] Teoh J Y,MacLennan S,Chan V W,et al. An International Collaborative Consensus State-

ment on En Bloc Resection of Bladder Tumour Incorporating Two Systematic Reviews, a Two-round Delphi Survey, and a Consensus Meeting[J]. Eur Urol, 2020, 78(4): 546-569. DOI:10.1016/j.eururo.2020.04.059.

[44] Ukai R, Hashimoto K, Iwasa T, et al. Transurethral resection in one piece (TURBO) is an accurate tool for pathological staging of bladder tumor[J]. Int J Urol, 2010, 17(8): 708-714. DOI:10.1111/j.1442-2042.2010.02571.x.

[45] Waidelich R, Stepp H, Baumgartner R, et al. Clinical experience with 5-aminolevulinic acid and photodynamic therapy for refractory superficial bladder cancer[J]. J Urol, 2001, 165(6 Pt 1): 1904-1907. DOI:10.1097/00005392-200106000-00015.

[46] Walther M M, Delaney T F, Smith P D, et al. Phase I trial of photodynamic therapy in the treatment of recurrent superficial transitional cell carcinoma of the bladder[J]. Urology, 1997, 50(2): 199-206. DOI:10.1016/s0090-4295(97)00211-2.

[47] 胡椴，叶章群，陈耀兵，等．经尿道膀胱肿瘤整块切除术标本病理学规范化检查的临床意义[J].中华泌尿外科杂志，2019，40(7)：6-7.

[48] 胡恒龙，李博亚，刘征，等．基于 VI-RADS 的个体化经尿道膀胱肿瘤整块切除术的初步应用经验[J].中华泌尿外科杂志，2021，42(3)：5-7.

[49] 胡恒龙，李博亚，孟晓岩，等．膀胱影像报告和数据系统对肌层浸润性膀胱癌的预测价值研究[J].中华泌尿外科杂志，2019，40(7)：4-5.

[50] 胡恒龙，刘征，孟晓岩，等．经尿道膀胱肿瘤整块切除术治疗大体积非肌层浸润性膀胱癌的手术策略及初步经验[J].临床泌尿外科杂志，2023，05 vo 38)：327-331. DOI:10.13201/j.issn.1001-1420.2023.05.003.

[51] 李鸣，李宁忱，黄真，等．浸润性膀胱癌术前选择性髂内动脉灌注化疗的近远期疗效观察[J].中华泌尿外科杂志，2004，25(10)：3-4.

[52] 李琦，王东文．浅表性膀胱癌经尿道腔内手术治疗的适应证与疗效观察[J].中国卫生标准管理，2017，8(7)：2-3.

[53] 李长岭，陈煜清．膀胱内灌注血卟啉衍生物加抗坏血酸全膀胱激光照射预防膀胱癌复发[J].中华肿瘤杂志，1997，19(6)：3-4.

[54] 李长岭，许秉责．掺钕钇铝石榴石激光局部照射加全膀胱光动力疗法治疗膀胱癌[J].中华肿瘤杂志，1994，16(6)：3-4.

[55] 梁胜杰，邹青松，韩邦旻，等．新辅助动脉化疗在肌层浸润性大体积膀胱癌保留膀胱治疗中的价值[J].现代泌尿外科杂志，2014，19(8)：4-5.

[56] 魏亮，王东文，张旭辉，等．激光助力经尿道膀胱肿瘤整块切除术的临床研究[J].临床泌尿外科杂志，2017，32(10)：4-5.

[57] 张旭辉，王东文．经尿道非肌层浸润性膀胱癌整块切除术的优势(附光盘)[J].现代泌尿外科杂志，2016，21(6)：4-5.

[58] 中国抗癌协会肿瘤介入专家委员会．经导管动脉灌注化疗药物应用原则——中国肿瘤介入专家共识[J].介入放射学杂志，2017，26(11)：8-9.

（翟廷帅　王东文　李海涛　田　军　刘　征　陈俊星）

第十章　膀胱癌保留膀胱治疗的现状评价及展望

一、引言

膀胱癌作为全球第二常见的泌尿系统恶性肿瘤，每年新发病例约 549 000 例，死亡约 200 000 例。随着医学界对膀胱癌分子机制理解的持续深化，该领域正经历着快速变化，新的治疗策略和诊断方法不断涌现，引发了医学界对于如何有效控制肿瘤生长同时最大限度保持患者生活质量的广泛关注和深入研究。

在探索膀胱癌的诊断与治疗新进展的过程中，我们面临着一系列挑战。尽管近年来侵袭性膀胱癌的诊断方法有了显著进步，特别是膀胱成像报告和数据系统（VI-RADS）等新兴分期系统的引入，为我们提供了更为精确的疾病分期与评估手段。同时，2022 年 WHO 发布的第五版《男性和泌尿系统肿瘤分类》对肿瘤的分级和分期提出了更新的建议，进一步细化了对膀胱癌形态学现状及其亚型的认识。此外，分子亚型的识别和膀胱癌生物标志物的应用为我们提供了更为深入的分子机制理解及潜在的治疗靶点。

然而，新的治疗方法及其带来的挑战也需引起我们的重视。肌层浸润性膀胱癌（MIBC）作为一种对老年人生命威胁极大的疾病，其标准治疗策略——根治性膀胱切除术（RC）伴随盆腔淋巴结清扫，虽然为多个指南推荐，但其对患者生活质量的负面影响不容忽视。侵入性手术及尿流改道不仅可能影响患者的心理健康，还可能导致患者机体功能的显著退化，甚至使一些老年患者卧床不起。即便是接受了新膀胱分流术的患者，也常常难以维持良好的排尿、矿物质平衡代谢及保持一般健康状况。

膀胱癌的治疗历程中，保膀胱治疗策略的研究和应用成为一个重要的发展方向。与传统的根治性膀胱切除术相比，保膀胱治疗旨在最大限度减少对正常组织的损伤，通过保留膀胱来为患者提供一种在有效控制肿瘤的同时，能够保持尽可能正常生活方式的治疗选择。这一策略不仅适用于非肌层浸润性膀胱癌（NMIBC）患者，而且随着光动力治疗（PDT）、局部化疗和免疫疗法等新兴治疗方法的发展，在临床实践中已显示出良好的治疗效果和较低的副作用，为膀胱癌患者带来了新的希望。尽管如此，保膀胱治疗的疗效、安全性以及长期效果仍需通过进一步的临床研究和验证。面对这一挑战，如何根据患者的具体情况制定个性化的保膀胱治疗方案，以及如何通过多学科合作（MDT）提高治疗效果，成为了研究中的关键问题。此外，随着膀胱癌病理和分子方面的新发现，影像学的进步，以及放疗和系统治疗的创新，医学界正致力于探索更有效、更人性化的膀胱癌治疗策略，旨在进一步提升患者的生存率和生活质量。

本章节旨在全面介绍保膀胱治疗的现状，探讨其在膀胱癌综合治疗中的应用、面临的挑战以及未来的发展方向。通过对膀胱癌的诊断进展、传统治疗方法及其局限性、新兴诊断技术的介绍，以及保膀胱治疗策略的详细分析，为临床提供更有效、更人性化的治疗方案，以改善膀胱癌患者的生活质量和生存预期。

二、膀胱癌的诊断进展

1. 膀胱镜检查

在诊断膀胱癌过程中扮演着至关重要的角色，被誉为“金标准”。通过精确的目视评估，医生能够在必要时获取肿瘤或异常组织的活检样本进行进一步的病理学分析，从而实现膀胱癌的确诊、肿瘤类型鉴定以及分级。

膀胱镜检查的显著优势在于其直观性，能够提供清晰的膀胱内部视图，直接识别肿瘤及其生长特性，从而为诊断和肿瘤分类提供了坚实的基础。此外，该技术在观察的同时可以活检取样，使得从疑似肿瘤区域直接获取活组织样本成为可能，这是确诊膀胱癌的关键一步。膀胱镜检查的即时性也是其另一大优势，医生可立即发现并评估膀胱内部的异常情况，对某些小型肿瘤甚至可以在检查过程中进行治疗。

膀胱镜检查的局限：然而，膀胱镜检查作为一种侵入性检查，可能会给患者带来一定的不适，包括尿道刺激、疼痛乃至尿路感染等并发症。此外，膀胱镜检查的效果在很大程度上依赖于执行医生的技术和经验。经验不足的医生可能会错过或误判某些病变区域。尽管膀胱镜检查能够提供膀胱内部详细视图，但其在检出膀胱壁外病变或微小病变方面存在局限。

新技术的改良和创新：近年来，随着技术的不断进步，膀胱镜检查的准确性和安全性已经得到了显著提升。特别是一些创新技术的应用，如窄带成像（NBI）技术和光动力诊断（PDD）技术，进一步拓宽了膀胱镜检查的诊断范围，提高了检查效率。NBI 技术通过特定波长的光照射，增强了血管结构的对比度，有助于更准确地识别肿瘤边缘和微血管模式，尤其是对于表浅性肿瘤的检出率有显著提高。PDD 技术利用特定的光敏剂和特殊光源，使肿瘤组织在荧光下更加明显，从而提高了对平坦的癌变和原位癌（CIS）的检出率。此外，高清膀胱镜和数字成像技术的应用，为医生提供了更清晰、更详细的膀胱内视图，从而使得诊断过程更为精确，同时减轻了患者在操作过程中的不适。近年来由斯坦福大学戴宏杰院士团队研发的近红外二区（NIR-Ⅱ）荧光成像技术在早期膀胱的筛查及辅助肿瘤精确切除方面也做出了突破性的进展，有望在提高手术精准度和安全性的同时，减少并发症和手术时间，提高患者的生活质量。

膀胱镜检查作为膀胱癌诊断的金标准，对于确诊、分期及治疗评估提供了直接且准确的信息。然而，考虑到其侵入性和局限性，膀胱镜检查需谨慎操作，并结合其他非侵入性检查方法，如尿液细胞学检查、分子标志物检测及先进的影像学检查，以实现膀胱癌的早期发现、准确诊断及有效治疗。

2. 尿液细胞学检查

尿液细胞学检查是一种非侵入性的诊断方法，通过分析尿液中的细胞成分，尤其是脱落的上皮细胞，来评估泌尿系统疾病，包括膀胱癌。在尿液细胞学检查中，病理学家寻找可能表明恶性变化的细胞特征，如细胞核的异常增大、不规则形状以及异常染色质模式。这种检查对于监测非肌层浸润性膀胱癌（NMIBC）的患者以及在某些情况下用于初步筛查具有高风险因素个体的膀胱癌具有重要价值。

尿液细胞学检查的局限：尽管尿液细胞学检查具有非侵入性等优点，但它在膀胱癌诊断中存在一定局限性。首先，其对低级别膀胱癌的敏感性相对较低，这意味着低级别肿瘤或早期肿瘤可能无法通过此方法被有效识别。其次，尿液细胞学检查的结果有时可能因样本收集、处理或解读不当而产生假阳性或假阴性结果，这需要高度专业的病理学家进行准确诊断。此外，某些非肿瘤性病变，如炎症或尿路感染，也可能导致尿液细胞学改变，增加了诊断的复杂性。

尿液细胞学的改良和创新：为了克服尿液细胞学检查的局限，近年来开发了一系列的创新技术和方法。其中包括基于尿液的分子标志物检测，如利用尿液中的 DNA、RNA 或蛋白质表达水平的变化来识别膀胱癌。这些方法通常具有更高的敏感性和特异性，能够提高早期膀胱癌的检出率，并有助于区分恶性与非恶性的尿液细胞学变化。此外，液体活检技术，即通过分析血液或尿液中的循环肿瘤 DNA（ctDNA）来检测癌症的存在和特征，为尿液细胞学检查提供了一个有力的补充。液体活检不仅能够提高诊断的准确性，还能够监测肿瘤的动态变化和治疗响应，从而在个体化医疗中发挥重要作用。

这些创新技术的发展，特别是结合尿液细胞学检查与分子标志物的检测，为提高膀胱癌的诊断精度和早期发现提供了新的可能性，展现了泌尿科学领域未来的发展方向。

3. 影像学检查

影像学检查在膀胱癌的诊断和分期中发挥着至关重要的作用。传统的影像学检查方法包括超声波检查、计算机断层扫描（CT）和磁共振成像（MRI）。这些技术能够提供有关膀胱及其周围结构的详细图像，帮助医生评估肿瘤的大小、位置和肿瘤可能的侵犯范围，从而为治疗规划提供重要信息。特别是对于 MIBC 患者，影像学检查对于确定是否存在肿瘤扩散至膀胱外组织或远处转移至关重要。

影像学检查的局限：尽管影像学检查在膀胱癌诊断中不可或缺，但传统方法仍存在一定局限。例如，CT 和 MRI 在区分 NMIBC 和 MIBC 患者方面有时可能不够精确，特别是在评估肿瘤是否侵犯膀胱壁的肌肉层方面。此外，这些检查通常需要使用对比剂，可能会导致对特定患者（如肾功能不全患者）的潜在风险。

影像学检查的创新技术：

为了克服这些局限，提高膀胱癌诊断精度，近年开发了多种创新影像学技术。

（1）多参数 MRI（mpMRI）：通过结合不同的 MRI 序列，如扩散加权成像（DWI）、动态对比增强（DCE）和 T2 加权成像，mpMRI 能够提供更多关于肿瘤特性的信息，尤其在判断肿瘤侵犯深度和辅助分期方面显示出更高的精度。

（2）膀胱成像报告和数据系统（VI-RADS）：这是一套基于 mpMRI 的评分系统，旨在统一膀胱癌侵袭性的评估标准，提高医生识别 MIBC 的能力。通过 VI-RADS 评分，医生可以更准确地预测肿瘤的肌层浸润，从而优化治疗策略。

（3）造影超声：通过使用微泡对比剂增强超声波检查，造影超声能够提高对膀胱肿瘤及其血流动态的可视化，有助于更精确地评估肿瘤血管化情况和判断肿瘤性质。

（4）人工智能（AI）在影像学中的应用：AI 和机器学习算法正在被研究

和开发，以自动分析影像数据，帮助识别和分级膀胱癌。AI技术有望提高影像学检查的效率和准确性，尤其在处理大量数据和识别微妙病变方面展现出潜力。这些创新技术的应用不仅提高了膀胱癌诊断的精度和可靠性，也为患者提供了更为个性化和精准的治疗选择，标志着膀胱癌影像学检查领域的一个重要进步。

三、保膀胱治疗的策略

1. 经尿道膀胱肿瘤切除（TURBT）

TURBT在泌尿外科中扮演着关键角色，不仅用于诊断膀胱癌的存在与分型，还可作为潜在的根治性治疗手段。TURBT主要适用于Ta和T1期膀胱癌，也就是肿瘤局限在膀胱黏膜和黏膜下层。深度侵犯膀胱肌层或更深组织的肿瘤无法完全切除肿瘤。对于某些病例，TURBT可以作为足够的甚至是潜在的根治性治疗，特别是对小肿瘤的整块切除（En bloc）和较大肿瘤的分块切除。

（1）风险分级与管理。

根据肿瘤的数量、大小、复发率、分期、是否伴有原位癌及肿瘤分级，将非肌层浸润性膀胱癌（NMIBC）患者分为低、中、高三个风险组。这有助于指导初次TURBT后的治疗计划。

低风险患者管理：若初次TURBT已完全切除所有病变，低风险患者通常只需进行此次手术，但需进行密切监测以预防复发，包括术后3个月的膀胱镜检查及后续的定期监测。

高风险病例的挑战：初次TURBT在高风险患者中存在低估真实病理的风险，特别是T1期肿瘤至T2期的上调分期风险，以及由于肿瘤多发性、大小和位置等因素导致的切除不完全问题。

（2）技术进步与创新。

蓝光荧光膀胱镜：蓝光荧光膀胱镜使用的是一种特殊的诊断技术，它依赖于HAL（一种光敏造影剂）的应用，该造影剂在术前约1 h内灌注入膀胱。这种造影剂在膀胱癌细胞中积累，当使用蓝光照射时，可以使这些细胞产生荧光，从而帮助医生更清晰地识别癌细胞和病变区域。相比传统的白光膀胱镜，蓝光荧光膀胱镜能够更准确地识别出膀胱癌细胞，特别是在检测微小病变和原位癌（CIS）方面显示出更高的灵敏度。通过提高癌症检出率，蓝光荧光膀胱镜有助于在初次手术中就更彻底地移除肿瘤组织，从而降低短期和长期的复发风险。

虽然蓝光荧光膀胱镜提高了癌细胞的检出率，但它也存在一定的假阳性问题，这可能会导致不必要的焦虑和进一步的检查。不过，随着操作者经验的增加，假阳性率有可能降低。研究人员正在探索方法来减少假阳性率，包括改进图像分析算法和提高操作者对该技术的熟练度。蓝光荧光膀胱镜需要专有的设备和造影剂，这可能会增加诊断和治疗的总体成本。蓝光荧光膀胱镜技术代表了膀胱癌诊疗领域的一个重要进步，尽管面临挑战，但其在提高膀胱癌诊断准确性和降低患者复发风险方面的潜力仍然备受期待。随着更多的研究和临床应用，这项技术有望在未来为膀胱癌患者提供更优的治疗策略。

双极电凝技术：双极电凝技术代表了 TURBT（经尿道膀胱肿瘤切除术）中的一项重要技术进步。与传统的单极电凝相比，双极电凝使用的能量和电压较低，且手术电路不通过患者体内，从而减少了手术中可能出现的电流相关并发症。

双极电凝允许使用等渗液体作为冲洗液，这对患者的血清电解质平衡影响最小，避免了单极电切时可能出现的 TUR 综合征，即由于使用低渗或高渗液体导致的电解质紊乱和液体负荷过重。较低的能量和电压减少了术后的疼痛和出血风险，有助于缩短患者的恢复时间和住院时长。

虽然双极电凝提高了手术安全性，但它对操作医师的技术熟练度提出了更高要求，尤其是在复杂肿瘤切除和精确组织分离方面。双极电凝系统及其配套设备通常成本较高，这可能限制了其在资源有限的医疗环境中的普及应用。随着技术的进步和规模化应用，对双极电凝系统的成本效益进行深入研究，有助于评估其在膀胱癌手术治疗中的经济价值。通过更多的临床研究和实践，探索双极电凝技术在 TURBT 以外泌尿科手术中的应用潜力，如前列腺手术和肾脏手术等。

双极电凝技术的引入为 TURBT 手术提供了一个更为安全和有效的选择，特别是在处理大型或位于解剖位置复杂的膀胱肿瘤时。随着技术的进一步发展和应用，双极电凝有望成为泌尿外科手术中的一个重要工具，为患者带来更优的治疗效果和术后恢复体验。

2. 化疗灌注治疗

化疗灌注治疗在非肌层浸润性膀胱癌（NMIBC）的综合治疗中扮演着至关重要的角色。通过直接将化疗药物注入膀胱内部，可以在局部高浓度地攻击肿瘤细胞，而相对减少对全身的毒副作用。本文进一步深入探讨丝裂霉素 C、表柔比星和吉西他滨这三种常用的膀胱灌注化疗药物的应用及其在 NMIBC 治疗中的作用。

丝裂霉素 C（Mitomycin C）的深入应用：丝裂霉素 C 不仅因其抗肿瘤效果被广泛应用于 NMIBC 的治疗，更因其在膀胱内灌注后能够有效减少肿瘤复发率而备受推崇。其作用机制主要是通过与 DNA 交联作用，阻断 DNA 的复制和细胞的分裂过程，从而抑制肿瘤细胞的增殖。在实际临床应用中，丝裂霉素 C 通常在 TURBT 手术后 24 h 内开始灌注，以消除手术中可能导致的肿瘤细胞扩散。此外，根据患者的具体情况，医生会制定个性化的治疗计划，包括灌注的频次和疗程长度，以达到最佳治疗效果。尽管丝裂霉素 C 的疗效显著，但其副作用，如膀胱炎和排尿困难等，也需得到妥善管理。

表柔比星（Epirubicin）和吉西他滨（Gemcitabine）的综合考量：表柔比星和吉西他滨作为膀胱内灌注化疗的选择，为 NMIBC 治疗提供了更多的灵活性。表柔比星通过阻断 DNA 和 RNA 的合成来抑制肿瘤细胞的增殖和分裂，而吉西他滨则作为一种核苷类似物，通过嵌入 DNA 链来阻断其合成。这两种药物的共同优势在于它们相较于丝裂霉素 C 可能提供更好的耐受性和较低的毒性副作用，使得一部分特定体质的患者能够更好地接受治疗。在选择具体药物时，医生会综合考量患者的健康状况、肿瘤特性及之前的治疗反应，制定最适合的个性化治疗方案。

治疗监测与副作用管理：无论选择哪种化疗药物进行膀胱内灌注治疗，密切监测患者的治疗反应和可能出现的副作用是治疗过程中不可或缺的一部分。临床医生需要定期评估治疗效果，并根据患者的具体反应调整治疗计划。同时，对于可能出现的副作用，如膀胱炎、排尿不适等，需提前告知患者，并在出现副作用时给予相应的对症治疗。

3. 免疫灌注治疗

免疫治疗灌注在非肌层浸润性膀胱癌的治疗中占据了重要地位，尤其是卡介苗（bacillus calmette-guérin，BCG）治疗，它是目前最有效的局部免疫治疗方法。BCG 治疗能够显著减少肿瘤复发的风险，并在一定程度上防止肿瘤的进展。BCG 是一种活的减毒型牛型结核分枝杆菌，最初用于结核病的预防。在膀胱癌治疗中，BCG 通过直接灌注到膀胱内部，利用其激活机体免疫系统的能力来对抗膀胱内的肿瘤细胞。具体而言，BCG 与膀胱壁上的尿路上皮细胞相结合后，被宿主的免疫系统识别，激活宿主的免疫反应，包括吞噬细胞的活化、T 细胞和其他免疫细胞的募集以及一系列细胞因子的释放，从而对肿瘤细胞产生直接的毒杀作用和间接的免疫调节作用。

BCG 治疗通常在经尿道膀胱肿瘤切除（TURBT）后开始，分为诱导期治疗和维持治疗两个阶段。诱导期治疗通常包括每周一次连续 6 周的 BCG 灌注。若患者对诱导期治疗反应良好，无严重不良反应，可进入维持治疗阶段，根据具体情况延续 1 至 3 年，以降低复发和进展的风险。

对于中等风险的患者：推荐的治疗是在经 TURBT 后进行单次药物灌注，随后进行为期 6～12 个月的化疗灌注，或进行为期 1 年的 BCG 灌注治疗。BCG 治疗更为有效，但通常更具毒性。国际膀胱癌组织根据特定因素将中等风险患者进一步分类为低风险或高风险，帮助临床医生选择应用化疗或 BCG 治疗。对于高风险肿瘤复发并接受过 BCG 治疗的患者，或高风险的肿瘤（例如，pT1 伴有原位癌、组织学亚型或淋巴血管侵犯）的患者，指南建议进行根治性膀胱切除术。

FDA 在 2018 年采用了“BCG 无应答”一词，并在多篇文章中进行了说明。此外，2022 年国际膀胱癌组织界定了一组在 BCG 治疗后复发的新患者群体，称为“BCG 接触过的”。对于那些患有最高风险 NMIBC 的患者以及那些对保守治疗，包括 BCG 治疗反应不足的患者，根治性膀胱切除术也是一种选择。对于 BCG 无应答且不愿意或不适合进行膀胱切除术的患者，可选择的治疗方案包括膀胱内化疗、使用丝裂霉素 C 的射频诱导化学治疗，或正在多个试验中测试的全身免疫治疗，包括免疫检查点抑制剂。

4. 新辅助化疗

MIBC 治疗的常规流程包括使用基于顺铂的新辅助化疗方案，随后进行根治性膀胱切除术和盆腔淋巴结清扫。Grossman 等人的研究表明，与单独进行根治性膀胱切除术的患者相比，接受新辅助化疗 MVAC（氨甲蝶呤、长春碱、阿霉素、顺铂）方案的患者生存期有显著提高（77 个月 vs. 46 个月），新辅助治疗组中病理完全缓解（pCR）的比例也显著提升（38% vs. 15%）。

剂量密集 MVAC 方案（ddMVAC）采用每两周一次的治疗周期，并辅以生长因子支持，以缩短疗程时间并减少不良反应。与传统 MVAC 方案相比，ddMVAC 在新辅助治疗的二期临床试验中展现出相似的疗效，但在治疗过程中患者承受的不良反应更少。

吉西他滨和顺铂（GC）方案：与经典的 MVAC 方案相比，吉西他滨和顺铂方案显示出相似的疗效，但具有更好的耐受性，为患者提供了另一种新辅助治疗选项。首个直接比较 ddMVAC（6 个周期）与 GC 方案（4 个周期）的研究结果显示，ddMVAC 在总生存上相对于 GC 方案提供了统计学上的获益，但同时也关联有更高的毒性表现。针对老年患者或有明显合并症的患者，GC 方案仍是一个优选，鉴于其更好的耐受性。指南推荐：所有 MIBC 管理指南均推荐对适合接受根治性膀胱切除术的患者采用新辅助顺铂联合化疗。对于不适合顺铂化疗的患者，则建议直接进行膀胱全切术，而卡铂的新辅助化疗未显示出对患者有益。新辅助化疗作为 MIBC 治疗的一部分，根据患者的具体情况和耐受性，提供了多种治疗方案。这些方案的选择需基于患者的整体健康状况、预期的生存优势以及可能的不良反应风险进行综合评估。

5. 新辅助免疫治疗

近年来，膀胱癌治疗领域经历了革命性的变革，特别是免疫检查点抑制剂（immune checkpoint inhibitor，ICI）、抗体药物偶联物（antibody-drug conjugate，ADC）和 FGFR 抑制剂已经改变了晚期尿路上皮癌的治疗方法。目前，这些治疗手段正被纳入到更早期疾病阶段的治疗中进行评估。最近的研究集中在探索单一使用 PD-1/PD-L1 ICI 治疗、PD-1/PD-L1 与 CTLA-4 抑制剂的 ICI 联合治疗，以及 ICI 与化疗的联合应用作为 MIBC 的新辅助治疗方案，覆盖了对顺铂耐受和不耐受的患者群体。早期研究表明，这些治疗策略的病理完全缓解（pCR）率大致相同，为 35%～40%。这为顺铂耐受和不耐受的 MIBC 患者提供了联合化疗和 ICIs，或联合抗体药物偶联物和 ICIs 作为新辅助治疗的实验基础。鉴于各项研究纳入的患者群体存在差异，对不同治疗方案的疗效仍需进一步研究以做出准确评估。

（1）单一使用 PD-1/PD-L1 抑制剂。在 MIBC 新辅助治疗中，单一使用 PD-1/PD-L1 抑制剂显示了积极的前景。例如，PURE-01 研究针对 cT2-T4aN0 的 MIBC 患者，进行了三个周期的帕博利珠单抗新辅助治疗，随后进行根治性膀胱切除术。该研究包含 155 名患者，结果显示 37%的患者达到了病理完全缓解（pCR），另有 53.6%的患者病情降级至非肌层浸润性膀胱癌，展现了 ICI 在新辅助治疗中的潜力。

PD-1/PD-L1 抑制剂与 CTLA-4 抑制剂的联合应用：

对于顺铂不耐受的高危局限性 MIBC 患者，PD-1/PD-L1 抑制剂与 CTLA-4 抑制剂的联合新辅助治疗提供了一种新的治疗选择。如一期研究中的 durvalumab 和 tremelimumab 联合治疗显示，总体 pCR 率达到了 37.5%，证明了联合免疫治疗在提高治疗效果方面的潜力，尽管需要注意治疗相关的免疫不良事件。

（2）治疗挑战与未来方向。尽管新辅助治疗在 MIBC 管理中显示出潜力，但其应用仍面临挑战。特别是，对于新辅助 nivolumab 联合 ipilimumab 方案，即使在局部晚期膀胱癌中有良好的反应，但与单药免疫治疗相比，不良反应的发生率更高。这提示我们，在将这些先进治疗手段引入临床实践前，需要对其给药方式和时间进行更细致的研究，以优化治疗效果并减少不良反应。

此外，早期研究结果强调了联合化疗和 ICIs 或联合 ADCs 和 ICIs 作为新辅助治疗的潜力，这为顺铂耐受和不耐受的 MIBC 患者提供了新的治疗可能。然而，由于研究间患者群体存在差异，不同治疗方案的疗效比较仍需更多高质量的随机对照试验来验证。总体而言，MIBC 的新辅助治疗领域正在迅速发展，未来研究应集中于优化治疗组合、减轻不良反应、并通过随机对照试验验证不同治疗策略的有效性和安全性，从而为患者提供更加个性化和有效的治疗方案。

6. 光动力治疗

光动力治疗（PDT）的发展可以追溯到 19 世纪中叶补骨脂素应用到现代科学研究，经历了从原始观察到系统应用的转变。20 世纪 60 年代，PDT 才逐渐成为一项治疗肿瘤的新技术，随着肿瘤的光动力治疗研究的发展，逐渐被英国、美国、法国、日本、德国等不少国家批准。但近年来由于受光敏剂的影响，国内光动力的临床研究及应用受到限制。目前世界许多国家已批准了 PDT 治疗恶性肿瘤，日本、欧洲国家、美国和中国相继批准了用 PDT 来治疗一些恶性肿瘤，如胃癌、膀胱癌、肺癌、胆管癌、脑胶质瘤等。

PDT 通过特定波长的激光激活光敏剂产生活性氧物质，引发肿瘤细胞的直接毁伤和血管损伤，进而诱导肿瘤细胞死亡。包括直接杀伤肿瘤细胞、破坏间质、损伤微血管和引发抗肿瘤免疫反应等多种途径，共同促进肿瘤细胞的凋亡。

PDT 在非肌层浸润性膀胱癌（NMIBC）的治疗中显示出优异的疗效，特别适用于传统治疗失败或难以手术切除的患者。PDT 同样可作为保膀胱治疗中辅助治疗，适用于中高危 NMIBC 患者的术后辅助治疗，尤其在卡介苗灌注治疗失败后，PDT 作为保膀胱治疗的有效选择。

PDT 在膀胱癌治疗中的未来展望呈现出多方面的发展趋势：未来的研究可能集中在开发更为有效且具有更少副作用的新一代光敏剂上。这些新型光敏剂可能会有更好的组织穿透能力、更高的肿瘤选择性和更低的皮肤光敏性，从而提高 PDT 的疗效和患者的生活质量。采用先进的成像技术，如荧光导航和分子成像，将有助于实现 PDT 中光敏剂的精准定位和治疗过程的实时监控。这将进一步提高 PDT 的治疗精确性，最大限度地保护周围正常组织，减少不必要的损伤。PDT 与其他治疗手段，如手术、化疗、免疫治疗以及靶向疗法的联合使用，可能会成为未来膀胱癌治疗的重要趋势。通过综合不同治疗模式的优势，组合疗法有望提高治疗效果，降低复发率，延长患者生存期。基于患者特定的基因和分子特征，定制个性化的 PDT 治疗方案将成为可能。通过深入了解肿瘤的生物学特性和患者对光敏剂的响应性，个性化治疗将有望提高疗效，减少不良反应。

四、新技术、新方法的发展趋势

1. 纳米技术在膀胱癌治疗中的应用

纳米技术在膀胱癌治疗中的应用，是近年来生物医学领域内最为引人注目的进展之一。通过利用纳米尺度的材料和设备，纳米技术能够在分子水平上精确地干预肿瘤细胞的生长与扩散，为膀胱癌患者提供更为精准和有效的治疗方案。纳米药物递送系统能通过改变药物的分布、代谢和排泄动态，实现药物在体内的靶向传递和控制释放。这些系统包括纳米粒子、纳米脂质体、纳米凝胶等，它们能够有效包裹化疗药物、基因疗法载体或其他治疗分子，直接输送至肿瘤组织，从而减少对正常细胞的毒性作用，增强对肿瘤细胞的治疗效果。

通过表面修饰特定的分子识别配体（如抗体、小分子配体、肽类等），纳米载体可以特异性地识别并结合到膀胱癌细胞或肿瘤微环境中的特定标志物。这种靶向递送不仅提高了药物在肿瘤部位的浓度，还降低了系统性毒副作用，实现了更加精准的治疗效果。

纳米药物递送系统还可以设计成对肿瘤微环境中的特定信号（如 pH 值、酶活性、氧化还原状态等）敏感，从而实现在肿瘤部位的特定环境下药物的控制释放。例如，许多肿瘤微环境的 pH 值较正常组织更为酸性，可以设计 pH 值敏感的纳米载体，在酸性环境下解离或变形，释放所载药物，以此增强治疗效果，同时减少对正常组织的损伤。

纳米技术还被用于提高光动力治疗（PDT）和光热治疗（PTT）的效率。纳米材料如金纳米颗粒、量子点等可作为光敏剂，通过吸收特定波长的光线产生局部高温或产生活性氧种，直接破坏肿瘤细胞或刺激免疫反应。这些方法的优势在于可通过外部光源精确控制治疗的时空分布，减少对周围健康组织的伤害。

纳米技术在提高药物治疗精确度的同时，也为个体化医疗提供了强有力的技术支持。通过对患者肿瘤的特定标志物进行靶向，结合患者的遗传背景和肿瘤特性，纳米药物递送系统可以定制化设计，为每位患者提供最适合其病情的治疗方案。

2. 靶向治疗在膀胱癌治疗中的应用

靶向治疗通过精准作用于膀胱癌细胞的特定分子标记或信号通路，提供了一种相比传统化疗更为精准的治疗方式。这种治疗方法的发展基于深入理解膀胱癌的分子生物学特性，旨在提高治疗效果，降低对正常细胞的损害。通过分子标记针对膀胱癌易感基因及影响其进展的重要信号通路靶向治疗。

FGFR 抑制剂：FGFR（成纤维细胞生长因子受体）基因突变在膀胱癌中较为常见。针对 FGFR 的抑制剂，如 Erdafitinib 已被证明能有效治疗携带 *FGFR* 基因突变的膀胱癌患者。

*HER*2 靶向治疗：*HER*2 在某些膀胱癌细胞中过表达。*HER*2 靶向治疗药物，如曲妥珠单抗，正在研究中，以评估其在膀胱癌治疗中的效果。

PI3K/AKT/mTOR 通路：该信号通路在膀胱癌中的活化与肿瘤的生长、存活和抗药性密切相关。针对该通路的抑制剂，如 Everolimus，正在大规模临床试验中进行评估。

PD-1/PD-L1 抑制剂：这类免疫检查点抑制剂通过阻断 PD-1 与 PD-L1 的结合，激活患者的免疫系统攻击肿瘤细胞。Nivolumab 和 Atezolizumab 等药物已被批准用于治疗局部晚期或转移性膀胱癌。

个性化治疗策略的开发：随着基因组学和蛋白质组学技术的进步，研究者正在开发基于患者特定肿瘤特性的个性化靶向治疗方案。通过全基因组测序和生物标志物分析，可以识别出患者肿瘤的独特分子特征，从而为每位患者定制最合适的靶向治疗药物。

靶向治疗虽然有效，但药物耐药性的发展是一个重要挑战。研究者正在探索多靶点治疗、联合治疗策略（如将靶向药物与化疗、免疫治疗或其他靶向治疗结合使用）以及开发新型药物，以克服耐药性，提高治疗效果。

3. 免疫治疗在膀胱癌治疗中的应用

膀胱癌的免疫治疗领域正在经历前所未有的发展，特别是随着免疫检查点抑制剂（immune checkpoint inhibitors，ICIs）的成功应用，为膀胱癌患者带来了新的希望。这些治疗方法主要针对非肌层浸润性膀胱癌（NMIBC）和肌层浸润性膀胱癌（MIBC），通过激活人体自身的免疫系统攻击癌细胞。

PD-1/PD-L1 抑制剂是目前免疫治疗中最广泛研究和应用的药物之一。PD-1 是一种位于 T 细胞表面的受体，其配体 PD-L1 常在肿瘤细胞表面表达。当 PD-L1 与 PD-1 结合时，可以抑制 T 细胞的活性，使肿瘤细胞逃避免疫系统的攻击。通过阻断 PD-1 或 PD-L1，可以恢复 T 细胞的活性，增强对肿瘤的免疫反应。目前，多种 PD-1/PD-L1 抑制剂，如纳武利尤单抗（Nivolumab）、阿替利珠单抗（Atezolizumab）和帕博利珠单抗（Pembrolizumab），已被批准用于治疗局部晚期或转移性膀胱癌。

CTLA-4是另一种免疫检查点，其作用机制与PD-1/PD-L1轴不同。CTLA-4主要在T细胞激活的早期阶段发挥作用，通过抑制CTLA-4，可以促进T细胞的活化和增殖，增强免疫应答。伊匹木单抗（Ipilimumab）是一种CTLA-4抑制剂，已经在黑色素瘤的治疗中显示出显著效果，目前正在探索其在膀胱癌治疗中的潜力。

组合免疫治疗：考虑到单一免疫检查点抑制剂可能无法完全激活免疫系统攻击癌细胞，研究者们开始探索组合免疫治疗的策略。通过联合使用PD-1/PD-L1抑制剂和CTLA-4抑制剂，或者与化疗、放疗等传统治疗方法结合，可以从多个层面调节免疫应答，提高治疗效果。这种综合治疗策略在临床试验中显示出较为乐观的初步结果，未来有望成为膀胱癌治疗的新标准。

未来膀胱癌的免疫治疗还将探索更多新的靶点和治疗策略，如针对新的免疫检查点的抑制剂、免疫调节剂、肿瘤疫苗以及利用基因编辑技术改造T细胞等。此外，随着精准医疗的发展，通过基因组学和蛋白组学分析，可以识别出哪些患者更可能从免疫治疗中受益，从而实现个体化治疗。同时，对于免疫治疗的副作用管理、治疗耐药机制的研究也将是未来研究的重点。随着这些新技术和新方法的不断发展，膀胱癌患者的治疗前景将更加光明。

4. 个体化治疗策略在膀胱癌治疗中的应用

个体化治疗策略在膀胱癌治疗中的发展正处于快速进展阶段，随着精准医学的兴起，基于患者特定的遗传、分子和临床特征来定制治疗方案成为可能。这种治疗方法的目标是最大限度地提高疗效，同时减少不必要的副作用，提升患者的生活质量。以下是几个关键领域，展现了个体化治疗策略在膀胱癌治疗中的应用和未来发展方向。

基因组指导的治疗：随着高通量测序技术的发展，越来越多的膀胱癌患者可以通过基因组测序来识别具有治疗意义的遗传变异。例如，*FGFR*3突变在非肌层浸润性膀胱癌中较为常见，已有针对该靶点的治疗药物（如艾瑞替尼）获批用于治疗。此外，通过分析肿瘤的全基因组数据，可以预测患者对某些化疗药物或免疫治疗的响应性，从而为患者制定更为个性化的治疗方案。

蛋白质组学和代谢组学：除了基因组信息外，蛋白质组学和代谢组学分析也为膀胱癌的个体化治疗提供了新的视角。通过分析肿瘤细胞和周围微环境中的蛋白质表达和代谢产物，可以揭示肿瘤的生物学特性，识别新的治疗靶点或预测治疗反应。例如，特定的蛋白质表达模式可能表明患者对某种免疫治疗药物更为敏感，从而指导治疗决策。

生活质量和患者偏好：在进行个体化治疗决策时，考虑患者的生活质量和个人偏好同样重要。一些治疗方案可能在延长生存时间方面效果显著，但对患者的生活质量影响较大。通过与患者充分沟通，了解他们对治疗相关副作用的容忍度，以及对生活质量的期望，可以帮助医生和患者一起做出更加符合患者个人情况和偏好的治疗选择。

随着科技的进步和更多生物标志物的发现，个体化治疗策略将变得更加精准和高效。未来的膀胱癌治疗将更加侧重于利用各种生物信息，通过综合多学科专家的知识，为每位患者设计出最佳的治疗方案，不仅仅是针对肿瘤本身，也包括优化患者的整体健康状况和生活质量。此外，随着患者教育和参与度的提高，患者将在治疗决策过程中扮演更加积极的角色，与医疗团队共同努力，寻找最适合自己的治疗路径。

5. 综合治疗模式（MDT）在膀胱癌治疗中的应用

综合治疗模式在膀胱癌治疗中的发展，特别是在保留膀胱的策略上，标志着治疗方法向更加多元化和个性化的方向发展。这种模式不仅仅依赖于单一的治疗手段，如手术、放疗或化疗，而是根据患者的具体病情、生理状态和治疗偏好，综合运用多种治疗方法，以达到最佳的治疗效果和生活质量。

（1）多学科团队（MDT）的核心作用。

跨专业合作：MDT 由泌尿外科医生、医学肿瘤学家、放射肿瘤学家、病理学家、放射科医生、护理人员以及社会工作者等组成。这种跨专业的合作模式确保了从不同角度对患者病情的全面评估和治疗方案的制定，从而为患者提供最适合的个性化治疗方案。

决策过程：MDT 通过定期会议讨论患者病例，结合最新的临床研究数据和治疗指南，共同决定治疗策略。这种决策过程有助于整合各专业的知识和经验，减少治疗误区，提高治疗效果。

（2）综合治疗策略。

个性化治疗方案：综合治疗模式强调根据患者的基因组信息、肿瘤的分子特征、临床特点以及患者的个人需求和偏好制定个性化的治疗方案。例如，基于患者特定的分子标志物选择靶向药物或免疫治疗，与传统的化疗或放疗相结合，以提高疗效。

序贯治疗与联合治疗：通过将不同治疗手段按照一定顺序或同时使用，可以针对肿瘤的不同特性和治疗阶段，最大化治疗效果。例如，新辅助化疗（NAC）后进行保留膀胱的手术，再根据术后病理结果决定是否需要辅助放疗或进一步的系统治疗。

治疗效果的监测与调整：在治疗过程中，通过定期的影像学评估、生物标志物检测和临床评估，及时监测治疗效果，对治疗方案进行必要的调整。这种动态调整的过程有助于及时应对肿瘤的变化，避免无效治疗。

精准医疗的深入应用：随着基因组学、蛋白质组学和代谢组学等高通量生物技术的发展，未来综合治疗模式将更加侧重于精准医疗，通过深入了解肿瘤的分子机制，发现新的治疗靶点，开发更为有效的治疗方法。

综合治疗模式在膀胱癌治疗中的应用表明了治疗方法从单一向多元化、从通用向个性化转变的趋势。通过多学科团队的密切合作，结合最新的科研进展和技术手段，为膀胱癌患者提供最优的治疗方案。

五、未来展望

保膀胱治疗在膀胱癌管理中占据了至关重要的地位。随着医学科技的进步和治疗方法的多样化，保膀胱治疗不仅为患者提供了更多选择，还大大提高了膀胱癌患者的生存率和生活质量。尽管如此，保膀胱治疗在实践中仍面临着许多挑战和限制，这要求医学研究界不断深入探索，以期找到更有效的治疗方案。

未来发展的方向：通过深入研究膀胱癌的分子机制和遗传特性，发展更为精准的治疗靶点，为患者提供个性化的治疗方案。强化多学科团队（MDT）的合作，通过不同专业领域的专家共同参与治疗方案的制定和决策，为患者提供全方位的治疗服务。继续探索和研究新的治疗技术和方法，如纳米技术、免疫治疗联合方案等，以提高治疗的靶向性和效率，减少副作用。在追求治疗效果的同时，更加关注患者的生活质量，改善和优化治疗方案，减轻患者的身体和心理负担。

尽管保膀胱治疗已取得显著进展，但仍需进一步的研究以克服现有的挑战，特别是在治疗高风险和肌层浸润性膀胱癌患者方面。此外，随着治疗方法的不断创新和更新，如何评估这些新方法的长期疗效和生活质量影响，以及如何将这些新方法整合进现有的治疗模式中，都是未来研究的重点。为了更有效地提高膀胱癌患者的治疗效果和生活质量，迫切需要对保膀胱治疗的各种现有和新兴方法进行更深入的研究。对膀胱癌分子机制的深入理解，寻找新的治疗靶点；对新治疗方法的临床应用和长期效果进行系统评估；对不同治疗方法之间的协同效应进行研究，探索最优的治疗组合方案；对治疗方法的安全性、耐受性以及对患者生活质量的影响进行综合评价。通过全球科研人员的共同努力和跨学科、跨国界的合作，相信未来能够为膀胱癌患者提供更为有效、安全和人性化的保膀胱治疗方案，实现膀胱癌治疗的新突破。

我们希望强调，尽管膀胱癌的保膀胱治疗已取得显著进展，但在实现更高生存率、更好生活质量的道路上，仍然面临诸多挑战。未来的研究需要更多地集中于解析膀胱癌的分子机制，寻找新的治疗靶点，以及开发更加有效、副作用更小的治疗方案。此外，个体化治疗的实施需要精准的诊断工具和治疗手段，这要求我们在基础研究和临床实践中不断探索和创新。

我们也呼吁全球医学界、科研界和患者社区加强合作，共同推动膀胱癌治疗技术的创新和发展。通过不懈努力，我们相信未来能够为膀胱癌患者带来更多希望，实现治疗的重大突破，让患者能够享有更高质量的生命。

最后，我们感谢所有为膀胱癌研究和治疗作出贡献的医生、科学家、患者及其家属。是他们的不懈努力和奉献，构建了今天的治疗成果，并为未来铺平了道路。让我们携手前行，共同迎接膀胱癌治疗的新时代。

（刘浩然　刘　征　叶章群）